Pflegen bis 67?

**Dr. Wolfgang Hien,** Jahrgang 1949, Arbeitswissenschaftler und Medizinsoziologe, Leiter des Forschungsbüros für Arbeit, Gesundheit und Biographie in Bremen, Lehrbeauftragter der Universität Bremen im Studiengang Public Health, zahlreiche Publikationen, zuletzt zu arbeitsbedingten Erkrankungen bei älteren Werftarbeitern und älteren IT-Beschäftigten.

Wolfgang Hien

# Pflegen bis 67?

## Die gesundheitliche Situation älterer Pflegekräfte

Unter Mitarbeit von Gudrun Funk, Thomas Schulz,
Rolf Müller und Renate von Schilling

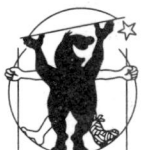

Mabuse-Verlag
Frankfurt am Main

Bibliografische Information der Deutschen Nationalbibliothek

Die Deutsche Nationalbibliothek verzeichnet diese Publikation in der
Deutschen Nationalbibliografie; detaillierte bibliografische Angaben
sind im Internet unter http://dnb.d-nb.de abrufbar.

Informationen zu unserem gesamten Programm, unseren AutorInnen
und zum Verlag finden Sie unter: www.mabuse-verlag.de.

Wenn Sie unseren Newsletter zu aktuellen Neuerscheinungen und anderen
Neuigkeiten abonnieren möchten, schicken Sie einfach eine E-Mail mit dem
Vermerk „Newsletter" an: online@mabuse-verlag.de.


3., unveränderte Auflage 2011
© 2009 Mabuse-Verlag GmbH
Kasseler Str. 1a
60486 Frankfurt am Main
Tel.:  069 – 70 79 96-13
Fax:  069 – 70 41 52
verlag@mabuse-verlag.de
www.mabuse-verlag.de


Diese Studie wurde gefördert von der Berufsgenossenschaft
für Gesundheitsdienst und Wohlfahrtspflege (BGW)


Umschlag: Alex Feuerherdt, unter Verwendung eines Fotos
          von R. Adlercreutz/Bildagentur-online
Druck:    Prisma Verlagsdruckerei, Saarbrücken
ISBN:     978-3-940529-42-8

# Inhalt

# Vorwort

Pflegenotstand, Pflegekräftemangel, Rationalisierung im Krankenhaus und Burnout sind viel strapazierte Begriffe im medialen Blätterwald, wenn es um die Situation der Pflegeberufe in Deutschland geht. Zweifellos haben sich die Arbeitsbedingungen von Pflegekräften in den letzten Jahren durch die Umstrukturierung der Krankenhäuser und die Verlagerung der stationären Gesundheitsleistungen auf den ambulanten Bereich verändert. Seriöse Versuche, die Arbeitsbedingungen der Pflegekräfte zu analysieren, sind allerdings eher selten. In diesem Buch analysiert Wolfgang Hien die Arbeitsbedingungen der Krankenschwestern in Bremer Krankenhäusern und Bremer Pflegeeinrichtungen.

Im Mittelpunkt der Erhebung stehen qualitative Interviews mit Pflegekräften. Durch die Auswertung dieser Interviews verleiht der Autor den Pflegekräften eine Stimme. Ein facettenreicher Einblick in die Arbeitssituation der Pflegekräfte entsteht. Neben Hinweisen auf erschreckende Belastungen und Überforderungen durch mangelnde Arbeitsorganisation werden aber auch die Chancen und Hoffnungen der Pflegekräfte deutlich. Ich kann nur hoffen, dass die Stimme, die Wolfgang Hien mit seiner innovativen Arbeit den Schwestern und Pflegern gegeben hat, gehört wird und dieses Buch Anregungen zur Verbesserung der Arbeitsbedingungen der Pflegekräfte gibt, damit diese lange gesund pflegen können.

Hamburg, im April 2009

Priv. Doz. Dr. med. Albert Nienhaus
Berufsgenossenschaft für Gesundheitsdienst und Wohlfahrtspflege
Abteilung Grundlagen der Prävention und Rehabilitation

# 1. Problemstellung und Überblick

„Ist es für Sie vorstellbar, bis zum 67. Lebensjahr den Pflegeberuf auszuüben?", fragten wir 20 ältere – meist Mitte 50-jährige – Pflegekräfte. „So, wie es jetzt aussieht: Nein!" war noch die mildeste Antwort. „Vollkommen unvorstellbar!" war die überwiegende Antwort. Nur ganz wenige antworteten, sie wollten „es versuchen". Die Experten antworteten zwar sprachlich vorsichtiger, doch inhaltlich ganz ähnlich. Kaum jemand kann sich vorstellen, dass diese Arbeit bis zum 65., geschweige denn bis zum 67. Lebensjahr durchgehalten werden kann. Die Überlegungen schwanken zwischen gesundheitsbegründeter Frührente, vorgezogener Altersrente, Altersteilzeit oder Kündigung. Das heißt nicht, dass an den völligen Ruhestand gedacht wird; es ist allen klar, dass es ohne zusätzlichen Verdienst nicht gehen wird, doch die Pflegearbeit im engeren Sinne scheidet bei den meisten Befragten als Option aus. Zur Ausstiegsperspektive drei Expertenstimmen:

*„Ich denke kaum, dass jemand regulär sein Rentenalter von 65, 66 oder gar 67 erreicht. Das wird schwierig, bis dahin seine Arbeitskraft voll zu erhalten, weil jetzt die Bedingungen [die Arbeitsbedingungen, W.H.] absolut verschärft werden und der Konkurrenzdruck auch." (Exp-Int. 1, S. 32 f.)*

*„Viele denken: Vielleicht schaff' ich das bis 60. Bis 67 kann sich keiner vorstellen. Alle beginnen von 57, 58 an, an ein privates, persönliches Ausstiegsszenario zu denken. Bis 67 jedenfalls, das kann sich kein Krankenpfleger, keine Krankenschwester vorstellen. Ehrlich nicht." (Exp-Int. 3, S. 6)*

*„In der Altenpflege kann keiner bis 60 arbeiten. Diesen permanenten Zeitdruck hält man nicht aus. Man muss dauernd einspringen. Man kann die Freizeit nicht planen. Das geht nicht auf Dauer. Die Belastungen sind zu groß. Irgendwann geht dir die Luft aus." (Exp-Int. 6, S. 42)*

Die Pflegenden äußern sich teilweise recht drastisch. Ein kleiner Ausschnitt:

*„Ich kann es mir jetzt kaum vorstellen, obwohl ich ja noch ganz fit bin, nee, ich sag' mal, so 62 wär' so'n Limit. Ich seh' das auch bei meinen Kolleginnen, die schon länger in der Pflege sind, aufgrund der körperlichen Belastung, dass die so mit Mitte 50 abbauen."* (Int. 4, S. 1)

*„Mit einem Rollator und einem Zivi an der Seite. Ja, es ist einfach so, und wenn ich mir das vorstelle, bis 65 oder eventuell noch länger zu arbeiten, dann kommt mir das Grausen. Ich weiß nicht, wie man sich das denkt."* (Int. 12, S. 1) Ähnlich eine Krankenschwester aus einer anderen Klinik: *„Bis 67? Horror! Nein, das geht absolut nicht. Vielleicht mit 'ner halben Stelle, aber mit 'ner vollen Stelle? Das finde ich grausam!"* (Int. 13, S. 9)

Ein Interviewpartner aus der ambulanten Altenpflege, der Pflegen bis 67 zunächst als „absolut unmöglich" einschätzte, gab nach längerem Nachdenken zu Protokoll:

*„Bis 67 – ja das ginge genau dann, wenn die Arbeitsbedingungen sich ändern würden: Mehr Personal, mehr Wertschätzung, mehr Reflexion, ja, und Zuwendung. Jemand, die immer nur Zuwendung vergibt, braucht auch selbst Zuwendung!"* (Int. 18, S. 19)

Wiedner/Isfort (2007) haben in einer repräsentativen Stichprobe 263 Pflegedienstleitungen befragt, unter anderem danach, wie sie um mit dem Thema „demografischer Wandel" umgehen und wie sie die Möglichkeiten für ältere Pflegekräfte sehen. „Dabei zeigt sich, dass die Leitungen den Beruf als insgesamt wenig geeignet für ältere Mitarbeiter bewerten. So schätzen insgesamt nur 4,2% die physischen Belastungen als tragbar bis zum Rentenalter ein. 78% äußern sich dahingehend, dass dies eher nicht oder gar nicht der Fall ist. Bei den psychischen Belastungen sind es immerhin 15%, die die Belastungen für tragbar halten. (...) Bezüglich der

Zuschreibung von Fähigkeiten und Kompetenzen älterer Mitarbeiter ergibt sich das folgende Bild: Die berufliche Kompetenz wird gegenüber der von Jüngeren geringfügig höher eingeschätzt, die Flexibilität insgesamt eher niedriger.

Die hohen Werte für die Antwortkategorie 'teils, teils' deuten darauf hin, dass hier sehr personenabhängig eingeschätzt wird und eine globale Tendenz nur schwer zu beschreiben ist. Bemerkenswert ist, dass es spezifische Arbeitsangebote für älteres Krankenpflegepersonal anscheinend nahezu gar nicht gibt. Nur 3,1 % äußern sich zustimmend dazu, dass ausreichende Alternativen zur Verfügung stehen, wenn die Arbeitsbelastung in den bettenführenden Bereichen durch den Mitarbeiter nicht mehr bewältigt werden kann. Hinsichtlich der Frage nach speziellen Programmen für Altersteilzeit zeigt sich ebenfalls, dass hier ein Themenbereich mit Entwicklungsbedarf vorliegt." (ebenda, S. 24 f.) Die Autoren schlussfolgern: „Anders als in anderen Branchen, scheint bislang keine nennenswerte Auseinandersetzung mit dem Thema im pflegerischen Feld stattgefunden zu haben." (ebenda, S. 47)

Wie sehen die älteren Pflegenden selbst ihre heutige Situation, was nehmen sie wahr, wie schätzen sie sie ein? Der Pflegealltag ist durch Personalmangel, Zeitnot, Hektik und in vielen Fällen durch andauernde autoritäre Maßgaben „von oben" bestimmt, die zumeist auf Unverständnis und Ablehnung stoßen. In wenigen Fällen werden diese Maßnahmen mitgetragen, in manchen Fällen rechnet man mit einer Nische oder mit Glück, mit Hilfe dessen es sich noch einige Jahre durchhalten lässt. Ein Krankenpfleger formuliert seine Sicht der Dinge so:

„Das ist schon erschreckend, dass man da so aus dem Berufsleben rausgeht letztlich, dass man's einfach nicht mehr aushalten kann. Ich möchte gerne irgendwie eine Arbeit haben, wo ich gerne hingehe, wo man sich auf die letzten Jahre noch so'n bisschen engagieren kann, vielleicht auch was Neues noch lernen kann, aber jetzt? (...) Ursprünglich ist man doch so engagiert gewesen, für die Patienten, und jetzt? Ich hab von gestern auf heute Bereitschaftsdienst gehabt, relativ viel zu tun, Ambulanz. Man bekommt denn schon so'n Hass gegenüber diesen Patienten. 'Jetzt der schon wie-

*der, kann der nicht morgen kommen?' Ich spür' das bei mir schon,*
*diese psychische Reaktion ..." (Int. 15, S. 21 und 12)*

Diesen Sequenzen ist deutlich anzumerken, dass der Befragte durchaus gerne eine sinnvolle Tätigkeit ausüben würde, auch als älterer Mensch, und dass dies durchaus die berufliche Pflege sein könnte, auch weil er hier zweifelsohne die meiste Zeit seines wachen Lebens verbracht hat und fraglos ein eminent hohes Erfahrungspotenzial besitzt. Doch das ursprüngliche Engagement ist aufgezehrt, ist zerrieben worden und beginnt, sich in sein Gegenteil zu verkehren. Der Befragte ist hoch reflektiert, merkt, dass sich erste Burnout-Symptome bei ihm zeigen, und ist erschrocken darüber. Durch dieses Zitat hindurch lässt sich eine strukturelle Situation erahnen, die der Erosion des beruflichen Einsatzes und der persönlichen Unsicherheit oder auch dem persönlichen Leid zugrunde liegt: Die Organisation hat kein Interesse daran, die Potenziale des Betroffenen zu erkennen und zu fördern. Auch diese Frage muss im Folgenden näher untersucht werden: Warum haben Führungskräfte keinen oder nur einen mangelhaften Blick für Entwicklungspotenziale Älterer? Welche Perspektiven könnten hier aufgetan werden? Welche Überlegungen müssen in welche Richtung angestoßen werden, um auch ein organisationales Interesse an den Erfahrungen, den Fähigkeiten und Möglichkeiten Älterer zu wecken? Für die Betroffenen muss die Situation geradezu als paradox erscheinen, spricht doch die ökonomische und politische Elite – und durchaus auch Vertreter des eigenen Hauses – andauernd von der Notwendigkeit, länger im Arbeitsleben zu verbleiben. In Wirklichkeit aber müssen die Betroffenen – wie noch anhand des vorliegenden qualitativen Materials aufgezeigt werden wird – erleben, dass sie schon ab Mitte 50 aus dem Arbeitsleben herausgedrängt werden.

Die 60-Jahre-Grenze scheint für viele Betroffene – aber offenbar auch für Personalverantwortliche – eine Art ideelle Schallmauer zu sein, d.h. sie fänden es gut, wenn sie wenigstens dieses Ziel erreichen würden. Doch auch dieses Ziel schaffen viele nicht. Die Frühberentungsdaten sprechen eine deutliche Sprache: Die Frühberentungsquote – der Anteil der gesundheitlich begründeten Frühberentungen an allen Berentungen – hat bei den Krankenschwestern mittlerweile die 40-Prozent-Marke erreicht, bei den

Altenpflegekräften liegt sie knapp unter der 35-Prozent-Marke. Damit liegt die Pflege nunmehr auf der Höhe der Bauarbeiter. Es ist nicht verfehlt, diese Situation als dramatisch zu bezeichnen. Bödeker et al. (2006) haben sich die arbeitswissenschaftlich und präventionspolitisch wichtige Frage gestellt, wie viel Anteil bei gesundheitsbegründeten Frühberentungen gesundheitsschädigenden Arbeitsbedingungen geschuldet ist. Sie kommen zu dem Ergebnis, dass mindestens jede vierte Frühberentung bei langjährig im Beruf befindlichen Krankenschwestern und mindestens jede zweite bei langjährig im Beruf befindlichen Krankenpflegern zu verhüten wäre, wenn die Arbeitsbedingungen gesundheitsgerecht gestaltet wären. Als entscheidenden Faktor haben Bödeker et al. den geringen Handlungsspielraum identifiziert. Auf die zitierte Studie wird noch ausführlich einzugehen sein.

Die Erwartungen der Gesellschaft an professionelle Pflege steigen ebenso wie die zunehmenden Anforderungen auf Grund der Ökonomisierung des Gesundheitswesens. Im Resultat nehmen die Belastungen der Pflegekräfte von Jahr zu Jahr zu. Es muss betont werden, dass dies ein internationales Phänomen ist und sich keineswegs etwa nur auf Deutschland beschränkt, wie die Ergebnissen der europäischen NEXT-Studie (Hasselhorn/Tackenberg et al. 2004) sowie eine wachsende Anzahl von Beiträgen in einschlägigen pflegewissenschaftlichen Zeitschriften (hier vor allem: Journal of Advanced Nursing) eindrucksvoll belegen. Die arbeitsmedizinisch-epidemiologische, arbeitswissenschaftliche und pflegewissenschaftliche Literatur – hier sind Studien aus Finnland, Schweden, Dänemark, den Niederlanden, den USA und Kanada zu nennen, die in der vorliegenden Arbeit noch zur Sprache kommen sollen – berichten übereinstimmend über Zeitdruck aufgrund unzureichender Personalausstattung, körperliche und emotionale Zusatzbelastungen durch einen stark gewachsenen Anteil schwerer körperlicher und demenzieller Erkrankungen und vielfältiger Organisationsdefizite – sowohl in der Krankenhauspflege wie in der stationären und ambulanten Alten- und Behindertenpflege. Die von vielen Autoren benannten Organisationsdefizite sind vor dem Hintergrund der Fragestellung des vorliegenden Projekts von besonderer Bedeutung. Herausgestellt werden für den Krankenhausbereich die immer noch herrschenden hierarchischen und autoritären Strukturen, die zu andauernden hoch belastenden Konflikten und Reibungsverlusten führen. Im der Altenpflege entwickelt sich gegenwärtig ein gnadenloser Konkurrenzkampf um die Pflegebedürftigen. Dieser Druck wird bis zu jedem einzelnen Arbeitsplatz fast unmittelbar „durchgereicht". In vielen freigemeinnützigen Pflegeheimen gibt es mittlerweile 20 oder 30 Prozent „freie Betten", und man sagt den Pflegenden: „Wenn wir nicht billiger werden, schnappen uns die Privaten noch mehr weg, und dann müssen wir Leute entlassen." Die Privaten suchen in der Tat händeringend Pflegekräfte, aber zu deutlich geringeren Löhnen – oft außerhalb jeden Tarifgefüges – und grundsätzlich nur befristet.

Die gesellschaftliche, politische und unternehmerische Missachtung des hohen Stellenwerts der Pflege, die mangelnde Anerkennung und mangelnde Wertschätzung, unter der viele Pflegende leiden, ist ein zentrales Thema, mit dem wir uns befassen müssen. Dazu gehört nicht zuletzt die dauernde Entwertung der Tätigkeit der Pflegenden durch Befristung und Herabstufung ihrer Arbeitsverträge einerseits und die zunehmende Einstellung befristeter Hilfs- und Leihkräfte andererseits. Eine Expertin mahnt in diesem Zusammenhang die immer noch unklare Berufsfeld-Definition der Pflege an:

*„Ich nehme Pflege so wahr, dass da immer noch sehr viele Unklarheiten darüber sind, was eigentlich Pflegetätigkeit ist und was nicht. (...) Pflege ist etwas anderes als Spritzen geben und Infusionen anhängen. Waschen, Lagern, Betten, Nahrung reichen, bei Ausscheidungen helfen – ich finde, das gehört zur Pflege, und es ist falsch, das als Hilfstätigkeiten einzuordnen. Weil ich nämlich genau auch dadurch Kontakt mit Patientinnen und Patienten habe in einer Situation, wo sie das brauchen. All das – Waschen, Lagern usw. – kann direkt beitragen zur Genesung oder Stabilisierung, und wenn man jetzt nur mal denkt an Mobilisation, an Stimulation, z.B. bei Patienten nach Schlaganfall mit irgendwelchen Lähmungen, da ist es sehr wichtig, ob ich den Nachttisch nach links oder rechts stelle, von welcher Seite ich Essen reiche, wie ich jemandem helfe, aus dem Bett zu kommen, um z.B. gezielt die eine oder die andere Hirnhälfte anzuregen, gezielt Nervenreize in be-*

*stimmten Extremitäten stimuliere usw., gleichzeitig z.B. eine Prophylaxe mache gegen Pneumonie oder so etwas. Das können Ungelernte nicht wissen, und ich glaube, damit vertut man ganz viel, weil man dann möglicherweise hinterher wieder teurer mit Krankengymnasten und allen möglichen medizinischen und technischen Assistenzen anderes wieder auffangen muss. Aber dazu müssen Pflegekräfte Zeit haben, und es muss einen Wert bekommen. Und das ist ja eine andere Form von Prävention auch eine Form von Gesundheitsförderung in der Krankheit, wieder dazu beizutragen, dass jemand Ressourcen mobilisieren kann. Dazu würde ich diese allgemeinen Alltagstätigkeiten sehr wohl zählen. Patientinnen und Patienten, die das nicht brauchen, da ergibt sich die Frage nicht. Die können rausgehen aus dem Zimmer und können fragen, oder die können sich mit anderen Patienten verständigen oder sich anderswo Informationen und Hilfe holen oder sich selbstständig dann auch drum bemühen. Aber gerade die, die diese Zuwendung brauchen, auch so eine kompetente und durchaus nicht langatmige Zuwendung hinsichtlich der Grundbedürfnisse, hat m.E. sehr viel von Aufbau von Ressourcen, weil es so eine direkte Zuwendung ist. Ich will jetzt nicht irgendwelchen Hilfskräften absprechen, dass sie sich nicht jemandem positiv zuwenden können, das denke ich unbedingt, aber ich finde, das degradiert menschliche Grundbedürfnisse auf so ein Hilfsniveau, und ich finde das falsch. Also da läuft das einerseits in Richtung Verwissenschaftlichung von Pflege und Aufwertung des Berufes für die Examinierten und andererseits Abgabe von scheinbar geringeren Tätigkeiten, also die Tendenz, je näher am Körper und seinen Exkrementen, desto geringer anerkannt, diese Entwicklung finde ich falsch."* (Exp-Int. 2, S. 8-9)

Was die Expertin hier ausführt, entspricht exakt dem Verständnis von guter Pflege, wie es zumindest in dem Teil der Pflegewissenschaften, die sich an den Bedürfnissen der Patienten orientieren, heute etabliert ist. Nach Krohwinkel (1993) bestehen die primär pflegerischen Handlungen darin, mit den Patienten zu kommunizieren, sie zu ermutigen, zu beraten und in jeder Hinsicht ihre Selbstständigkeit und Selbstheilungskräf-

15

te zu fördern. Dies gilt auch für zerebral geschädigte Menschen. Hier ist das Konzept der basalen Stimulation von besonderer Bedeutung (Schwerdt 2002). Zusätzlich zur Sprache werden Berührungen zum elementaren Dialog, „der Körper der Pflegenden wird zum Kommunikationsmedium" (ebenda, S. 119). Auch die Kinästhetik – hier vernetzen sich Bewegungen der Pflegenden mit denen der bettlägerig zu Pflegenden – ist mit körperlicher Berührung verbunden. Sprachliche Kommunikation wird durch körperliche Kommunikation erweitert. Es ist zu betonen, dass basale Stimulation und Kinästhetik nicht etwa eine exotische Möglichkeit für Pflegekräfte darstellen, der sie sich bei Neigung oder Zuneigung bedienen können oder nicht. Die basale Stimulation gehört zum Grundsetting der professionellen Pflege. Es leuchtet unmittelbar ein, dass hierfür angemessene Zeiten veranschlagt werden müssen. Diese Zeit gibt es in der Praxis nicht oder nur sehr selten.

*„Zwischenzeitlich gab's ja eine komplett andere Tendenz, nämlich die, dass man sich um den Patienten kümmert, auch wenn er komatös ist, dass man mit ihm basale Stimulation machte, also lauter solche Dinge. Das geht heute gar nicht mehr." (Int. 17, S. 7)*

Die Pflegekräfte wissen in der Regel, dass sie sich der basalen Stimulation widmen sollten, und sie leiden zugleich darunter, dass sie weder die erforderliche Zeit noch die Ruhe aufbringen oder die emotionale Haltung einnehmen können, die für diese Arbeit unerlässlich sind. Ganz im Gegenteil: Der enorme Zeitdruck bringt die Pflegekräfte in eine Stimmung der Hektik, der Hetze, der schnellen Improvisation und letztlich der Oberflächlichkeit. Die Pflegekräfte wissen um ihren professionellen Auftrag, der zumeist auch dem eignen Anspruch an gute Pflege entspricht, und wissen und sehen zugleich, dass sie – unter dem Diktat des Zeitdrucks – diesem Auftrag nicht oder nur sehr unzureichend gerecht werden können. Es bestehen gleichsam zwei Arbeitsaufträge: (a) sich Zeit zu nehmen für basale Kommunikation und (b) die Zeiteinheit pro Patient zu minimieren. Unter dieser Diskrepanz leiden die meisten Pflegekräfte. Hier ist eine Quelle massiver innerer Belastungen zu sehen, die sich psychisch und psychosomatisch auswirken können.

Hier ist selbstredend auch das Veränderungspotenzial anzusiedeln, das eine Tür zur Lösung der Frage öffnen könnte, unter welchen Bedingungen eine berufliche Pflege bis 65 oder 67 möglich sein könnte. Die zitierte Schwester, die das Beispiel der basalen Stimulation nannte, antwortete auf die Frage, ob das nicht etwas wäre, das ältere Pflegekräfte machen könnten:

*„Ich finde das sehr gut vorstellbar. Das könnten Ältere sehr gut machen, die könnten das super machen. Sie sollten es aber nicht ehrenamtlich tun."* (Int. 17, S. 29)

Die schon zitierte Pflegeexpertin sagt dazu Folgendes:

*„Ich denke, unbedingt hätten ältere Pflegekräfte oder alternde Pflegekräfte eine gute Chance, bis zur Rente zu arbeiten, wenn die Kompetenzen, die sie haben, die sie auch außer dem reinen Pflegen haben, durch ihre Erfahrung, durch Fortbildung, durch Reflektion, auch durch den Einblick in viele verschiedene Krankheits- und Gesundheitsfelder, wenn man das systematischer nutzen würde, im Sinne von Erfahrung, dass daraus auch Berufswege machbar würden."* (Exp-Int. 2, S. 1)

Den damit aufgeworfenen Fragen soll noch näher nachgegangen werden. Die vorliegende Studie gliedert sich, nachdem Problemstellung und Methoden dargestellt sind, in mehrere Hauptfragestellungen. Zunächst werden allgemeine Daten zur quantitativen und qualitativen Bedeutung der Pflege in Deutschland – immer auch mit einem zusätzlichen internationalen Blick – vorgestellt. Daran schließt sich eine Darstellung der besonderen Problemlagen der stationären Krankenpflege einerseits und der Alten- und ambulanten Pflege andererseits an. Die nächsten Kapitel befassen sich mit den Frühberentungsdaten, den Krankenkassendaten und der Situation älterer Pflegekräfte zwischen Gesundheit und Krankheit. Hier werden auch Hinweise auf die besonderen Potenziale älterer Pflegekräfte gegeben. Danach wird ein Einblick in der arbeitswissenschaftliche Forschung zum Thema Pflegearbeit gewährt, wobei neben den Belastungen auch die Ressourcen betrachtet werden, die in der Lage sind, Belastungen zu kompensieren und die gesundheitlichen Widerstandskräfte zu stärken. Hierauf aufbauend wird über nationale und internationale Projekte und Studien berichtet, die den Fokus explizit auf die Frage richten, wie ältere Pflegekräfte im Beruf gehalten werden können und was getan werden muss, um die Arbeitsbedingungen und die Arbeitskultur zu verbessern. Der Schnittpunkt dieser Betrachtungen findet sich auf der Ebene der Unternehmenskultur, der Führungsqualität, der Betriebsorganisation und des menschlichen Miteinanders sowohl zwischen Führung und Mitarbeiter/innen als auch zwischen Mitarbeiter/innen untereinander. Hier liegen erhebliche Präventionspotenziale.

Doch gibt es – das zeigen sowohl internationale Studien als auch unsere eigene qualitative Erhebung – auch personengebundene Probleme, die bearbeitet werden müssen. So etwa die mangelnde Fähigkeit vieler Pflegekräfte, sich abzugrenzen und außerhalb ihrer Arbeit Räume für Anerkennung und Selbstbestätigung zu schaffen. Hier kommt die Frage nach „weiblichen Kompetenzen" (Höppner 2004) ins Spiel, wobei anerzogene weibliche Attribute sowohl gesundheitsriskante wie gesundheitsfördernde Komponenten beinhalten. Es ist zu betonen, dass bei Schwestern wie Pflegern ein „Durchhalte-Syndrom" zu beobachten ist. Eine Überverausgabung und eine hohe Erwartung nach Anerkennung sehen wir in beiden Geschlechtern, ebenso wie – wenn auch unterschiedlich akzentuiert – die Verantwortung für das Wohl des anderen, die ein konstitutiver Bestandteil allgemein menschlichen wie professionell pflegerischen Handelns ist. Diese Kompetenzen drohen durch die Ökonomisierung des Gesundheits- und Sozialwesens instrumentalisiert zu werden. Zugleich geraten Pflegende durch die Ökonomisierung in unausweichliche Konflikte zwischen Berufsethik und tatsächlichen Arbeitsbedingungen. Der dadurch entstehende Gewissens-Stress ist ein hoher Belastungsfaktor – für Männer wie Frauen – in der Pflegearbeit.

Gesundheitsförderung hätte – neben verhältnispräventiven Zielsetzungen – hier die Aufgabe, genau zwischen riskanten und förderlichen Komponenten zu unterscheiden und entsprechende Einstellungsänderungen zu unterstützen. Gegen die allgemein herrschende resignative Tendenz im Gesundheitswesen könnten Beispiele positiver Bewältigung hervorgehoben und zur Motivation eingesetzt werden. Drei große Themenkomplexe stehen hier zur Diskussion und sollen zugleich die Richtung für ein gesundheitsgerechtes Altern im Pflegeberuf angeben: (a) Überidentifikation vermeiden, (b) Gewissenskonflikte bearbeiten und (c) eine gesunde Balance zwischen Berufsethik, Arbeitsrolle und privaten Lebensinteressen finden. Nicht zuletzt ist hier auch eine problemadäquate praktische Arbeitsmedizin gefordert, die regulierend und unterstützend auf die besonderen Belange älterer Mitarbeiter/innen eingeht. Die vorliegende Studie kann nicht den Anspruch einer lückenlosen Darstellung der Probleme und ihrer Lösungsmöglichkeiten haben – dazu ist das Feld der Pflege viel zu komplex, zu heterogen und auch teilweise immer noch zu unübersichtlich. Was die Studie aber leisten soll, ist, einen Überblick über die Problemlage zu liefern und Anstöße sowohl für weitere Forschung wie für die präventive Praxis zu geben.

## 2. Methode und methodisches Verständnis

Wer sich mit der Fragestellung „Gesundheit Älterer im Pflegeberuf" auf die Suche nach wissenschaftlicher Literatur aufmacht, sieht sich schnell mit einer großen Fülle von Publikationen konfrontiert, die aus ganz verschiedenen Bereichen kommen, so z.B. aus der Pflegewissenschaft, der Gesundheitswissenschaft, der Berufssoziologie, der Medizinsoziologie, der Epidemiologie, der Psychologie und der Arbeitswissenschaft. Nicht immer beziehen sich diese verschiedenen Wissenschaften aufeinander, nicht selten forschen sie am gleichen Punkt, ohne voneinander Kenntnis zu nehmen. Ist es beispielsweise in der Epidemiologie streng verpönt, sich auf qualitative, hermeneutische, phänomenologische, existenzphilosophische oder gar psychoanalytische Methoden und Problemstellungen einzulassen, entspricht dies in den Pflegewissenschaften durchaus dem methodologischen Herangehen und findet sich auch dementsprechend in der wissenschaftlichen Literatur. In der vorliegenden Studie wird der Versuch unternommen, sowohl statistisch-epidemiologisch wie qualitativ-phänomenologisch zu argumentieren. Vor diesem Hintergrund wurden folgende methodische Schritte gewählt:

(a) Literaturrecherche,
(b) Sekundärdatenanalyse,
(c) Expertengespräche und
(d) Betroffeneninterviews.

Über die MEDLINE-Datenbank wurden zunächst etwa 200 Artikel vorwiegend epidemiologischer Natur gefunden, die sich mit Belastungen, Beanspruchungen, Erkrankungen, Frühberentungen und der Fluktuation im Pflegeberuf sowie mit Interventionen befassen. Hieraus wurden 15 neuere Arbeiten ausgewählt, die sich inhaltlich speziell mit älteren Pflegekräften befassen und deren Methodik sich an den etablierten arbeitswissenschaftlichen Modellen orientiert. Gemeint sind hier das Anforderungs-Kontroll-Modell (Karasek/Theorell 1990), das Gratifikationsmodell (Siegrist 1995), das Modell der widersprüchlichen Arbeitsanforderungen (Moldaschl 2001) und das Modell der erhöhten Selbstkontrolle (Neubach 2004). Zusätzlich wurden 15 neuere Arbeiten, vorwiegend pflegewissenschaftlicher Natur, ausgewählt, die sich mit der Frage beschäftigen, was ältere Pflegekräfte aus dem Beruf wegtreibt und was sie im Beruf hält. Die Sekundärdatenanalyse bezieht sich auf die Rentenversicherungsdaten 2000 bis 2007 und auf Arbeitsunfähigkeitsdaten des Bundesverbandes der Betriebskrankenkassen (BKK), der Allgemeinen Ortskrankenkassen (AOK), der Gmünder Ersatzkasse (GEK) und der Deutschen Angestelltenkrankenkasse (DAK). Hinzugenommen wurden eine Sonderauswertung des BKK-Teams Gesundheit, Essen, durchgeführt im Jahr 2004 von Michael Friedrichs. Es wurden ferner Ergebnisse aus einer wiederholten GEK-Pflegebefragung (Braun et al. 2004 und 2007) sowie auch hier Sonderauswertungen der GEK-Daten – durchgeführt von Rolf Müller vom Zentrum für Sozialpolitik der Universität Bremen – berücksichtigt, immer mit der Fragestellung, wie sich in der Altersgruppe der ab 50-Jährigen Belastungen, Beanspruchungen und Präventionsmöglichkeiten konstellieren.

Für den qualitativen Teil der Studie wurden im Großraum Bremen insgesamt 28 Interviewpartner/innen rekrutiert; acht davon waren nicht oder nicht mehr in der direkten Pflege tätig, d.h. sie wurden im Sinne eines Experteninterviews befragt. Die Vorgehensweise, Interviewpartner/innen zu gewinnen, orientierte sich an einer Mischung aus einer Vorab-Festlegung der Samplestruktur (Flick 1995, S. 79 f.) und dem Konzept des theoretischen Sampling (ebenda, S. 81 f.). Letzteres meint den methodischen Versuch, „Personen, Gruppen etc. nach ihrem zu erwartenden Gehalt an Neuem für die zu entwickelnde Theorie aufgrund des bisherigen Standes der Theorieentwicklung in die Untersuchung" auszuwählen (ebenda, S. 82), wobei hier unter „Theorie" die zu erhärtenden oder zu relativierenden Hypothesen bzw. verallgemeinerungsfähigen Aussagen zu verstehen sind. Das theoretische Sampling möchte sich von den Fesseln eines allzu strengen Untersuchungsschemas lösen, wobei immer das Ziel ist, eine problemadäquate empirische Sättigung zu erreichen. Dies bedeutete im konkreten Fall, dass alle Bereiche der Pflege – Akutkrankenhaus, Pflegeheim, ambulante Pflege – sowie möglichst alle Unternehmenstypen – kommunal, freigemeinnützig, privat – vorkommen sollten. Die beschränkten Mittel erlaubten es leider nicht, zusätzlich zum städtischen den ländlichen Raum zu berücksichtigen. Wir haben aber versucht, verschiedene Größenklassen der Unternehmen in die Studie einzubeziehen. Nach der ersten Interview-Welle von etwa 15 Interviews wurde eine erste Zwischenauswertungsphase eingelegt, um zu sehen, wo noch deutliche Lücken im Sample vermutet werden können. Wir haben daraufhin versucht, nicht nur Vollzeit-, sondern auch Teilzeitkräfte zu gewinnen. Ferner fanden wir es wichtig, zusätzlich auch Interviewpartner/innen aus kirchlichen bzw. kirchennahen Einrichtungen zu befragen. Schließlich haben wir noch mit drei in der Sozialberatung und Gesundheitsförderung tätigen Expertinnen gesprochen.

Wie gestaltete sich nun die praktische Vorgehensweise? Zunächst wurde beim Referat „Betriebsbezogene Gesundheitsberatung" der Arbeitnehmerkammer Bremen angefragt, ob – über Leitungen oder Interessenvertretungen – Kontakte zu Krankenhäusern und Pflegeeinrichtungen bestehen und ob Hilfestellung bei der Frage gegeben werden könnte, ob ältere Pflegekräfte sich für ein Interview bereit erklären könnten. Der Referatsleiterin Barbara Reuhl ist an dieser Stelle für Ihre wertvolle Vermittlungsarbeit zu danken. Des Weiteren wurde bei der Akademie für Arbeit und Politik der Universität Bremen mit der gleichen Bitte angefragt. Auch hier ergaben sich Kontakte, wofür Erhard Tietel Dank gebührt. Zunächst wurden fünf und zu einem späteren Zeitpunkt noch einmal drei insgesamt sehr ausführliche problemzentrierte Expertengespräche geführt aus den Bereichen Pflegedienstleitung, Betriebs- und Personalrat, Betriebsarzt, Gesundheitsförderung und Pflegeforschung. Im nächsten Schritt wurden narrative, d.h. offen erzählende Interviews mit insgesamt 20 älteren Pflegekräften aus dem Großraum Bremen durchgeführt; acht davon kamen aus dem Krankenhausbereich – wobei hier zwei kommunale, ein freigemeinnütziges und ein privates Krankenhaus im Umland von Bremen abgedeckt wurden –, sechs Personen aus verschiedenen privaten Pflegeheimen in Bremen und dem niedersächsischen Umland wurden in einem Gruppeninterview befragt, zwei Interviews erfolgten mit stationär Beschäftigten eines freigemeinnützigen Trägers, drei Interviewpartnerinnen arbeiteten in der ambulanten Pflege eines freigemeinnützigen Trägers und eine Pflegekraft in einem privaten Pflegedienst. Zu bemerken ist, dass die Interviewbereitschaft bei privaten ambulanten Diensten – welche im überwiegenden Fall weniger als zehn Beschäftigte haben – ausgesprochen gering war (ca. 20 Anfragen und überhaupt nur eine Antwort). Von den 20 Personen der Betroffeneninterviews waren fünf Männer, zwei davon aus Kliniken, zwei aus stationären Pflegeheimen und einer aus der ambulanten Pflege. Die Hälfte unseres Samples hatte reduzierte Arbeitszeiten zwischen 25 und 30 Stunden, darunter vier der fünf Männer. Zusätzlich wurden Interviewstudien hinzugezogen, die sich mit älteren Pflegepersonen aus dem Krankenhaus (Flieder 2002) und dem ambulanten Bereich (Geller/Gabriel 2004) befassen. Zu erwähnen ist noch, dass mehrere unserer Interviewpartner/innen schwere, teilweise mehrmonatige Erkrankungen durchgemacht haben; hauptsächlich waren es Burnout-Syndrome – deswegen in der Mehrzahl, weil die Verläufe außerordentlich unterschiedlich waren –, teilweise kombiniert mit Muskel-Skelett- oder organische Erkrankungen.

Zu diskutieren ist eine mögliche Sektion. Überrepräsentiert sind städtische Unternehmen und dementsprechend auch Arbeitnehmer/innen, die von der städtischen Lebenswelt geprägt sind. Dennoch finden sich in Bremen bestimmte Stadtteile, die einen sehr dörflichen Charakter haben. Die Menschen, die hier wohnen, kennen sich, d.h. die Anonymität der Stadtmitte tritt in den Hintergrund. In einem solchen Stadtteil haben wir eine ganze Reihe von Interviews durchgeführt. Im Krankenhausbereich sind sicherlich private Kliniken unterrepräsentiert. Doch zeigten sich bereits beim Vergleich zwischen freigemeinnützigen und kommunalen Kliniken Unterschiede im Grad der Rationalisierung und Standardisierung. Dies – d.h. der höhere Grad an Rationalisierung – bedeutet für die Pflegekräfte nicht unbedingt eine höhere Belastung, sondern eher eine andere Belastung, d.h. hier gibt es weniger Kooperations- und Ablaufprobleme, dafür aber an anderer Stelle eine höhere Arbeitsverdichtung. Doch ist es aus methodologischer Sicht wichtig festzuhalten: Qualitative Forschung will keine Repräsentativität erreichen, sondern über das „Eintauchen in die Tiefe" eine Problem-Typik herausarbeiten, die über den Einzelfall hinaus das Problemfeld erhellen und sein Verstehen verbessern soll (Flick 1995). Die vorliegende Studie wendet einen Methodenmix an, d.h. mittels einer Verzahnung von quantitativen und qualitativen Daten soll sowohl die horizontale Ausdehnung wie die vertikale Tiefe des Problems deutlicher werden. Insofern können mögliche Verzerrungen auf ein Mindestmaß reduziert werden. Auch der Vergleich mit der internationalen und nationalen Literatur zeigt, dass die gefundenen Ergebnisse durchaus das Problem im Feld treffen. Daher kann auch von einer gegenseitigen Validierung durch quantitatives und qualitatives Datenmaterial gesprochen werden.

Wenn wir soziale Zusammenhänge und soziale Muster – und zweifelsohne handelt es sich bei der vorliegenden Fragestellung um solche – qualitativ erforschen wollen, ist es notwendig, subjektive Deutungs- und Handlungsmuster zu untersuchen. Hierfür bietet sich das narrative Interview als Erhebungsinstrument an. Aus diesen Überlegungen zur Untersuchung von Deutungsmustern ergibt sich als Konsequenz, thematisch teilstrukturierte, offene Interviews durchzuführen. In diesen Interviews sind zentrale Themen vorgegeben, auf deren Behandlung im Interview insistiert wird, um die thematische Reichweite von Deutungsmustern zu erfassen. Die freie Entfaltung der Deutungsmuster in Erzählung und Argumentation bewegt sich also im Rahmen der strukturierenden zentralen Themen. Das Interview soll zunächst erfahrungsgebunden sein, und diese Erfahrungen sollen im Gespräch, z.B. im Hinblick auf innerbetriebliche Probleme etc., systematisiert werden. Wesentlich für die gesamte Durchführung des Interviews ist sein Bezug auf die Interessen der Interviewten. Die Themen des Interviews müssen so gewählt werden, dass typische soziale Bezüge der Erfahrung und der Interessenlage in mehreren Aspekten ihres Zusammenhangs zur Sprache kommen. Es gab einen Interviewleitfaden mit folgenden Stichpunkten:

- Wie sind Sie zum Pflegeberuf gekommen?
- Welche berufliche Entwicklung haben Sie genommen?
- Wie sieht die jetzige Arbeit aus? Arbeitsinhalte?
- Was ist gut, was ist weniger gut an der Pflegearbeit?
- Was verstehen Sie unter guter Pflege? Idealvorstellungen?
- Kollegen, Vorgesetzte, Teamarbeit, Abhängigkeiten?
- Belastungen, Erkrankungen, Einschränkungen?
- Verhältnis Jüngere und Ältere? Besondere Potenziale?

24

- Familie, Kinder, Hobbys, Träume?
- Weitere Perspektiven? Weiterarbeit? Ausstieg?

Die Interviews fanden im Sommer 2008 statt, durchgeführt vom Autor und Gudrun Funk. Die Interviewlänge betrug in der Regel 90 Minuten; in einigen Fällen gab es Nachfragen seitens der Interviewer, wobei diese „nachfragenden Interviews" in der Regel telefonisch erfolgten. Die Interviews wurden komplett transkribiert. Die Durchführung der Transkription oblag Renate von Schilling. Alle Namen (Personen, Orte, Betriebe usw.) wurden anonymisiert. Nach der Durchsicht des Gesamtmaterials – immerhin knapp 600 Seiten – wurden analog zu den bereits genannten Stichpunkten Kategorien gebildet, denen mit Hilfe von Ankerbeispielen Sequenzen, Aussagen oder auch verstreute Andeutungen im Interview die entsprechenden Stellen zugeordnet wurden. Die in der Studie zitierten Passagen wurden sprachlich nicht geglättet, um die Originalität, die Reichhaltigkeit der Schattierungen des Erzählten und die im gesprochenen Wort mittransportierte Emotionalität und Lebendigkeit dem Leser und der Leserin so gut wie möglich weiterzugeben. Der Versuch, durch eine Verdichtung des Materials so etwas wie eine kollektive Biografie und kollektive Perspektiven älterer Pflegekräfte herauszukristallisieren, war nur an einigen Punkten, aber nicht durchgängig möglich, weil Berufszugänge, -verständnisse, -praxen und -perspektiven viel zu unterschiedlich, zu heterogen, sind. Dennoch gibt es objektive Gemeinsamkeiten des Pflegeberufs, die teilweise subjektiv gleich bewertet werden, teilweise aber auch sehr unterschiedlich. Die deutlichsten Unterschiede ergaben sich zwischen stationärer und ambulanter Pflege. Der praktische Alltag und das berufliche Verständnis variieren sehr stark: hier das Krankenhaus mit all seinen Hierarchien, Eingebundenheiten und Einengungen, dort die einsame Arbeit, oft ohne Team und oft völlig auf sich allein gestellt.

Um ein besseres Verständnis des berufsbiografischen und gesamt-biografischen Verlaufs der heute Mitte 50-jährigen Pflegekräfte zu erlangen, wurden einzelne Interviews hermeneutisch, z.T. auch tiefenhermeneutisch untersucht. Die Interpretationsgruppe bestand aus dem Autor, Gudrun Funk und Thomas Schulz. Das hier angewandte Vorgehen wird in der Sozialwissenschaft unter dem Begriff der Deutungsmusteranalyse diskutiert (Thomssen 1980; Neumann 1984; Flick 1995). Hierbei geht es darum, biografischen Sinnstrukturen nachzuspüren und diese ansatzweise zu rekonstruieren. Der Aufwand dieses Verfahrens – es handelt sich um eine Satz-für-Satz-Interpretation – lohnte sich insofern, als es dadurch gelang, einige schwierig einzuordnende und schwierig zu bewertende quantitative und qualitative Daten des Gesamtmaterials besser zu verstehen. Wir haben aber in der Darstellung derartiger Problemlagen, so z.B. zu den Themenbereichen Arbeitsverhalten, Arbeitorientierung und Lebensperspektiven, von den Einzelpersonen abstrahiert und diese Themen eher summarisch zusammengefasst. Insgesamt wurde die Frage, ob der qualitative Teil gesondert oder integriert in den Darstellungs- und Argumentationsgang eingebracht werden sollte, zugunsten des zuletzt Genannten entschieden. Es zeigte sich nämlich, dass die zitierten Schlüsselsequenzen sehr gut zu den aus Arbeitsforschung, Pflegewissenschaft und Epidemiologie entwickelten Kategorien passten; nicht selten beantwortete die qualitative Ebene genau diejenigen Fragen, die in quantitativen Studien noch offen waren. Wenn man will, so kann man methodologisch dafür einen weiteren Beleg für die Objektivität der Subjektivität sehen. Es wäre zu hoffen, dass der quantitativ-qualitative Methodenmix zur wissenschaftlichen Normalität wird.

Es muss betont werden, dass qualitative Daten empirische Daten sind und keinesfalls auf einer „niedrigeren" Stufe als quantitative Daten stehen. Qualitative Forschung ist empirische Forschung und muss – genauso wie quantitative – die Strenge, aber auch die Grenzen ihrer Methode systematisch darlegen. Qualitative Methoden arbeiten vorwiegend auf der theoretischen Basis von Hermeneutik und Phänomenologie. Unsere Hermeneutik – in der hier vorgestellten Studie – ist eingebettet in eine phänomenologische Perspektive. Was ist Phänomenologie? „Die Phänomenologie (wörtlich: die Lehre von den Phänomenen) ist, stichwortartig gesagt, eine philosophische Richtung, die Ereignisse und Handlungen beschreiben will, so wie sie sich zeigen. Beabsichtigt ist hier ein Vorgehen gegen die Tendenz, nur das als wirklich zu akzeptieren, was die Naturwissenschaften beschreiben. (...) Meist geht es in phänomenologischen Beschreibungen um Tätigkeiten in der Lebenswelt – d.h. der Welt, in der wir leben, mit Gebrauchsdingen und Vorstellungen umgehen – und

26

deren sprachlichen Ausdrücken." (Skirbekk/Gilje 1993, S. 855) Die Phänomenologie ist eine seit dem Ende des 19. Jahrhunderts insbesondere von Edmund Husserl, im weiteren auch von Georg Simmel, Max Scheler, Helmuth Plessner, Ludwig Binswanger und Maurice Merleau-Ponty – gemeint ist hier sein grundlegendes Werk „Die Phänomenologie der Wahrnehmung" (1945/1966) – herausgearbeitete erkenntnis- und wissenschaftstheoretische Haltung. Sie versucht, den durch die fortschreitende Verwissenschaftlichung und Technisierung unserer Lebenswelten verschobenen, entsinnlichten, entfremdeten und verdinglichten Lebensprozessen durch eine nachspürende, einfühlende, verstehende und rekonstruierende Methodik näher zu kommen. Phänomenologie versucht, die hinter technischen Begriffen und Schemata verborgenen Lebenswelten zu entdecken, zu beschreiben und deren Wesensmerkmale herauszuschälen. Phänomenologie versucht, sich in die Situation hineinzufühlen, d.h. das spezifische Milieu, die spezifische Atmosphäre und die spezifische Arbeits- und Lebens-Kultur wahrzunehmen und sich auf diese Schritt für Schritt einzustellen. Doch ein derartiges Hineinfühlen widerspricht dem naturwissenschaftlich und technisch geschulten Herangehen, das Untersucher und Berater gelernt haben. Die naturwissenschaftliche Methodik ist gewohnt, mit klar definierten Begriffen, Kausalzusammenhängen und ordnenden Schemata zu operieren. Phänomenologie durchbricht diese Schemata. Sie ist der Auffassung, dass die wirkliche Welt unendlich viel reicher an Phänomenen ist, d.h. an unendlich viel mehr Qualitäten aufweisenden Erscheinungen, Gegenständen, Formen und Gestalten, als es „exakte" Wissenschaft zu fassen vermag (hierzu insbesondere: Husserl 1936/1977). So ist auch Husserls Forderung zu verstehen, „zu den Sachen selbst" zu kommen, nicht mit vorgefertigten Schemata auf die Phänomene loszugehen, sondern diese aus sich heraus „sprechen zu lassen". Denn die Welt ist voller „weicher" Sachverhalte; „harte" Fakten sind eher rar. Die Lebenswelten der Menschen und damit ihre konkreten Befindlichkeiten, Orientierungen und Handlungsweisen werden nicht so sehr von messbaren Fakten bestimmt, sondern von den Bedeutungen, die sie für die Menschen haben. Die für den Menschen entscheidende Wirklichkeit, sagt Husserl, ist die subjektive, d.h. die leiblich erfahrene Wirklichkeit. Phänomenologie – dies sollte festgehalten werden – steht freilich nicht im Gegensatz zur quantitativen Wissenschaft, sondern ergänzt diese. Sie verhilft dazu, wahrgenommene oder instrumentell gewonnene Daten in einem angemessenen Deutungsrahmen zu interpretieren. Phänomenologie bleibt nicht bei den Beschreibungen stehen. Phänomenologie will sich auch deren Wesen annähern. „Mit einer tieferen Betrachtungsweise will man vorstoßen zu den Bedingungen der Lebenswelt, die genau diese Lebenswelt ermöglichen, will die sinnstiftenden Bedingungen finden." (Skirbekk/Gilje 1993, S. 856)

Die phänomenologische Analyse ist in der Arbeitswissenschaft seit langem etabliert (vgl. Peter 1991), wenn auch nicht als Mainstream-Methodologie. Interessanterweise hat die phänomenologische Analyse aber in den Pflegewissenschaften durchaus den Rang einer allgemein anerkannten Methodologie erreicht (Güntert 1998; Benner 1994; Benner et al. 2000). Die Leistungsfähigkeit der phänomenologischen Herangehensweise – die Subjekte zum Sprechen kommen zu lassen und ohne vorgefasste Kategorien und Schemata eine möglichst genaue Beschreibung der sozialen Situation vorzunehmen – hat sich gerade hier als besonders fruchtbar erwiesen. Der phänomenologischen Analyse geht es immer um die Rekonstruktion von Sinnhorizonten, innerhalb deren Menschen empfinden, denken und handeln. Phänomenologie schließt die Untersuchung der materiellen Verhältnisse keinesfalls aus, sie kann aber diese Untersuchung ergänzen und weiterführen. Nur so ist m.E. eine gesellschaftstheoretisch gesättigte Begriffsbildung möglich. Unlängst hat Rainer Müller (2005) darauf hingewiesen, dass wir Menschen „uns über eine leibzentrierte Subjektivität erfahren". Dazu gehöre eben auch, dass „unser individuelles leibliches Selbstgefühl als Basis unserer Identität mit seinen Mustern von innerer und sozialer Kohärenz durch gesundheitliche Krisen und/oder instrumentalisierende risikohafte Arbeitsformen gefährdet werden kann" (ebenda, S. 44). Gerade weil sich Identität sozial bildet, d.h. über den Weg der Anerkennung durch andere und zugleich auch durch unser Gebrauchtwerden, unsere Verantwortung für andere, ist das leibliche Identitätsgefühl wiederum stark verschränkt mit den Erfahrungen der eigenen Handlungsgewissheit und dem Vertrauen in unsere Handlungsmöglichkeit. Denn über diese gewinnen wir unserem Leben einen Sinn ab. Antonowsky (1997) hat dies mit den Begriffen Machbarkeit, Vorhersehbarkeit und Sinnhaftigkeit umschrieben. Sinn wird nicht in eine Situation „hineingegeben", sondern stellt sich durch die Situation selbst her. Und kollektive Situationen konstituieren auch kollektive Sinnhorizonte. Alfred Schütz, darin Husserl folgend, hat zu dieser Fragestellung Wesentliches beigetragen (Schütz 1932/2004, 1971). Insofern sedimentierte Erfahrungen der jeweiligen persönlich erlebten Geschichte sich mit allen räumlich-zeitlichen und sozial-interaktiven „Mitgegebenheiten" zu einer biografischen Situation verdichten, strukturiert sich für die Person ein Sinnhorizont, der jetzt gerade Erfahrenes bzw. das zu Erfahrende verstehbar macht und damit zugleich weiteres Handeln ermöglicht. Gewissheiten, Brüche und Fragilitäten sichtbar und – soweit es geht – auch verstehbar zu machen, ist Aufgabe der qualitativen Forschung.

## 3. Zur gegenwärtigen Bedeutung der Pflegearbeit

In der Zeit nach dem Zweiten Weltkrieg hat der Pflegeberuf mehrere gravierende Wandlungen durchgemacht. Zunächst stand die christlich geprägte Pflegearbeit stark im Vordergrund (Kreutzer (2006). Sie verstand sich als ganzheitlich, in der Praxis dominierte zugleich ein massiver Paternalismus oder – wenn man so will – Maternalismus. Die Schwester wusste, was richtig ist für den Patienten oder die Patientin. Widerspruch hatte kaum eine Chance. Zugleich gab es einen hohen Handlungsspielraum für die Schwestern, auch gegenüber der ärztlichen Hierarchie. In den kirchlichen oder schwesternverbandlichen Häusern besaßen die Schwesternschaften selbst eine hohe Autorität. „Die Verantwortung für den Stationsalltag, das erste Reagieren auf Notsituationen, Veränderungen in der Befindlichkeit der Patienten lag dort in den Händen der Schwestern." (ebenda, S. 205) Das änderte sich mit dem Krankenpflegegesetz 1965 im Zuge der beginnenden Modernisierung des Krankenhauswesens. Auf der Basis des Krankenhausfinanzierungsgesetzes von 1972 entstanden Großkliniken industriellen Ausmaßes. Parallel dazu änderte sich auch die ambulante Versorgung, die bis dahin ebenfalls in den Händen kirchlicher oder – in der DDR – staatlicher Gemeindeschwestern lag: Diese genossen in ihrer Arbeit bis dato einen hohen Autonomiegrad und konnten viele kleinere Erkrankungen oder Unfälle selbstständig behandeln. Auch diese Möglichkeiten veränderten sich durch die Modernisierung des Gesundheitswesens. Die Kräfteverhältnisse verschoben sich zugunsten des ärztlichen Berufsstandes. Der Pflegeberuf wurde zwar quantitativ ausgeweitet, musste sich aber mehr und mehr den Ablaufplänen der von der Medizin gesteuerten Funktionspflege anpassen. Das neue Konzept der industrialisierten Medizin erforderte eine taylorisierte Pflege. In dieser Zeit begannen viele Pflegekräfte, die heute Mitte 50 sind, ihre Ausbildung. Die Situation Anfang der 1970er Jahre schildert eine Interviewpartnerin:

*„In der Ausbildung, mit über 70 Patienten, damals, auf diesen beiden Stationen... Da wurde alles aufgenommen, die Patienten sind*

*gestorben wie die Fliegen, Krebspatienten. Dann hatten die Patienten auch oft Aborte, so zwei, drei in der Nacht war ganz normal, dann nebenbei musste dann das Behandlungszimmer, da musste man so Kurznarkosen fahren, obwohl man das gar nicht konnte. Das war völlig normal, aber man darf auch nicht vergessen: die Zeit, das war 1972, und wir haben selbstständig die Nachtwache machen müssen, wenn das nicht ging, konnte man nach Hause gehen. Das ist man natürlich nicht, aber wir kriegten ordentlich Druck ohne Ende. Wir haben damals nachts noch gewaschen, 10 Leute gewaschen, wir waren zu zweit, grad angefangen, ja, das war schon heftig, das war nicht witzig."* (Int. 16, S. 3)

Die Berichtende ist weit davon entfernt, die damaligen Verhältnisse zu beschönigen; das tut auch sonst niemand in unserem Interview-Sample. Früher war nicht „alles besser", es war anders; gleichwohl gab es in der Zwischenzeit Verbesserungen, die heute wieder in Frage stehen. Der Pflegeberuf hat seither immer wieder Bedeutungsveränderungen erfahren. Vor dem Hintergrund der demografischen Entwicklung und der damit zusammenhängenden zunehmenden Pflegebedürftigkeit in der Bevölkerung wird dieser Veränderungstrend weiter anhalten, ohne dass wir wissen, wie die Zukunft genau aussehen wird. Anzumerken ist, dass 2004 das vierte Krankenpflegegesetz in Kraft trat, das die alten Berufsbezeichnungen Krankenschwester bzw. Krankenpfleger durch die Bezeichnung „Gesundheits- und Krankenpfleger/in" ablöst. Nach altem Gesetz ausgebildete Pflegekräfte dürfen weiter die alte Bezeichnung verwenden und tun dies auch in der Regel. Der neue Name soll ein erweitertes Aufgabenspektrum in Richtung Prävention und Gesundheitsförderung zum Ausdruck bringen.

Der quantitative und qualitative Bedeutungszuwachs des Pflegeberufs geschieht vor dem Hintergrund globaler ökonomischer Veränderungen und des zunehmenden ökonomischen Drucks auf sozialstaatliche Strukturen, die sich notwendigerweise auf die gesundheitliche und pflegerische Versorgung der Bevölkerung auswirken. Rationierung, Budgetierung, Fallpauschalen und Standardpflegezeiten seien hier nur als Stichworte genannt. Derzeit sind zwischen 1,4 und 1,5 Millionen Personen im Pflegeberuf beschäftigt. Die Pflege hat sich schon in den 1960er Jahren aus den Fesseln kirchlicher und opferorientierter Konzepte zu befreien und – gleichsam in einer zweiten Welle – seit den 1990er Jahren nach skandinavischen und angelsächsischen Vorbildern zu professionalisieren begonnen. Sie versucht das Bild des medizinischen Hilfsberufes zu überwinden und die Pflege – hier sei nur das Stichwort „Bezugspflege" genannt – als Tätigkeit zu verstehen, die sich an wissenschaftlichen Konzepten und wissenschaftlichen Kriterien orientiert (Krohwinkel 1993; Schletting/von der Heide 1995; Lindell/Olsson 1999; Brunen/Herold 2001; Schwerdt 2002). Heute werden zunehmend eigene Pflegevisiten, -anamnesen, -diagnosen usw. durchgeführt, die freilich bislang nur ungenügend durch gesetzliche, wohl aber durch hausinterne administrative Vorgaben gedeckt, wenn nicht sogar angeordnet sind. Zugleich unterminieren ökonomische Zwänge die sinnvolle Durchführung dieser neuen Konzepte, sodass in der Praxis – wie im qualitativen Teil der vorliegenden Studie noch gezeigt werden wird – oftmals eine chaotische Gemengelage vorzufinden ist (vgl. Stratmeyer 2002, S. 113-137; siehe auch: Geller/Gabriel 2004, S. 215-272).

Die Situation ist durchaus als dramatisch zu bezeichnen: Die Berufsverbände der Pflegekräfte vermelden ein Unerträglichwerden der Belastungen und einen drastischen Abfall der Pflegequalität in vielen Bereichen (Isfort 2008). Dies betrifft Krankenhäuser sowie stationäre und ambulante Pflegeeinrichtungen gleichermaßen, unabhängig davon, ob sie sich in kommunaler, freigemeinnütziger oder privater Trägerschaft befinden. Der Arbeiter-Samariter-Bund und die Diakonie haben unlängst darauf aufmerksam gemacht, dass der Konkurrenzkampf um billige Pflege auch bislang seriöse Einrichtungen gefährlich nahe an den Abgrund treibt (Hamburger Morgenpost v. 3.11.2007). Insbesondere ältere Pflegekräfte können – dies wird im qualitativen Teil der vorliegenden Studie weiter ausgeführt – dem geforderten Tempo kaum noch standhalten. Im Gefolge dessen steigen seit Jahren die gesundheitsbedingten Frühberentungsquoten beim Pflegepersonal an und haben – bei Krankenschwestern – mittlerweile die 40-Prozent-Marke überschritten, d.h. mehr als 40 Prozent aller Berentungen dieser Berufsgruppe sind Frühberentungen. Es ist nicht verfehlt, von einem Phänomen des kollektiven Burnout zu sprechen. Burnout ist gekennzeichnet durch emotionale Erschöpfung, verminderte Leistungsfähigkeit und eine sich manifestierende Gefühlskälte sich selbst und anderen gegenüber. Dieser Punkt wird auch als Depersonalisation bezeichnet. Nicht selten werden ausgebrannte Pflegekräfte abweisend, zynisch und aggressiv gegenüber ihren Patienten. Das Burnout-Syndrom überlappt sich deutlich mit dem der Erschöpfungsdepression und ist meist mit einer Vielzahl psychosomatischer Symptome vergesellschaftet wie z.b. Schlafstörungen, Essstörungen, Schmerzen, Immunstörungen, Stoffwechselstörungen und Herz-Kreislauf-Erkrankungen (Stolle et al. 2001; Bauer et al. 2002; Nerdinger 2003; Hölzer 2003).

Die Literatur zu den Arbeitsbedingungen im Krankenhaus (Müller et al. 1997; Borbonnais et al. 1998; Müller 2000; Stratmeyer 2002; Windel et al. 2002; Büssing/Glaser 2003; Braun et al. 2004, 2007; Glaser/ Höge 2005; Grabbe et al. 2005; Grunwald 2007; Weidner/Isfort 2007; Isfort 2008; Glasberg et al. 2008) wie diejenige zu den in der stationären und ambulanten Alten- und Behindertenpflege herrschenden Arbeitsbedingungen (Büssing et al. 2000; van Vegchel et al. 2001; Voges 2002; Geißler-Gruber et al. 2005; Gregersen 2005; Hollmann et al. 2005; Neubach/Schmidt 2006; Grabbe et al. 2006; Stadler et al. 2007; Nowak et al. 2007; van den Tooren/de Jonge 2008; Juthberg et al. 2008) ist vielfältig und kaum noch zu übersehen. Wir haben versucht, die wesentlichen Erkenntnisse zusammenzutragen und auf unsere Fragestellung zu konzentrieren. Die neuere Forschung wendet sich – angesichts international steigender Frühberentungszahlen in Pflegeberufen – mittlerweile intensiv der Situation älterer Pflegekräfte und der Frage zu, wie diese länger im Beruf gehalten werden können (Cohen 2006; Tourangeau/Cranley 2006; Fitzgerald 2007; Kivimäki et al. 2007; Gabrielle et al. 2008). In Deutschland gab es zu diesem Thema Veröffentlichungen der Bundesanstalt für Arbeitsschutz und Arbeitsmedizin (Richter, G. et al. 2007) sowie der Berufsgenossenschaft für Gesundheitsdienst und Wohlfahrtspflege (Kromark et al. 2008). Zusammenfassend – und unter Berücksichtigung des internationalen Forschungsstandes – ist festzustellen: Es reicht nicht aus, das Augenmerk allein auf ergonomische und klassische Arbeitsschutzmaßnahmen zu richten. Vielmehr müssen Fragen der Arbeitsinhalte, der Arbeitsorganisation, des Arbeitsklimas, der Arbeitszeit, der Weiterbildung und insgesamt der Verbesserung der gesellschaftlichen und betrieblichen Wertschätzung professioneller Pflege in den Blick genommen werden, wenn der Trend zum Ausstieg aus der Pflege gebremst oder gar umgekehrt werden soll. Insbesondere muss darüber nachgedacht werden, wie die Kompetenz und der Erfahrungsschatz älterer, oftmals gesundheitlich beeinträchtigter Pflegekräfte sinnvoll und angemessen in den Pflegeprozess eingebracht werden kann. Dies ist eine gesellschaftliche Aufgabe. Sie kann nicht allein von den Betrieben gelöst werden.

Ein originärer Aspekt der Pflegearbeit ist der personenbezogene Charakter der erbrachten Dienstleistung. Die Besonderheit der Pflege liegt zudem darin, nicht nur mit Patienten und ihren Angehörigen zu kommunizieren, sondern auch innerhalb des Teams und zwischen den verschiedenen in die Versorgung involvierten Berufsgruppen ein hohes Maß an Kommunikation und Kooperation aufrecht zu erhalten. Neben hohen Anforderungen an Genauigkeit und Aufmerksamkeit sind die Pflegekräfte in besonderem Maße mit Eingriffen in die Intimsphäre von Menschen und mit dem Sterben konfrontiert. Die spezifischen Anforderungen an Einfühlen, Verstehen, Überzeugen, Vermitteln und Distanzieren wurden von Strauss et al. (1985) als „Gefühlsarbeit" beschrieben (vgl. Büssing et al. 2003). Zum einen müssen Pflegekräfte das Vertrauen des oder der zu Pflegenden gewinnen und deren jeweiligen biografischen und situativen Besonderheiten kennen, zum anderen müssen sie aber auch in der Lage sein, gegenüber Begehrlichkeiten jenseits pflegerischer Erfordernisse professionelle Distanz zu wahren und immer wieder neu herzustellen. Unglücklicherweise sind die Grenzen in vielen Fällen unklar und oftmals durch ökonomische Vorgaben überformt. Die mit diesem „Spagat" verbundenen hohen emotionalen und sozialen Belastungen und Fehlbeanspruchungen können durch erweiterte Handlungsspielräume und partizipative Arbeitsorganisation gemildert und umgekehrt durch fehlende Spielräume und hierarchische Strukturen verstärkt werden.

Von großer Bedeutung sind im Gesundheitswesen die Einfluss- und Macht-Konstellationen zwischen Medizin, Pflege und Verwaltung. Die US-amerikanische Pflegeforscherin Patricia Benner und ihr Forschungsteam haben mit ihrem Buch „Pflegeexperten" (Benner et al. 2000) eine wegweisende empirische Studie vorgestellt, welche in ihrem Kern den alltäglichen Konflikt zwischen Medizin und Pflege herausarbeitet. Eine gute Versorgungsqualität, die von Benner et al. zugegebenermaßen extrem, möglicherweise zu hoch angesetzt wird, muss von den Pflegenden gleichsam der Medizin abgerungen werden, was unter den von Jahr zu Jahr restriktiver werdenden ökonomischen Bedingungen das Pflegepersonal an die äußersten Grenzen der Belastbarkeit treibt. Dies führt zu einer schleichenden Re-Taylorisierung der Pflege. Pflegende erleben ihre Situation im Widerspruch zwischen eigener Professionalität und tatsächlichen Gegebenheiten vor Ort oftmals als fremdbestimmt. In den Arbeitswissenschaften wurden Belastungs-Modelle entwickelt, die auf diese Situation anwendbar sind, wie z.b. das Modell der „widersprüchliche(n) Arbeitsanforderungen" (Moldaschl 1991, 2001) oder das Modell der „Selbstkontrolle durch Zieldiskrepanzen" (Neubach 2004). Hierauf wird später noch näher einzugehen sein.

Beschäftigungsverhältnisse und Beschäftigungsorte in Pflegeberufen im Jahr 2007 (IAB-Daten 2008)

| | Kranken-schwestern und -pfleger | Krankenpflege-helfer/innen | Sozialarbeiter/ innen, Altenpfle-ger/innen |
|---|---|---|---|
| Beschäftigte | 638.797 | 220.418 | 399.905 |
| Frauenanteil | 86,3% | 74,2% | 80,0% |
| Teilzeitquote | 39,0% | 43,5% | 42,0% |
| 50 Jahre und älter | 20,6% | 29,8% | 26,8% |
| Arbeitslosenquote | 3,1% | 9,6% | 14,0% |

IAB = Institut für Arbeitsmarkt und Berufsforschung

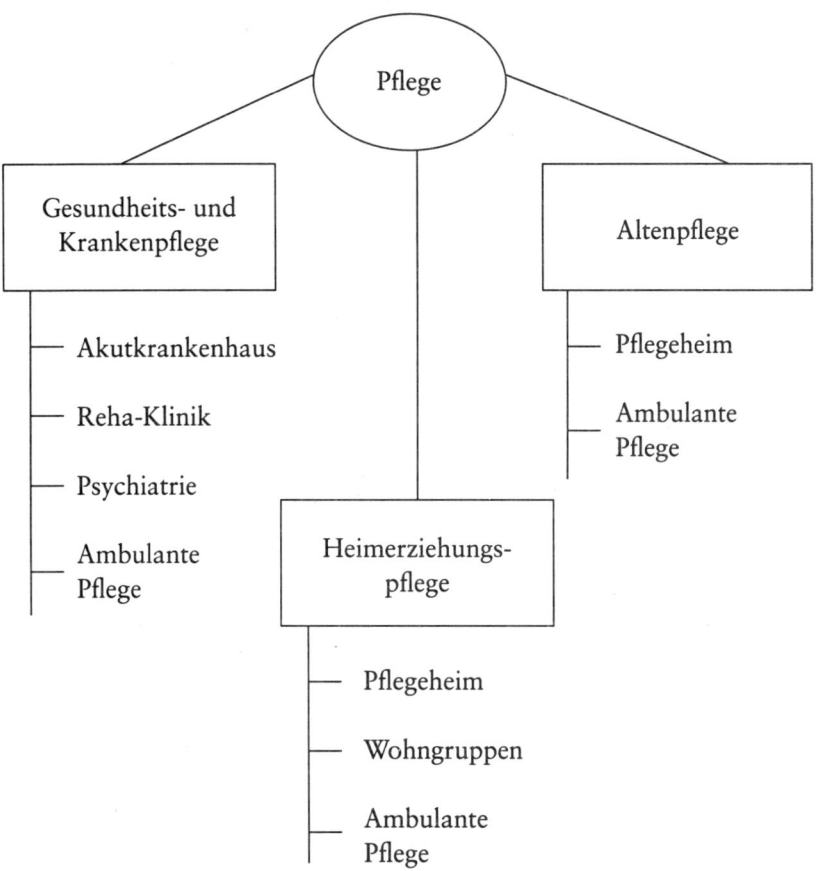

In Krankenhäusern und Rehabilitationseinrichtungen gab es im Jahr 2004 etwa 707.000 Bettenplätze, die für 18,7 Millionen Patienten zur Verfügung standen (Statistisches Bundesamt 2006, S. 187 f.). Im Pflege- und Funktionsdienst wurden hierfür 531.000 Pflegekräfte eingesetzt. Nach Angaben des IAB (2008) stiegt die Zahl der sozialversicherungspflichtig beschäftigten Krankenschwestern, Krankenpfleger und Hebammen – dies ist der Berufsgruppenschlüssel 853 – von 592.062 im Jahr 1999 auf

638.797 im Jahr 2007. Das entspricht formal – ohne Berücksichtigung der Teilzeit – einer jährlichen Steigerung von etwa einem Prozent. Der Frauenanteil an den Krankenpflegekräften beträgt relativ konstant 87%; wenn allerdings auf Vollzeitstellen umgerechnet wird, sinkt der Frauenanteil auf 79% (Höppner 2004, S. 25). Auffallend ist die massive Steigerung des Anteils derjenigen Pflegekräfte, die 50 Jahre und älter sind: Dieser Anteil stieg von 12,2% im Jahr 1999 auf 20,6% im Jahr 2007. Zugleich stieg im gleichen Zeitraum auch der Teilzeitanteil von 26,5% auf 39,2%. Nach Weidner/Isfort (2007) wurden, auf Vollzeitäquivalente umgerechnet, im betrachteten Zeitraum mehr als 40.000 Stellen abgebaut. 1999 waren 2,9% und 2007 3,1% der Krankenpfleger/innen arbeitslos. Diese Zahlen spiegeln den Umstand wider, dass die meisten Kliniken aufgrund des wachsenden Kostendrucks seit Jahren kaum noch neues Personal einstellen und versuchen, mit dem vorhandenen Personal zurechtzukommen, welches gleichsam als Kohorte altert. Vermehr wird darauf zurückgegriffen, un- und angelerntes Personal einzustellen, überwiegend mit Zeitverträgen. Die Zahl der Krankenpflegehelfer/innen hat sich um betrachteten Zeitraum um 10% auf 220.000 erhöht. Der Anteil der ab 50-jährigen Pflegekräfte liegt hier bereits bei 30%.

In den letzten 15 Jahren erhöhte sich die Zahl der Patienten pro Pflegekraft von 44 auf 55 (Braun et al. 2007, S. 67), doch zugleich sanken die Verweildauern pro Fall von 15 auf unter zehn Tage, sodass unter Berücksichtigung des Vollzeitstellen-Abbaus die Patienten-Schwestern-Relation auf Pflegetage bezogen in etwa gleich geblieben ist. Zu bedenken ist allerdings, dass der Aufwand für administrative Tätigkeiten auf mehr als 25% der Arbeitszeit angewachsen ist (ebenda, S. 78), wodurch sich die patientennahen Tätigkeiten entsprechend reduzieren. Zugleich ist die Belastung, aufgrund verkürzter Verweildauern, durch schwerere Krankheitsgrade zusätzlich gewachsen. Die Arbeit wurde nicht zuletzt auch dadurch verdichtet, dass durch den höheren medizinisch-technischen Standard der Bedienungsaufwand pro Patient deutlich gestiegen ist. Das heißt: In dem kleiner gewordenen Zeitfenster muss erheblich mehr geleistet werden. Die steigenden Arbeitsanforderungen bei geringer werdenden körperlichen Ressourcen beantworten viele ältere Pflegekräfte mit einem freiwilligen Übergang in die Teilzeitarbeit, wobei sich der

Hauptanteil der Teilzeitarbeit in den Kliniken zwischen 25 und 30 Stunden wöchentlich bewegt. Grabbe et al. (2005) berichten, dass 81% aller Krankenpflegekräfte oft oder sehr oft unter Zeitdruck arbeiten, 59% der Befragten leiden unter fehlenden Pausen, und 43% denken manchmal oder öfter daran, ihren Beruf aufzugeben. Die tatsächliche Fluktuationsneigung ist demgegenüber – mit Ausnahme der Kinder- und Erziehungszeiten – sehr gering. Nach 30 Jahren befinden sich immer noch 65% der Krankenpflegekräfte im Beruf (Voges 2002, S. 188). Hasselhorn/Nübling (2004) haben verschiedene Indikatoren der BiBB/IAB-Befragungen zum Konstrukt „emotionale Erschöpfung" zusammengefasst. Hier zeigt sich, dass Krankenpflegehelfer/innen – direkt der Spitzengruppe der Lehrer und Kindergärtnerinnen folgend – 1,8mal so häufig betroffen sind wie der Durchschnitt aller Berufe, d.h. der Odds Ratio (OR) für Krankenpflegehelfer/innen – welcher hier als relatives Risiko interpretiert werden darf – beträgt 1,8. Die Berufsgruppe der Krankenpfleger/innen trägt mit einem OR = 1,5 ebenfalls ein erhebliches Risiko, an emotionaler Erschöpfung zu leiden.

Nach der letzten verfügbaren „Pflegestatistik 2005" des Statistischen Bundesamtes (2007) waren in Deutschland im Sinne des SGB XI etwa 2,13 Millionen Menschen pflegebedürftig, 80% von ihnen waren 65 Jahre und älter. 677.000 Personen wurden in stationären Pflegeeinrichtungen und 472.000 durch ambulante Dienste teilweise oder vollständig versorgt. Im Jahr 2005 waren in den Heimen 371.000 Pflegekräfte beschäftigt, in den ambulanten Einrichtungen waren es 214.000 Pflegekräfte. Es ist wichtig festzustellen, dass mehr als 400.000 Pflegebedürftige unter 65 Jahre alt und viele von ihnen chronisch erkrankt bzw. behindert oder stark behindert sind. Sie werden teilweise von stationären oder ambulanten Einrichtungen der Heimerziehungspflege betreut. In Pflegeheimen arbeiten 54% des Personals Teilzeit, in der ambulanten Pflege beträgt dieser Anteil sogar 71%, wobei auch hier der Schwerpunkt zwischen 20 und 30 Stunden wöchentlich liegen dürfte. Die Zahlen im Bereich der Altenpflege sind leider uneinheitlich. Nach Angaben des IAB (2008) entwickelte sich die Anzahl der sozialversicherungspflichtig beschäftigten Altenpfleger/innen, Sozialpfleger/innen und Sozialarbeiter/innen – leider wird der Berufsgruppenschlüssel 861 nicht weiter diffe-

renziert – von 307.938 in 1999 auf 399.905 in 2007, was einer jährlichen Steigerung von etwa 4% entspricht. Der Frauenanteil blieb mit
80% konstant; auch hier liegt bei Umrechnung auf Vollzeitstellen der
Frauenanteil um etwa zehn Prozentpunkte niedriger. Die Teilzeitquote stieg – nach der IAB-Statistik – im gleichen Zeitraum von 30,9 auf
42,0%. Der Anteil der 50- und über 50-Jährigen nahm von 19,3 auf
26,8% deutlich zu, was auch damit zusammenhängt, dass während der
1990er Jahre Altenpflege als Umschulungsziel von vielen, teilweise auch
schon älteren Arbeitslosen genutzt wurde. Die Arbeitslosenquote stieg
von 10,3 auf 14,0%. Diese Zahlen spiegeln ein äußerst dynamisches Per-
sonalgeschehen wider. Die Pflegeeinrichtungen – die Mehrzahl dieser
Einrichtungen sind mittlerweile in privater Trägerschaft – arbeiten nach
betriebswirtschaftlichen Gesichtspunkten und ohne irgendwelche Rück-
sichtnahmen auf Tarifverträge und Personalvereinbarungen des öffentlichen Dienstes. Es gibt hier mehr Einstellungen, die in der Regel freilich
nur befristet sind, aber auch mehr Entlassungen, und zwar sowohl aus
betriebsbedingten wie aus personenbedingten Gründen. Viele Pflegekräfte kündigen aufgrund nicht erträglicher Arbeitsbedingungen selbst ihren
Arbeitsplatz und versuchen es mit einem neuen Arbeitgeber. Der psychische Druck, der auf den Pflegenden lastet, ist enorm. Zum einen versucht jede/r, seine Arbeit – so lange es irgend geht – zu schaffen und so
gut zu sein, dass eventuell eine Festübernahme in die Stammbelegschaft
in den Bereich des Möglichen rückt. Zum anderen aber ist die arbeitneh-
merseitige Fluktuation deutlich höher als im Krankenpflegeberuf. Die in
manchen Studien festgestellte „Flucht aus der Pflege" betrifft vor allem
den Bereich der Altenpflege. Nach 30 Jahren befinden sich nur noch 20%
der Altenpfleger/innen im Beruf (Voges 2002, S. 188). Es gibt im Altenpflegebereich hinsichtlich der Beschäftigten eine große Dunkelziffer, da in
den letzten Jahren zunehmend Leiharbeitsfirmen verpflichtet wurden und
vor allem im Hauspflegebereich vermehrt „halblegal" Beschäftigte – z.T.
aus osteuropäischen Ländern – arbeiten. Immerhin geben 30% der Haus-
halte mit Pflegebedürftigen an, „Haushaltshilfen" in Anspruch zu nehmen (Weinkopf 2007). Wenn wir die Summen der verliehenen und nicht
legal beschäftigten Pflegehelfer/innen auf mindestens 200.000 schätzen,
dürfte dies – beispielsweise im Vergleich zu Österreich mit etwa 60.000

nicht offiziell erfassten Pflegepersonen – nicht zu hoch angesetzt sein. In der Betrachtung der Alten- und ambulanten Pflege ist zu berücksichtigen, dass in den letzten Jahren die zu Pflegenden immer älter, immer multimorbider und daher immer pflegeaufwändiger wurden. Grabbe et al. (2006) zufolge bewegen sich die Belastungen der ambulanten Pflege auf etwa der gleichen Höhe wie die der stationären Krankenpflege. 77% aller in der ambulanten Pflege Beschäftigten arbeiten oft oder sehr oft unter Zeitdruck, 65% beklagen den Umstand, dass die persönliche Ansprache der Klienten zu kurz kommt, 54% geben fehlende Pausen als Belastungsfaktor an, und 44% denken manchmal oder öfter daran, ihren Beruf aufzugeben. Nach Hasselhorn/Nübling (2004) liegen Altenpfleger/innen hinsichtlich emotionaler Erschöpfung mit einem Odds Ratio von 1,8 in der Spitzengruppe aller Berufe.

# 4. Besonderheiten der stationären Krankenpflege

Es gibt eine Fülle von Literatur zur Umbruchsituation der Krankenpflege in den 60er und 70er Jahren des letzten Jahrhunderts, und beim näheren Hinschauen ist oftmals ein gewisses Bedauern darüber festzustellen, dass die Tradition der Ordensfrauen und Rot-Kreuz-Schwestern ihrem Ende entgegen ging und eine neue Ära anbrach: die eines „normalen", d.h. eines von religiösen Ambitionen freien beruflichen Verständnisses der Pflegearbeit (Rohde 1962; Pinding 1972; Engelhardt et al. 1973). Immer noch sei, so Seidler (1972), der Pflegeberuf mit alten Mustern überfrachtet, die aber von den mittlerweile ganz anders sozialisierten jungen Frauen – von Männern war da noch keine Rede – bei Berufseintritt abgelehnt würden. Ein neues Muster, d.h. ein neues berufliches und berufsethisches Verständnis, sei hingegen noch nicht gefunden. Die Folge seien große Unsicherheiten bei allen Beteiligten: bei den Pflegenden, den Patienten und den Ärzten. Engelhardt et al. beklagen die „zweifelhaften Arbeitsprinzipien" der Schwestern. Sie meinen, signifikant häufig Gefühllosigkeit, Ruppigkeit und Willkürlichkeit in der Pflege beobachtet zu haben. Worüber sie nicht sprechen, ist die damals völlig uneingeschränkte ärztliche Dominanz und die damit verbundene autoritäre Arbeitskultur, die vielen Schwestern und Pflegern das Leben schwer machte. Es gab oftmals wochenlang einen derartigen Arbeitsanfall, dass Patienten und Patientinnen tatsächlich wie am Fließband „bearbeitet" werden mussten. Die Funktionspflege hatte Hochkonjunktur. Am Ende solcher Phasen kamen die Pflegekräfte in einen Zustand der körperlichen und emotionalen Erschöpfung, der mit Unmengen Kaffee und Zigaretten bekämpft wurde. In dieser historischen Situation begannen diejenigen Pflegekräfte ihren Berufsweg, die heute jenseits des 50. Lebensjahrs erneut mit den Arbeitsbedingungen zu kämpfen haben und die vor der Frage stehen, ob überhaupt und wenn ja: wie es für sie weitergehen kann. Nach wie vor sieht sich nämlich die Pflege als Beruf nur mangelhaft anerkannt; nach wie vor hat sie ihre gesellschaftliche Position noch nicht gefunden.

Die medizinische Dominanz hatte noch einen anderen Effekt: Für die Pflegekräfte wuchs die Attraktivität der medizinisch-technischen Seite zuungunsten der pflegerischen. Der seit den 80er Jahren des letzten Jahrhunderts massiv einsetzende Fortschritt in Diagnostik und Therapie übte auch auf Pflegende einen Reiz aus. Sie hofften, durch aktive Teilhabe an diesem Fortschritt von den Aufgaben der Grundpflege entlastet zu werden. Doch können gerade hier gesundheitliche Ressourcen aufgebaut werden, die dem Patienten helfen, wieder gesund zu werden oder mit seinen Einschränkungen positiver umzugehen. Diesem präventiven Aspekt sollte durch die Novellierung des Krankenpflegegesetzes 2004 und der Umbenennung des Berufes in Gesundheits- und Krankenpfleger/in Rechnung getragen werden. Doch in der Praxis hat dies die Verunsicherung hinsichtlich des pflegerischen Selbstverständnisses nicht beendet, sondern das Unsicherheitsspektrum eher noch erweitert. Nach wie vor ist es unklar, wie viele medizinische Tätigkeiten von der Pflege übernommen werden sollen oder nicht; nach wie vor ist es unklar, wie viele grundpflegerische Tätigkeiten wie z.B. das Waschen, Nahrung Reichen und bei Ausscheidungen Helfen als originär pflegerische Kompetenz angesehen werden sollen oder nicht; nach wie vor ist es unklar, wie viele administrative Tätigkeit Pflegekräfte übernehmen oder gar über diese Tätigkeiten sich beruflich profilieren sollen oder können. Hier gibt es auch innerhalb des Personals unterschiedliche Auffassungen. Die von uns interviewten Pflegekräfte haben diese vielfältigen Umbruchsituationen, Neukonzeptionen und Verwerfungen „am eigenen Leibe" miterlebt. Die damit verbundenen negativen wie positiven Erfahrungen, Befürchtungen und Hoffungen haben sich in ihre Biografie gleichsam eingeschrieben. Diejenigen, die sich immer schon mit „Schreibkram" überfordert fühlten, haben Angst, dass ihnen dennoch derartige Aufgaben übertragen werden, wenn ihr kranker Rücken keine direkte Arbeit am Bett mehr zulässt. Andere würden diese Aufgaben gerne übernehmen, sehen aber, dass diese beispielsweise von „billigeren" Arzthelferinnen übernommen werden.

Nach wie vor gibt es im Krankenhaus ein Machtgefälle, an dessen unterem Ende die Pflegenden stehen. Stratmeyer (2002) schätzt die Chancen der Pflege, sich von der Machtdominanz der Medizin zu befreien, als nicht sehr günstig ein. Die Gründe, die er heranzieht, sind evident: Nach wie vor bestimmt die Medizin, was an Behandlungspflege läuft und was nicht. Die Fallpauschalen zementieren diese Abhängigkeit, indem sie sich nach der medizinischen Diagnostik und nicht nach dem Pflegeaufwand richten. Stratmeyer führt einen weiteren Gesichtspunkt ins Feld: Argumentationsmuster und Habitus der Mediziner/innen seien von Abstrakta, Hypothetika und machtorientierten Sprachspielen bestimmt, während Pflegekräfte nach wie vor in patientennahen Alltagskategorien dächten und hinsichtlich ihrer Rhetorik – alleine schon aufgrund ihres Herkunftsmilieus – den Ärzten hoffnungslos unterlegen seien. Systemtheoretisch – da die „Codes" vom jeweils anderen System nicht verstanden werden können – sei eine Kommunikation und Kooperation zwischen Pflege und Medizin auf Augenhöhe „unwahrscheinlich" (ebenda, S. 249-258). Daran, so Stratmeyer, ändere auch die Professionalisierung der Pflege wenig. Doch weist er darauf hin, dass sich im Zuge dieser Professionalisierung Pflegedienstleitungen (PDLs) und in machen Fällen auch Leitungen größerer Stationen immer mehr von der realen Pflegekompetenz entfernen und sich zunehmend auf betriebswirtschaftliche Fragen und Managementaufgaben konzentrieren.

## Belastungen

Diese Tendenz der Ökonomisierung der Pflegearbeit ist in den letzten Jahren deutlich greifbarer geworden. Die Krankenhausträger – allen voran die privaten, in deren Gefolge aber auch freigemeinnützige und kommunale – neigen immer mehr dazu, die Pflege mit Leitungspersonen zu bestücken, die eine ausgewiesene betriebswirtschaftliche Kompetenz mitbringen. Auf eigene Pflegeerfahrung wird immer weniger Wert gelegt. Woraus spezialisiert sich diese „neue PDL-Generation"? Stichworte sind hier: Standardisierung, Qualitätsmanagement, Case-Management, Pfad-Management, Netzplantechnik und Tätigkeitsanalysen (Franke 2007). Nicht nur versuchen mehr und mehr Pflegeleitungen, die gesamte Prozesssteuerung im Krankenhaus unter ihre Fittiche zu bekommen; sie versuchen sich auch an der Implementierung tayloristischer Verfahren, wie sie seit mehr als 100 Jahren in der Industrie bekannt sind. So ist gegenwärtig zu beobachten, dass in bestimmten Kliniken, welche dann als „Pilotkliniken" gefeiert werden, Hunderte von Teiltätigkeiten mit der Stoppuhr nachgemessen und mittels dieser Daten massive Optimierungen der Pflegearbeit durchgesetzt werden (ebenda, S. 170 f.). Pflegeleitungen versuchen, sich so als neue Arbeitsvorbereitung und als Refa-Fachleute im Gesundheitswesen zu profilieren. Im Übrigen laufen viele dieser Innovationen – verfälschend und irreführend – unter dem Label „Qualitätsmanagement". Die Leidtragenden sind die Pflegenden und die Patienten. Die Arbeitbedingungen in der Pflege, die schon von ihrer Natur her quer zu einer Industrialisierung liegen, erfahren vor diesem Hintergrund eine dramatische Verschärfung. Die Struktur-, Prozess und Ergebnisqualität mag sich in manchen Bereichen verbessern; in vielen Bereichen verschlechtern sie sich und sprechen dem vorgegebenen Qualitätsbegriff Hohn (Buhr/ Klinke 2006; Braun et al. 2007; Isfort 2008). Es gibt viel mehr schwere Krankheiten und Multimorbidität bei zugleich drastisch verkürzten Liegezeiten. Die Belastung wächst, weil die Patienten in der verkürzten Verweildauer einen deutlich höheren Pflegeaufwand benötigen. Zugleich entsteht durch den häufigeren Wechsel der Patienten ein deutlich höherer Verwaltungsaufwand, der zu großen Teilen von den Pflegekräften zu tragen ist.

*„Man hat sich früher wesentlich mehr um die Leute gekümmert, man hat viel beobachtet, viel gesehen .... Heute reibe ich die Brust ein mit so einer Salbe, weil das ja Standard ist und ich nach Standard pflegen muss, aber früher hätte ich vielleicht das Fenster auf- und mit dem [Patienten] Atemübungen gemacht usw. usf., und er hätte vielleicht die Lungenentzündung nicht gekriegt, nicht? ... Heute bin ich froh, wenn ich meine Arbeit erledigt habe. [Das Ganzheitliche] ... da macht man wirklich wesentlich halt Abstriche. Früher hat man mit denen viele Dinge gemacht, mit Mobilisation, denen Bewegungsübungen gezeigt, dass sie auch selber geübt haben... Das macht man heute nicht mehr, weil man sagt, dann ist da vielleicht eine Krankengymnastik, die das irgendwie eventuell macht, und der Patient muss halt selber zusehen, wie er damit klar kommt." (zit. bei: Buhr/Klinke 2006, S. 27)*

Wie hier alte und chronisch erkrankte und gebrechliche Menschen, die zudem noch verunsichert und schwach sind und sich möglicherweise nicht selbst artikulieren können, zurecht kommen sollen, bleibt ein Rätsel und ein Geheimnis derer, die nur noch von Markt- und Kundenbeziehungen reden wollen. Wenn Pflegekräfte in ihrer Arbeit mit und ihrer Beziehung zu Patienten traditionell noch viel Sinngebung erhalten konnten, so beginnt diese Quelle heute nach und nach zu versiegen. Die Gesundheitsökonomik tut alles, um die Pflege zu „entmythologisieren" und ihr den Status eines ganz normalen Jobs zuzuweisen. Die Pflegenden geraten dann nicht nur in emotionale Zerreißproben, sondern sehen sich schnell mit der nüchternen Realität konfrontiert, dass sie gesellschaftlich und betrieblich als Berufsstand nicht nur keine Aufwertung erfahren haben, sondern umgekehrt in eine Abwärtsspirale geraten sind, deren Ende noch nicht abzusehen ist. Das Einkommen der Pflegekräfte sinkt, nicht nur durch Streichung von Zulagen und Sondertarifen, sondern auch durch systematische Abgruppierung und personalpolitische Maßnahmen wie Änderungskündigung oder Entlassung und Wiedereinstellung als Leiharbeitnehmer/innen mit deutlich schlechterer Vergütung, während Ärzteschaft, Verwaltung und Pflegeleitungen zweistellige Einkommenszuwächse zu verzeichnen haben. Es verwundert daher kaum, wenn die gegenwärtig laufenden Veränderungen im Zuge der rücksichtslosen Ökonomisierung von vielen Beteiligten als „Kulturschock" erlebt werden. Beinahe logische Folge dieser Entwicklung ist die massive Verschlechterung des Arbeits- und Betriebsklimas in den Krankenhäusern, insbesondere in der Pflege. Die von Braun et al. (2007) durchgeführte Folgebefragung belegt diesen Trend mit eindeutigen Zahlen. Während 2004 knapp 47% „schon mal über einen Berufswechsel nachgedacht haben", sind es in der Folgebefragung 2007 schon 61% (ebenda, S. 108 ff.). Als Gründe dafür werden hauptsächlich angegeben: (a) „Die Bedingungen gestatten keine gute Pflege mehr" und (b) „Ich fühle mich ständig überlastet und ausgebrannt".

Es wurde bereits an anderer Stelle gesagt, dass die Situation im Krankenhaus heute als chaotische Gemengelage bezeichnet werden muss. Die Interviews öffneten zu diesem Punkt ein weites Spektrum, dessen Zentrum in der Feststellung lag, dass eine ganzheitliche Pflege nicht mehr durchführbar ist. Als „neue Bezeichnung" wurde mehrmals der Begriff der „funktionelle(n) Bezugspflege" benutzt. Eine Schwester, die Erfahrung als Stationsleitung hat und heute in einer anderen Leitungsposition arbeitet, wies darauf hin, dass die Funktionspflege im Prinzip wieder eingeführt ist, heute aber jede Pflegeperson selbstverantwortlich arbeitet und dokumentiert:

*„Dann kam diese Zimmer- und Bezugspflege mit nur zwei, drei Patienten. Das ist in der gegebenen Lage so nicht mehr finanzierbar. So funktioniert heute kein Krankenhaus mehr. Man orientiert sich natürlich an dem Bild, aber durch die ganze Arbeitsverdichtung kann man diese individuelle Pflege so nicht mehr aufrecht erhalten. Das ist finanziell nicht machbar, weil, dafür wird man nicht bezahlt. Der Patient bringt schlichtweg so viel nur, und damit müssen alle klar kommen. Gut, es wird nach wie vor drauf geachtet, dass die Patienten von den gleichen Pflegekräften, zumindest bei uns im Haus, auch so versorgt werden, aber es ist schon 'ne Funktionalisierung auch da. Es ist aber nicht so, dass man als Schwester denn nur sein Zimmer, oder zwei Zimmer versorgt, das ist gar nicht machbar." (Exp-Int. 1, S. 15)*

Eine andere Pflegekraft, zugleich Stationsleitung, bedauert diesen Zustand sehr. Sie gab zu Protokoll:

*„Es ist nichts möglich mehr. Gar nichts. Das ist deprimierend für alle, weil, es gibt einige Leute, die durchaus andere Vorstellungen hatten von ihrem Beruf, und die das, wohin es gehen sollte, auch mitgetragen haben, aber jetzt trägt keiner mehr was. Jetzt versucht jeder nur noch für sich mit heiler Haut da durchzukommen und sagt, ich werde mich hier nicht tot machen. Also, dass jeder in so eine Schutzposition sich verdrückt, um sich selber zu schützen, damit er nicht ausbrennt, und es gibt – so interpretiere ich das – es gibt Ansätze von Überforderung, von Ausgebranntsein, die sich auch deutlich bemerkbar machen infolge verbaler Äußerungen, es passieren auch vermehrt Fehler, das ist schon beängstigend.(...)*

*Festzustellen ist, dass Pflege immer weniger an Gewichtung behält. Also, die Leute sind immer weniger beim Patienten, sie flüchten vorm Patienten weg und stürzen sich auf die administrativen Sachen, weil sie Angst haben, diesem Druck eher ausgesetzt zu sein, als dem der Patienten. Das ist z.B. für mich auffällig. Also mit Pflege hat da kaum noch jemand was am Hut, Also, wenn sie könnten, dann würden sie auch woanders arbeiten."* (Int. 11, S. 11-12)

Auf Nachfrage war zu erfahren, dass diese Beobachtung sich eher auf jüngere Kolleginnen bezieht, denen aber insofern keine Schuld zu geben sei, weil sie sich im Chaos der Gesamtsituation verlören und insbesondere keine Anleitung mehr bekämen, wie überhaupt gute Pflege aussehen könnte, weil diese gar nicht mehr möglich sei. Windel et al. (2002) weisen darauf hin, dass ganzheitliche Pflegesysteme – und dies sowohl auf der Konzept- wie auf der Auswirkungsebene – an nach wie vor stark hierarchisch geprägten Strukturen der Organisation Krankenhaus scheitern. Die Privatisierung bringt hier keine prinzipiellen Vorteile: Die Dominanz der Mediziner wird durch diejenige der Betriebswirte ersetzt. Freilich gibt es gewisse Vorteile, so z.B. Arbeitseinsparungen durch vereinheitlichte, standardisierte Abläufe und auch standardisierte Module im Vorrats- und Instrumentensystem. Doch werden diese Vorteile durch eine weitere Arbeitsverdichtung wieder aufgehoben oder gar überholt.

Zu den Belastungen wurde in den Interviews immer wieder angemerkt, wie schwierig das Bettenschieben besonders unter engen und architektonisch ungünstigen Verhältnissen ist. In den Zimmern ist oft gar nicht genügend Platz, sodass auch ein zweites Bett bewegt werden muss, um eines überhaupt „rangieren" zu können. Auch seien Türen und Gänge oftmals so knapp bemessen, dass „ein Durchkommen schon ein Kunststück" sei. Diese „Schiebereien" seien insbesondere für ältere Mitarbeiter/innen äußerst anstrengend und stressig. Das Schlimmste sei, dass die Mitarbeiter/innen nie gefragt würden, weder bei Neu- und Umbauten noch zur Frage, wie der „normale Betrieb läuft oder nicht läuft oder wo es hängt". Eine weitere Frage bezog sich auf die Kinästhetik. Dazu merkte eine Interviewpartnerin an:

*„Hmhm, aber, wenn ich jemanden, muss ich jetzt mal ganz ehrlich sagen, kinästhetisch bewege, brauch ich dazu 'ne Viertelstunde. Hol ich mir 'ne zweite Kollegin dazu, sind es zwei Minuten. Nicht gut für mich, nicht gut für'n Patienten, aber es sind zwei Minuten. Und jemanden zu motivieren, der das manchmal nicht so ganz umsetzen kann, da mitzuhelfen und denn auch die Geduld zu behalten, weil, man ist ja draußen auch alleine manchmal. Das ist schon schwierig, grad im Nachtdienst, dann mal zu jemandem zu sagen: ,Fass mal mit an', das geht einfach schneller. Ja, und ich natürlich nachts auch unter Druck stehe, meine Patienten versorgen zu müssen, und es ist natürlich, muss man auch sagen, zehnmal schneller, wenn ich das übernehme, als den Patienten das individuell machen zu lassen und dabei zu stehen und ihn nur zu unterstützen."* (Exp-Int. 1, S. 17)

Auch hier ist wieder deutlich zu sehen, wie körperliche Belastung im Kontext der sozialen, organisatorischen und kulturellen Bedingungen stattfinden und von diesen nicht zu trennen sind. Die Pflegekräfte fühlen sich mit den widersprüchlichen Arbeitsanforderungen, nämlich die Arbeit zu schaffen und zugleich „rückenschonend" und „patientennah" zu arbeiten, alleine gelassen, überfordert und – wie uns mehrmals und teilweise in recht drastischen Worten gesagt wurde – auch verhöhnt. Ein weiteres Beispiel, wie organisatorische und körperliche Bedingungen teilweise paradox ineinander greifen, ist die Nachschichtarbeit. Viele Ältere ziehen es vor, auf Dauernachtschicht zu gehen – obwohl sie oftmals hohen Blutdruck oder andere gesundheitliche Risikofaktoren haben –, weil sie den Stress, der tagsüber herrscht, nicht mehr ertragen können und wollen.

*„Tagsüber klingelt im Anderthalb-Minuten-Takt das Telefon, permanent sollst Du dies und das machen, man macht im Prinzip nie eine Arbeit zu Ende, man macht immer drei oder fünf gleichzeitig. Das ist nachts noch anders, ja, bis auf die Klingel, die dann jemand alleine abarbeiten muss, aber nachts ist es ruhig."* (Int. 11, S. 22)

Eine Krankenschwester, die in einer kleinen privaten Klinik arbeitet, stellt resigniert fest:

*„Da haben sie jetzt extra einen stellvertretenden Pflegedienstleiter eingestellt, der ist Betriebswirt, die kommt gar nicht aus der Pflege – oder jedenfalls merkt man davon nichts – und der hat so einen Stab von Leuten – Praktikanten und was weiß ich alles – um sich gesammelt, die laufen uns jetzt mit 'ner Stoppuhr hinterher, wie zu alten Refa-Zeiten. Das ist echt..., das ist entwürdigend. Das macht keinen Spaß mehr. Ich weiß nicht, wie lange ich das noch mitmache." (Int. 20, S. 2)*

**Potenziale**

Was sind die Ressourcen und Potenziale der älteren Krankenschwestern und der älteren Krankenpfleger, die im Zuge einer Verbesserung der Bedingungen eingebracht werden könnten? Flieder (2002) bringt ein instruktives Beispiel:

*„Ich bemühe mich also, mit in der Zeit, an meinem Arbeitsplatz, schon so nah bei den Patienten zu arbeiten, wie es geht, in dem Rahmen, den ich habe halt. Gestern hatten wir z.B. eine junge Frau, die hatte eine ziemlich eklige Schnittverletzung. Die arbeitet im Metzgereibetrieb, und die hat eine Regionalanästhesie bekommen, die sie schlecht vertragen hat, und wir mussten warten. Wir haben gesprochen, wir haben uns unterhalten im Aufwachraum, sie war halt auch die einzige Patientin zu diesem Zeitpunkt, und auf einmal sage ich zu meinem Anästhesisten: ‚Du schau mal da; die Katze ist wieder da' – von einem Kollegen aus der Chirurgie, der wohnt direkt in dem Haus, die Katze streunt immer draußen rum – und dann: ‚Katze, Katze, Katze!', ging es dann bei ihr los, bei der Patientin. Also habe ich ihr das Bett ans Fenster geschoben, Bett hoch gepumpt. Da hat sie dann geguckt, dass sie die Katze dann auch sehen konnte, und das sind dann so die Kleinigkeiten,*

*mein Gott. Und da hat sie dann gefragt: „Sind Sie denn nachher bei der Operation auch dabei?', Habe ich gesagt: „Ja, eigentlich, wenn die Betäubung sitzt, kann ich in mein Zimmer gehen', aber, hm, dann habe ich mich dann doch noch eine halbe Stunde mit ihr hingesetzt, hab' sie begleitet, und da haben wir uns dann über alle möglichen Sachen noch unterhalten. Es hat mir auch nichts ausgemacht, jetzt die halbe Stunde noch dranzuhängen, weil ich das Gefühl hatte, dass es der Patientin sehr recht ist, wenn ich noch eine Weile bei ihr bleibe, und das war sicherlich mehr wert als 5 Milligramm Dolantin." (zit. bei: Flieder 2002, S. 137)*

Aus vielen verschiedenen arbeitswissenschaftlichen und auch biografischen Studien wissen wir, dass ältere Erwerbstätige nicht mehr das Interesse an Karriere haben wie in früheren Jahren, nicht mehr das Interesse, gegeneinander zu konkurrieren. Sie orientieren sich stärker an sozial-emotionalen Fragen, die sich im Rahmen ihrer Arbeit stellen und die sie mit Lebenserfahrung verbinden können (Friedan 1997). Dieses Bedürfnis ist bei Älteren ausgeprägter als bei Jüngeren, sie wollen mehr das Ganze in den Blick nehmen. Ältere sind eher bereit, Verantwortung zu übernehmen, aber nicht mehr in dem Sinne, wie das jüngere Menschen im Erwerbsleben tun, die ihr Augenmerk auf die korrekte technische Ausführung gerichtet haben. Das ist zwar nach wie vor wichtig, doch es kommen neue Momente hinzu: Ältere können und wollen eher Verantwortung für soziale Beziehungen, für den Erhalt und die Weiterentwicklung von Unternehmen, Institutionen, Arbeitsbereichen oder Arbeitszusammenhängen übernehmen. Was sich entwickelt im Älterwerden und durch das Älterwerden, ist die moralische und ethische Kompetenz; es ist ein Teil der biografischen Kompetenz älter Werdender. In der zitierten Passage wird ein Engagement für Patienten und Patientinnen sichtbar, das freilich sehr schnell quer liegen kann zu den ökonomischen oder ökonomisierenden Anforderungen und Rahmenbedingungen der Pflege heute. Ein Experte sagte uns zu dieser Thematik:

*„Wir haben die körperlich knallharte Arbeit am Bett, ich muss mobilisieren, ich muss schieben, ich muss alles Mögliche, das kriegen*

*wir nicht weg. Aber ich habe eine hohe Organisationsqualität, um beispielsweise Besprechungen, Konferenzen zu organisieren. Ärzte sind fürs Organisieren von Konferenzen viel zu teuer. Das Einladen kann doch jemand anderes machen, kann auch eine Krankenschwester machen. So, ich finde – nicht ausreichend – aber ich finde durchaus mehr Tätigkeiten, die körperlich entlastend sind, die mehr organisierend und sprechend sind. Warum muss die Schwester am Patienten, die nur rennt und flitzt und körperlich belastet ist, auch noch den Anspruch haben, ich muss volle Gespräche führen, das reicht doch, wenn sie sagt, der Patient hat einen Gesprächsbedarf, und ich organisiere über den Case-Manager den Seelsorger oder aber auch eine ältere Schwester, einen älteren Pfleger. Wer dann spricht, ist, glaube ich, in vielen Fällen egal, aber der Patient muss jemanden zum Sprechen haben." (Exp-Int. 2, S. 25)*

Hier werden zunächst einmal diejenigen Ressourcen angesprochen, die – bei gutem Willen – heute schon und unmittelbar abrufbar wären. Es gibt jedoch ein hohes Potenzial an „schlummernden" Ressourcen, die entdeckt, entwickelt und über Fortbildung, Umqualifizierung, Organisationsentwicklung und neue Unternehmenskulturen zum Leben gebracht werden können. Darüber wird noch ausführlich zu sprechen sein. Nur soviel sei an dieser Stelle angedeutet: Es ist keinesfalls so, dass Krankenschwestern und Krankenpfleger ab Mitte 50 unreflektiert über einen Ausstieg nachdenken. Dies geschieht immer vor dem Hintergrund der real existierenden Arbeitsbedingungen. Praktisch alle Interviewten machten deutlich, dass ihnen nichts lieber wäre, als dass sich ihnen eine Tür auftäte zu neuen Möglichkeiten innerhalb der Arbeit, innerhalb des Hauses, das sie gut kennen und in dem sie vielerlei soziale Beziehungen haben. Für viele ist das Krankenhaus, in dem sie lange gearbeitet haben, ein Stück Heimat. Und es schmerzt, diese Heimat verlassen zu müssen. Doch statt den älteren Mitarbeitern und Mitarbeiterinnen Wertschätzung entgegenzubringen, werden die Ökonomisierungswellen in innerorganisatorische Wellen der Personalreduktion umgesetzt, die Junge und Alte gleichermaßen überrollt. Es werden nicht nur Junge mit befristeten Verträgen „freigesetzt", sondern auch die Älteren werden massiv unter Druck gesetzt, in Altersteilzeit oder vorgezogenen Ruhestand zu gehen. Diese Umgangsweise stößt vielen bitter auf:

*„Wenn denn bewährte Kollegen hier in Rente gehen oder gedrängt werden, die sind ja damit nicht am Ende ihrer Fähigkeiten, welcher auch immer, sondern die Ressourcen, die sie da noch haben, die könnte man ja entsprechend einbinden in unsere Klinik. Aber man geht so mit den Mitarbeitern um, dass diese sich verabschieden auf Nimmerwiedersehen. Also, ich würde mir vorstellen, wenn..., wenn das mein Betrieb wäre, als Privatbetrieb, man leistet sich ja hier grüne Damen oder so, und die Leute, die uns verlassen, die gehen hinterher zur Bahnhofsmission, um da irgendetwas Sinnvolles zu machen. Also ich würde mir vorstellen für so einen Betrieb, dass man, also wertvolles Potenzial, was ja noch da ist, dass das nicht mit dem Stichtag Rente oder Frührente weg ist, sondern die können ja bestimmte Sachen übernehmen. Freiwillig oder gegen Obolus oder gegen Anerkennung. Die aber gibt es im Gesundheitswesen nicht, das findet schlicht und einfach nicht statt. Der ganze Umgang mit Mitarbeitern ist furchtbar, nach meinem Gefühl ist da Handlungsbedarf. Die Wertschätzung der Menschen, die existiert nicht."* (Int. 11, S. 15)

Höppner (2004) hat nach den gesunderhaltenden Potenzialen und Ressourcen älter werdender Krankenschwestern gefragt und kommt in ihrer Studie zu dem Ergebnis, dass eine geglückte Kombination hoher Fachkompetenz mit einem befriedigenden und ausgleichenden Privatleben die Chance erhöht, bis zum Rentenalter gesund zu bleiben. Auf der persönlichen Ebene meint sie damit Schwestern, die bei voller Aufrechterhaltung ihrer fachlichen Ansprüche eine Überidentifikation mit den Patienten vermeiden und es schaffen, Übergriffe der Arbeitsorganisation und des Arbeitsgebers abzuwehren und in ihren privaten Beziehungen und Aktivitäten Ruhe und Ausgleich zu finden. Doch gibt Höppner zu bedenken, dass die persönliche Ebene nicht ausreicht, d.h. dass auch organisationale Voraussetzungen notwendig sind, Pflegende gesund zu erhalten. Sie nennt drei Komponenten: (a) große Handlungs- und Entscheidungsspielräume bei der täglichen Arbeit, (b) ein hohes Niveau der Aberkennung oder Gratifikation durch den Arbeitgeber und (c) ein guter Teamgeist und regelmäßige Supervision, wozu auch das nicht unwichtige Thema Konfliktbewältigung gehört. Diese drei Punkte sind aber in vielen Kliniken und Einrichtungen das Problem. Hier anzusetzen, ist für die Frage einer gesundheits- und alternsgerechten Arbeit in der Pflege elementar.

# 5. Besonderheiten der Alten- und ambulanten Pflege

Die Jahrzehnte alte Tradition der kirchlichen oder kirchennahen Gemeindepflege – und nach dem Krieg die in der Ostzone bzw. der DDR praktizierte staatliche Gemeindepflege – war, wie bereits berichtet, weitgehend arztunabhängig. Im Zuge der Modernisierung des Gesundheitswesens und mit dem Verfall enger familiärer Bindungen, der Zunahme von Mobilitäts- und Flexibilisierungsanforderungen der modernen Arbeitswelt und der allgemeinen Individualisierung und sozialen Atomisierung der letzten Jahrzehnte veränderte sich die Pflege älterer und behinderter Menschen grundlegend. Die meist den Frauen aufgebürdete Sorgearbeit um behinderte Kinder und Angehörige und insbesondere um pflegebedürftige Eltern und Schwiegereltern war so weder aufrecht zu erhalten noch wünschenswert. Zugleich erodierten – im Zuge der Säkularisierung unserer Gesellschaften – die kirchlichen und kirchennahen Dienste der Gemeindeschwestern, die den Familien in Notlagen und bei fachlicher Überforderung unter die Arme greifen konnten. Im Osten Deutschlands ermöglichte das staatliche Sozial- und Gesundheitswesen ein weltliches Pendant der Gemeindeschwester, welches nach dem Mauerfall leider ebenfalls obsolet wurde. Auch hier herrschen in der älteren Generation noch Vorstellungsmuster einer häuslichen Pflege vor, die mit den Möglichkeiten und Orientierungen der heutigen Berufswelt wenig oder überhaupt nicht mehr vereinbar sind. „Diffuse Bestimmung und Abgrenzung der Aufgaben in der Praxis, unregelmäßige Arbeitszeiten, unzulängliche Bezahlung, die Notwendigkeit, Arbeiten tun zu müssen, die unter sachgemäßer pflegerischer Leitung von anderen dementsprechend vorgebildeten Personen geleistet werden könnten", so Maria Pinding (1972), „sind Ausdruck für die organisatorischen Mängel dieses pflegerisches Funktionsbereiches" (ebenda, S. 134). In diesem Zitat selbst kommt eine Unsicherheit zum Ausdruck, die auch heute die professionspolitische Diskussion bestimmt. Gehören Waschen, Umbetten, Nahrung reichen und bei Ausscheidungen helfen zum originären Kern der Pflege oder nicht? Oder wetteifern nun auch Alten- und ambulante Pflegerinnen mit den Krankenschwestern darum, so viel wie möglich mit Kanülen, Spritzen, Infusionen, Kathetern und Sonden zu hantieren? Die Unsicherheit hinsichtlich des Berufsbildes ist auch hier sehr groß, wenn nicht sogar größer als in der Krankenpflege.

Die Einführung der Pflegeversicherung 1995 hat in manchen Bereichen der Alten- und ambulanten Pflege für Klarstellungen gesorgt, in anderen aber die Handlungsspielräume für originäre Pflege geschmälert, wenn nicht gar völlig zunichte gemacht. Doch auch hier gehen die Meinungen – auch bei den von uns interviewten Pflegerinnen und Pflegern – weit auseinander. Schon im Vorfeld der Pflegeversicherung, d.h. schon seit Anfang der 90er Jahre des letzten Jahrhunderts, wurden viele arbeitssuchende Personen zum/zur Altenpfleger/in umgeschult. Viele unserer Interviewpartner/innen haben diesen Berufseinstieg gewählt und können daher die heutige Situation nicht mit derjenigen der Gemeindeschwester oder ähnlicher damaliger Berufe vergleichen. Auch haben sie meist kein „ursprüngliches" Verständnis oder gar Idealbild von Pflege mitgebracht; ein Verständnis von guter Pflege konnte sich erst während ihrer beruflichen Erfahrung entwickeln. Viele haben keinen Zugang zu diesem Beruf gefunden, andere haben es, scheitern aber an den hohen Belastungen und/oder der geringen gesellschaftlichen Anerkennung, die diesem Beruf immer noch eignet. Die hohe Fluktuationsrate ist gleichsam eine Resultante dieser verschiedenen Faktoren (Voges 2002). Pflegeeinrichtungen und Pflegefirmen suchen händeringend nach ausgebildetem Personal, und diese Situation – die man durchaus mit dem Begriff des Pflegenotstandes bezeichnen darf – wird sich nach allem, was wir wissen, in den nächsten Jahren weiter verschärfen. Übereinstimmend – sowohl was stationäre als auch was ambulante Einrichtungen betrifft – berichten unsere Interviewpartner/innen von einer Verdopplung der Anzahl der zu Pflegenden pro Pflegekraft auf 12 bis 14 Personen.

In der Alten- und ambulanten Pflege konstellieren sich die Machtverhältnisse anders als im Krankenhaus. Zwar ist die Behandlungspflege immer noch von medizinischen Diagnosen abhängig, doch wird mittlerweile die ärztliche Dominanz von derjenigen der Sachbearbeiter/innen in den Kranken- und Pflegekassen und infolgedessen auch von der kaufmännischen Leitung der Pflegeeinrichtung weit überboten (Geller/Gabriel 2004). Durch die Pflegeversicherung, die restriktive Standardisierung der Pflegebedürftigkeit und der erforderlichen Pflegetätigkeiten sowie die engen Zeitvorgaben und Berechnungsmodule sind die Veränderungen im Alten- und ambulanten Pflegebereich wahrscheinlich noch wesentlich gravierender als in der Krankenhauspflege. Begleiteten früher die Pfleger/innen – ob im Heim oder zu Hause – die ihnen anvertrauten Personen über weite Strecken des Tages mit allen erdenklichen Kleinigkeiten und jeweiligen Spezifika, so wurden auch hier durch eine strikte Standardisierung die patientenbezogenen Zeiten extrem reduziert. Insbesondere für Gespräche und emotionale Zuwendung ist kaum noch Zeit. Greifen in Pflegeheimen tayloristische Arbeitsmethoden – wie z.B. der Einsatz von Hilfs- und Leihkräften für Waschen, Essen usw. oder die strikte Trennung zwischen Grund- und Behandlungspflege – schon seit Jahren Raum, so finden diese Methoden nun auch in der ambulanten Pflege Eingang. Doch sprechen fachliche Gesichtspunkte eindeutig gegen einen Einsatz ungelernter oder pflegeunerfahrener Personen in der Grundpflege. So ist es gerade in Grundpflege-Situationen wichtig, körperliche oder mentale Veränderungen zu erkennen, die auf einen kleinen Schlaganfall oder andere Ereignisse hinweisen können. Entsprechende Beobachtungs- und Aufmerksamkeitsregeln, Ursachenzuschreibungen und Handlungspläne sind Teil der pflegerischen Professionalität (Geller/Gabriel 2004, S. 83-87). Gerade hierfür ist es wichtig, dass die Pflegenden ihre Patienten oder Klienten und ihre Besonderheiten kennen. Eine Rotation – so sinnvoll sie vielleicht im Einzelfall sein kann – widerspricht dieser Zielsetzung und erhöht den Unsicherheitsstress der Pflegenden erheblich.

Gerade in der Altenpflege und in der Pflege chronisch Erkrankter – d.h. bei Patienten, die man länger begleitet – kann eine produktive Zusammenarbeit mit dem Patienten nur gelingen, wenn die Pflegekraft mit dessen Familienverhältnissen und seiner Lebensgeschichte eng vertraut ist. In der Pflegeforschung wurde hierfür der Begriff der „Biograficarbeit" entwickelt. Eine humane Pflege erfordert geradezu, sich auch emotional auf den zu Pflegenden einzulassen. Doch darf dies nicht dazu führen, sich distanzlos in das Schicksal des Betroffenen hineinziehen zu lassen und auf diese Weise völlig im Mitleid aufzugehen. Dies wäre ein sicherer Prädiktor für ein Burnout. Dass die emotionale Professionalität daher zuweilen mit einem schwierigen Drahtseilakt verglichen wird, ist gut nachvollziehbar. Zugleich nämlich muss die oder der Pflegende auch mit Gefühlen des

Ekels, der Abneigung und der Antipathie umgehen können. In diesen Fällen müssen reale Gefühle unterdrückt und zumindest soviel professionelle Freundlichkeit und Zugewandtheit nach außen gezeigt werden, dass der Pflegeprozess nicht gestört wird. Diese emotionale Selbstkontrolle wird umso schwieriger, je mehr bei dementen oder psychisch gestörten Menschen negative Wesensveränderungen mit beleidigenden und aggressiven Ausfällen auftreten. Derartige Situationen können aus fachlicher Sicht – neben der Hinzuziehung weiterer professioneller Hilfe – mitunter eine Personalrotation notwendig machen.

## Belastungen

Ein großes Belastungspotenzial in der Altenpflege, insbesondere auch in der ambulanten Pflege, stellt der unregelmäßige Arbeitsanfall dar. Ob ein Patient gesundet, ins Krankenhaus eingewiesen wird oder stirbt, ist durch den Pflegedienst nicht steuerbar (Geller/Gabriel 2004, S. 215 ff.). Es gibt nur wenige Berufsfelder, in denen von den Mitarbeiter/innen eine so hohe Flexibilität verlangt wird wie in der ambulanten Pflege. Viele müssen in so genannten geteilten oder gesplitteten Schichten arbeiten, d.h. morgens 4-6 Stunden und abends noch einmal 2-4 Stunden. Mit den Fahrzeiten sind dann Pflegekräfte bei Vollzeit bis zu 14 Stunden täglich unterwegs. In der ambulanten Pflege wird überwiegend etwa 6 Stunden täglich gearbeitet, sodass bei einem – insbesondere im Vergleich zur Krankenhausarbeit – deutlich geringeren Einkommen immer noch 10-12 Stunden Arbeits- und Wegezeiten verbleiben. Besonders problematisch wird die Situation dann, wenn Pflegende wegen Krankheit ausfallen.

*„Ich habe eine Wut auf die Arbeitsbedingungen, denen ich und meine Kollegen unterlegen sind. Es gibt dieses wunderschöne Wort der Flexibilität, und ich muss sagen: Pflegekräfte sind dermaßen flexibel, leitende Angestellte der Wirtschaft würden unsere Tätigkeit nach vier Wochen nicht mehr durchführen, weil sie diese Flexibilität gar nicht leisten können, glaube ich. ... Wenn jemand z.B. kurzfristig krank wird, wird die Tour länger, oder man wird aus*

*dem Frei geholt. ... Ich habe jetzt statt zehn Patienten 14 Patienten zu betreuen."* (Zit. bei: Geller/Gabriel 2004, S. 238)

Die Folge ist, dass viele Patienten oder ihre Angehörigen mit Unverständnis reagieren und die Pflegekraft mit Vorwürfen überhäufen. Dies führt regelmäßig zu extremen Belastungen, die von manchen Insidern als untragbar angesehen und mit dem Satz kommentiert werden: „Die ambulante Pflege ist längst zusammengebrochen." (ebenda, S. 219) Kaum ein Pflegedienst hält – obwohl die Möglichkeit entsprechender Regelungen mit den Kassen besteht – entsprechende Überkapazitäten vor. Einen Springerpool gibt es nur in sehr großen Einrichtungen, und selbst dort werden solche Pools aus Kostengründen gegenwärtig abgebaut. Die starren Zeitvorgaben tun ein Übriges: Sie erhöhen nicht nur den Druck auf die Mitarbeiter/innen, sie nehmen ihnen auch die Autonomie, situationsgerecht arbeiten zu können. Arbeitswissenschaftlich ist dies gleichbedeutend mit einem geringen Handlungsspielraum, der eindeutig als psychische Belastung identifiziert ist. Gregersen (2005) berichtet über ambulante Pflegeeinrichtungen in privater Trägerschaft. Private ambulante Pflegefirmen haben meist weniger als zehn Pflegekräfte, und diese betreuen weniger Patienten als in freigemeinnützigen Einrichtungen. Dieser „bessere Pflegeschlüssel" kommt daher zustande, dass weniger Overheadkosten anfallen und Mitarbeiter/innen seltener krank sind. Zugleich wird von Mitarbeiter/innen privater Pflegefirmen die „fehlende Zusammenarbeit mit den Kollegen" häufiger beklagt (ebenda, S. 196).

Ganz analog wie im stationären Krankenhaus leiden viele Mitarbeiter/innen in der Altenpflege unter Belastungen, die zunächst als rein körperliche Belastungen erscheinen mögen, aber beim genaueren Hinsehen mit sozialen, organisatorischen und arbeitskulturellen Bedingungen eng verschränkt sind. Wieder zeigt sich, dass die Benutzung von Hebehilfen – die so genannten „Lifter" wie auch die „Drehscheiben" für die Arbeit mit Rollstühlen – und das kinästhetische Arbeiten zwar „offiziell gewünscht" ist, aber dass es auch hier so etwas wie eine „doppelte Realität" gibt: Wichtig ist, dass die Arbeit geschafft wird. Wer Lifter benutzt und kinästhetisch arbeitet, braucht länger, und das ist dann sein „Privatvergnügen", d.h. die/der Mitarbeiter/in muss dann eben länger – unbezahlt – arbeiten. Das berichteten unabhängig von der Trägerschaft der Einrichtung übereinstimmend alle im Altenpflegebereich Arbeitenden. Zudem komme hinzu, das wurde mehrmals betont, dass keine oder viel zu wenige Schulungen zum Thema rückenschonendes Arbeiten stattfänden. „Das hört man einmal, und dann vergisst man es wieder." Alles muss schnell gehen, sodass für die Einarbeitung in neue Arbeitsformen und vor allem für das Durchhalten dieser Arbeitsformen „einfach keine Zeit" bleibe.

> *„Neulich war das so, also wenn sie [die Lifter, WH.] sogar funktionieren, werden die nicht benutzt, weil das viel zu lange dauert, weil du musst ja in einer gewissen Zeit so und so viel Leute aus den Betten holen. Das ist doch so: Anstatt sich da fünf oder zehn Minuten mit dem Lifter abzuquälen, nimmst du einfach, zack, den Bewohner raus und fertig, weil dir das einfach schneller vorkommt. Weil ja, das Problem ist ja auch, du hast mehrere Etagen, da musst du erst in eine andere Etage laufen, den Lifter holen, mit dem Fahrstuhl nach oben fahren. Das kostet einfach viel zu viel Zeit, und dann lässt man es und macht es doch so, auch wenn es eben nicht rückenschonend ist, man holt den Bewohner aus dem Bett und fertig." (Int. 25, in: 5, S. 21)*

Immer wieder wurden die besonderen Belastungen der Älteren betont, wobei das Augenmerk weniger auf den körperliche, sondern eher auf den psychischen Belastungen lag. Eine Expertin erklärt die besondere Belastung der älteren Mitarbeiter/innen, am Beispiel der Betreuung geistig Behinderter, mit folgenden Überlegungen:

> *„Die psychischen Belastungen sind das Entscheidende, sie werden einfach höher, insbesondere für die Älteren, dieses völlige Erschöpftsein im psychischen Bereich, nicht nur weil die Zeitvorgaben immer enger werden, auch weil immer höhere Anforderungen seitens der Behörden, des MDK usw. [MDK = der medizinische Dienst der Kranken- und Pflegeversicherung, W.H.] gestellt werden. Die administrativen Aufgaben werden immer mehr und der Druck auch. Dann kommt noch hinzu: Man muss sich immer wie-*

*der mit neuen Konzepten und Theorien auseinandersetzen, man muss ja dann auch hochflexibel im Kopf bleiben. Das verunsichert viele. Was ich sehe ist, dass Ältere auch mal wieder ein Stück Sicherheit haben wollen. Und was ich sehe, ist, dass Ältere auch den alten Sachen nachtrauern. Früher konnte man mit den Bewohnern mal einen Ausflug machen. Du konntest mal in Ruhe ein Gespräch führen. Heute geht das nicht mehr so einfach. Du sollst dann zwar ein Gespräch führen und Du sollst Ruhe ausstrahlen, aber diese Ruhe hast Du gar nicht, weil du immer denkst: ‚Die und die und die Sachen muss ich jetzt ja auch noch machen.‘ Das ist das Zehrende.“ (Exp-Int. 19, S. 3)*

Ein Interviewpartner brachte das Problem so auf den Punkt:

*„Teilweise ist es für die Älteren auch gar nicht mal der körperliche Druck oder die Belastung, sondern psychisch, dass sie belastet werden jetzt. Das ist ein Druck, und zwar von der Art, dieser Druck, der von den Heimleitungen, von den Pflegedienstleitungen mit einem aufgebaut wird, wie man schneller arbeiten soll, indem man irgendwelche Dokumentationen machen soll, wo man vielleicht noch gar nicht drin eingewiesen ist oder nur kurz eingewiesen wurde. Dann heißt es wieder, ihr müsst hier dies machen, die Dokumentation ist vielleicht nicht in Ordnung, dann heißt es, der MDK kommt oder die Heimaufsicht kommt, und wir werden ständig nur unter Druck gesetzt, und Angehörige haben sich angeblich beschwert. Dann heißt es wieder, ein Zimmer ist nicht richtig sauber, und da müssen Sie mehr drauf achten. Das geht immer weniger um den Bewohner und geht immer mehr irgendwo hier um Dokumentation und MDK und hast du nicht gesehen, und das wirkt auf die Älteren, andere können da vielleicht besser mit umgehen, aber da wird ein psychischer Druck aufgebaut, der also enorm ist. Das ist nicht mal die körperliche Belastung, die da heranwächst, sondern ich bin der Meinung: Psychisch werden da ganz viele so unter Druck gesetzt, indem es heißt, nicht nur Probezeit, sondern, hier, du musst einspringen irgendwo, oder du willst ja deinen Ur-*

*laub, soll ich den noch genehmigen oder nicht, irgendwo, du wolltest Extraurlaub haben, und irgendwo werden die immer alle unter Druck gesetzt. Alle. Da wird nur gedroht irgendwo. Bei uns ist das jedenfalls so teilweise im Moment." (Int. 22, in: 5, S. 29)*

*„Da kommen dann neue Heimleitungen – die wechseln inzwischen genauso häufig wie die Pflegekräfte –, und dass sie gesagt haben, also die alten Mitarbeiter müssen hier raus. Das war jetzt bezogen auf das alte Team, das sind auch überwiegend ältere Mitarbeiter, die früher ja aus dem Stadtteil, wo sie auch gelebt haben, wo sie immer eingesprungen sind, wo sie auch gearbeitet haben, und, ja, wie soll ich sagen, es lässt ja auch alles ein bisschen nach, man ist nicht mehr so flexibel, wenn man ein bisschen älter ist, man ist nicht mehr so schnell, man kann nicht mehr jedes System neu aufnehmen, das geht nicht von heute auf morgen und da wird dann plötzlich alles über Kopf gerissen. Dann werden irgendwelche Sachen erfunden, einem unterstellt oder so." (Int. 23, in: 5, S. 29)*

*„Der Druck wird genau so aufgebaut. An den psychischen Erkrankungen haben wir auch gemerkt, dass das tüchtig zugenommen hat. Also wir haben, das habe ich jetzt mitbekommen, in der letzten Zeit gleich zwei Leute gehabt, die zu einer psychiatrischen Rehabilitation gewesen sind. Also in einem Heim gleich zwei Leute mit weg." (Int. 24, in: 5, S. 30)*

In der ambulanten Pflege wurden zwar die höheren Freiheitsgrade gewürdigt und der Vorteil, dass man „auf Tour sein eigener Herr ist und einem keiner reinredet". Doch wurden auf der anderen Seite massive Eingriffe in eine würdevolle und menschengerechte Arbeitsweise seitens privater Arbeitgeber beklagt. So wälzten viele private Arbeitgeber die Risiken langer, durch den Verkehr beeinflusster Fahrzeiten auf die Beschäftigten ab, indem sie diese Fahrzeiten kurzerhand zur „Wegezeit" erklärten, d.h. sie nicht als Arbeitszeit zählten. Viele Pflegefirmen zahlen ihren Beschäftigten nur ein minimales Fahrzeiten-Kontingent oder überhaupt keine Fahrzeiten. Insbesondere ungünstige Verkehrsverhältnisse, die sich in den letzten Jahren häufen, werden so, wie uns mehrere Interviewpartner/innen sagten, „zu deinem Privatvergnügen". Ein Interviewpartner schildert das so:

> „Was ich so beim ambulanten Bereich persönlich erlebt habe und aus Schilderungen von Kolleginnen so kenne, das ist katastrophal. Also, ich weiß gar nicht, wie das gehen soll. Ich meine, man muss sich ja bloß mal die Fluktuation angucken, die bei diesen Pflegediensten herrscht, die kommt ja nicht von ungefähr, und ich hab's ja selbst so erlebt, dass ich mir gesagt hab, ich suche mir was anderes, da wird's besser, und was hab ich erlebt? Es wurde immer schlechter. Die Pflegekräfte, die gehen tatsächlich mit so einer Refa-Arbeitszeiterfassung ran. Die klicken sich ein, wenn sie da sind bei jeder Tätigkeit und klicken sich dann wieder aus. Ich hab das schon mal vor ein paar Jahren auf der Messe gesehen, da wollte ich das gar nicht glauben, dass das funktioniert, und jetzt sehe ich, dass da Pflegedienste mit arbeiten. Also es ist... Auf der einen Seite spricht man davon, die Pflege zu professionalisieren, und das betrifft aber scheinbar nur den, ich sag mal, den Anbieter, aber die Menschen, die in diesen Zusammenhängen arbeiten müssen, denen verlangt man alles ab, ja, die Menschen, die in der Pflege arbeiten, kommen zu kurz und die Pflegekunden letztendlich auch (...) Ja, dann wird natürlich auch ziemlich getrickst, also Pflegerinnen, werden dann so bearbeitet, dass bestimmte Pflegekunden möglichst schnell abgefertigt werden. Dass dann gesagt wurde, der Kunde hat Anspruch auf die Leistung, aber nicht über die Güte der Leistung und auch nicht auf die Zeit, und dass du dann, wenn du eine Stunde Pflege hast, dass dann versucht wird, das in 20 Minuten zu machen, um dann die Zeit wieder zu kompensieren." (Int. 18, S. 7-9)

Eine Interviewpartnerin machte eine andere Rechnung auf:

> „Ich lasse mich nicht unter Druck setzen. Ich gönne mir den Luxus, langsam zu sein, aber dafür arbeite ich auch länger, unentgeltlich. Das machen bei uns viele so." (Int. 26, in: 5, S. 46)

Eine Expertin thematisierte die komplexe Dialektik von schlechter Organisationskultur und Angst vieler Älterer vor Fort- und Weiterbildungen. Zum einen ist da die Hetze, der Zeitdruck, die Angst, die absolut notwendige Arbeit – „trocken, sauber, satt" – nicht zu schaffen. Zum anderen gibt es zunehmend demenziell Erkrankte. Dafür braucht man ein ganz anderes Basiswissen, das oftmals nicht vorhanden ist. Werden nun aber Schulungen angeboten, so erinnere das die Älteren an „Schule", die überwiegend negativ konnotiert sei. Viele verbänden mit „Schule" schlechte Erfahrungen. Die Organisation, das Unternehmen, schaffe es aber nicht, den Mitarbeitern und Mitarbeiterinnen diese Angst zu nehmen. Statt die Mitarbeiter/innen zu ermutigen, werde der Widerstand gegen Fortbildungen als Argument missbraucht, Druck aufzubauen und ein Klima des Nicht-mehr-gewünscht-Werdens zu erzeugen.

## Potenziale

Wie schon bei der stationären Krankenpflege ist auch bei der Alten- und ambulanten Pflege zu fragen, wo die Ressourcen und Potenziale Älterer zu sehen sind. Für die stationäre und ambulante Pflege gelten ähnliche Gesichtspunkte, wie sie bereits im Krankenhaus-Kontext benannt und diskutiert wurden. Eine Expertin, die für beide Bereiche – den stationären wie den ambulanten – sprechen konnte, erläutert das so:

*„Die Kollegen, die über viele Jahre in dem Bereich gearbeitet haben, die merken sofort: ‚Die Augen, die sind anders heute', oder: ‚Die Haut sieht anders aus', oder wie auch immer, die haben ein anderes Gefühl dafür, was man ja als Berufsanfänger gar nicht haben kann. Das ist ja auch eine Sache, die über viele Jahre ja erst wachsen muss. Die Beobachtungsgabe, die wächst ja auch mit der Anforderung in dem Beruf von Jahr zu Jahr. Ich habe eine Schwesternhelferin gehabt, deswegen komme ich darauf, die hatte eine solch fantastische Beobachtungsgabe, die wusste sofort, da stimmt was nicht, da müssen wir einen Arzt holen, und das war denn auch immer so, oder dass die z.B. ein Händchen dafür hatte, heute darf*

63

*das ja eine Schwesternhelferin nicht mehr, aber damals war das so, dass wir gesagt haben, wenn wir uns versichert haben, dass die einen Verband wechseln kann, dann kann die einen Verband wechseln, und die hat das so akkurat gemacht, besser als manche Examinierte, und in vielen anderen Sachen, oder wo sie sich Gedanken gemacht hat, Mensch, die kann so schlecht schlucken, können wir uns da nicht mal was einfallen lassen, ob man vielleicht nicht irgendwie die Nahrung umstellt oder dies oder jenes. Also, das Ganze, was drum herum ist, das sieht so eine Fachkraft oder auch eine Schwesternhelferin über die Jahre an Erfahrung, die sie mitbringt, das sieht die eben im kompakteren Bild, während jemand, der neu ist im Beruf, ja erst mal auch gucken muss, wie sieht das aus, welche Veränderungen gibt es da. Die kennen die Leute ja oft auch nicht, und da sind ja Kollegen bei, die ja jahrelang dabei waren und einen guten Kontakt auch zu den Klienten haben, und wo man ja auch profitiert. Also man sieht denn ja auch, wie gehen die miteinander um, auf was spricht denn der Klient dann an, z.B., diese Umgehensweise dann auch miteinander, das hilft natürlich dann weiter. Das ist viel Erfahrung, das würde ich immer an erste Stelle stellen. Ja, auch nicht nur, dass man auf den Klienten guckt, sondern genau weiß: Aha, ich muss den, den, den anrufen, oder dem muss ich Bescheid sagen, oder ich brauche dies und dies Medikament, weil, der hat jetzt den und den Ausschlag, den hat er letztes Mal gehabt, das hat geholfen. Da braucht die nicht in die Doku zu gucken, sondern die weiß es, die weiß es ganz einfach. Das ist das, was dann gespeichert ist zu demjenigen, wo sie weiß, der hatte das und das, das hat geholfen, gut, denn müssen wir nächstes Mal dran denken." (Exp-Int. 6, S. 33-34)*

Leider ist es so – das sagten uns übereinstimmend alle Interviewpartner/innen aus diesem Bereich –, dass diese Qualitäten oftmals – insbesondere dann, wenn es einen Leitungswechsel gebe – nicht erkannt und nicht gewürdigt würden. Die Organisation würde damit nicht nur eine Fülle von Potenzial verschenken, sondern auch Motivation und Sinnstiftung für den/die Betroffenen zerstören, was sichtbar zu mehr Krankheiten führe.

Eine andere Interviewpartnerin bekräftigte diesen Punkt:

*„Und wenn man dann jetzt als älteres Team da Erfahrungen hat und versucht, die weiterzugeben... Also mir ist immer so dieses Beispiel im Kopf mit der Sondenkost, wo wir rausgekriegt haben, wenn wir einen Tag Pause machen, bei der Sondenkost, dann funktioniert das wunderbar. Kriegen die jeden Tag Sondenkost, dann haben die ja irgendwie, die sind also übergeschäumt, nicht, so Speichelschaum, und dann haben wir also immer gesagt, wir haben immer einen Teetag gemacht, und einmal in der Woche die Sonde ausgelassen, und denn haben die gesagt – da haben sie sich natürlich beraten lassen von der Firma, die die Sondenkost verkauft, die hatten da natürlich ganz andere Interessen – und dann hieß es: 'nein, das geht nicht, wir können die doch nicht verhungern lassen', und das war's ja überhaupt nicht, und wir haben das wirklich zu Mehreren gesagt: ‚Das hat ja aber wunderbar funktioniert'. Es wurde überhaupt nicht wahrgenommen, nicht, und, und das war so 'ne sehr einprägsame Erfahrung für mich auch damals, nicht, wo das einfach beiseite geschoben wird." (Int. 21, in: 5, S. 14)*

Für die ambulante Pflege sind zusätzliche Ressourcen zu nennen, die generell diesen Berufszweig kennzeichnen. Hervorzuheben sind hier die Eigenständigkeit und das eigenverantwortliche Arbeiten, welches freilich auch in ein mehr oder weniger verbissenes Einzelkämpfertum abgleiten kann, die abwechslungsreiche Arbeit durch den Mix von Grund- und Behandlungspflege und den Wechsel zwischen sehr verschiedenen Arbeitsorten und die Möglichkeit, aufgrund langer Pflegezeiträume zu Patienten bzw. Klienten eine Beziehung aufzubauen (Geißler-Gruber et al. 2005). Unsere Befragten hoben für den ambulanten Dienst immer wieder" die „Freiheitsgrade" hervor, die „eigentlich" von großem Vorteil seien, wenn da der Zeitdruck nicht wäre. Übereinstimmend betonten sie, dass man in der Arbeit, trotz mancher Probleme und Begehrlichkeiten der alten Menschen, überwiegend „viel zurück kriegt". Das wurde von den Pflegedienstleitungen anders gesehen: Sie kritisieren eher die fehlende Distanz der Pflegenden zu den „Kunden" und mahnen einen strikteren Umgang mit der Ressource Zeit an. Auf die damit verbundenen Konflikte bei den Pflegekräften wird noch zurückzukommen sein. Von allen in der ambulanten Pflege Tätigen, mit denen wir gesprochen haben, wurde bemängelt, dass es für sie zu wenig Rückendeckung von der eigenen Einrichtung, zu wenig Erfahrungsaustausch und zu wenig Eingebundenheit in ein stützendes Team gebe.

Grundsätzlich ist in der Fähigkeit der Pflegenden, eine Beziehung zu den Pflegebedürftigen aufzubauen, eine Gesundheitsressource zu sehen. Bei keiner und keinem unserer Gesprächpartner/innen, die in der Alten- und ambulanten Pflege arbeiten, konnten wir eine Neigung zur völligen Distanzlosigkeit oder zu einem ausgeprägten „Helfersyndrom" erkennen. Alle fanden, dass sich Ärger und Freude „mit den alten Leuten" in durchaus normalem Rahmen bewegen und dass insgesamt die Freude überwiegt. Was sind die Gründe hierfür? Neben den genannten Freiheitsgraden in der Ausgestaltung der Pflegearbeit können in der Altenpflege und insbesondere in der ambulanten Pflege Berufs- und Lebenserfahrung eine produktive Verbindung eingehen. Ältere Pflegekräfte verfügen über eine besondere Kompetenz, mit der Patientin oder dem Patienten biografisch zu arbeiten, d.h. ihr oder ihm zu helfen, die heutige Situation in einen biografischen Kontext einordnen zu können. Dies ist nur möglich, wenn das dafür notwendige Vertrauensverhältnis aufgebaut werden kann. Selbstredend gilt es, sich gegen übergriffiges Verhalten mancher – oftmals vereinsamter – alter Menschen professionell zur Wehr zu setzen, doch insgesamt überwiegen die positiven Möglichkeiten.

*„Ich erzähle auch ein bisschen von mir, meinem beruflichen Werdegang, um zu zeigen, dass ich etwas von der Sache verstehe, um zu zeigen, was ich unter Professionalität verstehe, erzähle ein bisschen von mir, wo ich wohne, wie meine Lebenssituation so ein bisschen ist. Die Patienten erzählen dann ein so ein bisschen von sich. Ich frage dann auch nach ihrem Werdegang und solchen Sachen. Häufig kommen dann Kriegserfahrungen, vor allem bei Männern, oder bei Frauen, wie sie ihre Kinder groß gezogen haben, wer noch regelmäßig vorbeikommt, und nach und nach erfährt man so ein bisschen Biografisches. ... Und nach und nach entsteht dann so*

*eine gewisse vertrauliche Atmosphäre, was dann natürlich das Ar-
beiten einfacher macht." (zit. bei: Geller/Gabriel 2004, S. 122 f.)*

Die hier geschilderte Arbeitshaltung entspricht recht genau den theoretischen Pflegekonzepten, doch widerspricht sie eindeutig den ökonomisierenden Konzepten von Pflegeversicherung und Pflegeunternehmer-
tum. Die Frage ist also, wie moralische, kommunikative und biografische
Kompetenzen älterer Pflegekräfte in den Prozess der ambulanten Pflege
eingebracht werden können, auch wenn die damit verbundenen Zeiten
zunächst einmal nicht bezahlt werden. Hier sind unternehmerische Kompetenzen gefragt, die dafür eingesetzt werden sollten, jene Zeiten gesondert abzurechnen, entweder mit dem Klienten bzw. dessen Angehörigen
direkt oder über private Stiftungen – wie im sozialpsychiatrischen Bereich
durchaus schon etabliert. Hier schließen sich notwendigerweise Überlegungen an, wie sie Dörner (2007) in seinem Buch „Leben und sterben, wo
ich hingehöre" entwickelt hat. Es geht um den Aufbau eines „dritten Sozialraums" zwischen der privaten und gesellschaftlichen Sphäre, d.h. um
den Aufbau des Sozialraums der Nachbarschaft. Hier haben – wie Klaus
Dörner zeigen kann – schon manche Kommunen in Deutschland Initiativen entwickelt, in Kombination mit besonders engagierten Bürgern und
Bürgerinnen, machen Kirchengemeinden und auch: älteren Pflegekräften,
die Anlaufstellen, Partnerschaften und Organisationsknotenpunkte herzustellen in der Lage sind. Dörner zufolge geht es nicht um Abschaffung
der Pflege, sondern um deren „Umprofessionalisierung". Dies bedeutet,
dass stationäre Pflege zurückgefahren und ambulante Pflege – im Mix mit
Nachbarschaftshilfe – ausgeweitet wird. Die Möglichkeiten, die in dieser
Orientierung liegen, sind noch längst nicht ausgelotet.

Dörner (2007) plädiert dafür, dass Pflegende sich mit zu gründenden
Nachbarschaftsvereinen verbinden und verzahnen bzw. sich von diesen
anstellen lassen. Pflegende sollten sich auf diese Weise „in den Dienst der
Bürger" stellen. Statt sich auf höheren Ebenen auf großräumige Zuständigkeiten und Spezialisierungen zu orientieren, sollten Pflegende ihre ge-
neralisierende Ambulanz auf die Ebene der Nachbarschaft, des Viertels,
des Dorfes orientieren. „Hier sind Deinstitutionalisierung und Entspe-
zialisierung angesagt. Daher habe ich mit meinem ambulanten Pflege-

dienst in diesem dritten Sozialraum alles zu pflegen, was es gibt, sei es in den einzelnen Haushalten oder sei es in der Verdichtungszone meiner ambulanten Nachbarschafts-Wohnpflegegruppe, inklusive Intensivpflege." (ebenda, S. 173) Spezialisierungen dürfen nicht ausgelagert werden, weil sie „beziehungstötend" seien; sie müssen eingekauft werden, bis das „Pflegeherz" im Stadtteil oder im Dorf auch darin kompetent ist. Man kann über die Realisierbarkeit der Dörnerschen Ideen streiten, aber (a) gibt es bereits Initiativen auf diesem Gebiet und (b) haben sich gerade ältere Pflegekräfte hier bereits engagiert oder Interesse gezeigt. So weit also liegen derartige Vorstellungen nicht von dem entfernt, was an Kompetenzen, Ressourcen und Potenzialen bereits heute verfügbar ist.

# 6. Erkrankungen und Ressourcen älterer Pflegekräfte

Fragt man Personalführungen – und in unserem Fall auch Pflegedienstleitungen –, warum sie offen oder latent älteren Mitarbeiterinnen und
Mitarbeitern ihre Wertschätzung verwehren und nicht selten offen oder
latent Druck auf die Älteren ausüben, in eine vorgezogene Rente zu gehen,
so kommt als Hauptargument das Faktum, dass Ältere zwar nicht häufiger, aber deutlich länger krank sind. Leitungskräfte trauen – von ganz
wenigen Ausnahmen abgesehen – den Älteren weder physisch noch psychisch die Bewältigung der anliegenden Arbeitsanforderungen zu (Weid-
ner/Isfort 2007). Angesprochen auf die Möglichkeiten, arbeitsbedingten
Krankheiten durch betriebliche Prävention vorzubeugen, kommen dann
eher anthropologische Vorurteile als klare Argumente zum Vorschein. Im
Pflegebereich arbeiteten, so eine immer wieder zu hörende Argumentation, zu viele anfällige Personen – Personen mit mangelnder Resilienz –,
die den modernen Anforderungen des Arbeitslebens eigentlich gar nicht
gewachsen seien und daher vermehrt krank würden. Es gibt eine Reihe
weiterer Punkte, die Personalverantwortliche ins Feld führen, wenn sie
ihre offenen oder zumeist eher verdeckten Vorbehalte gegen Ältere zu
begründen versuchen. Neben der Kostenseite – Älterer seien zu teuer –
werden genannt: die geringe Flexibilität, die Unwilligkeit, sich auf Neues
einzustellen, und die Lernmüdigkeit. Wie sehen nun die empirischen Daten und Erfahrungen auf diesem Gebiet aus? Das folgende Kapitel ist so
aufgebaut, dass zunächst Daten aus den Krankheitsartenstatistiken der
Krankenkassen referiert werden, um dann wiederum mit Beispielen aus
unseren Interviews die Situation zu illustrieren. Es soll danach gefragt
werden, wie sich Resilienz, Kohärenzsinn, Lernbereitschaft und Motivation bei älteren Erwerbspersonen darstellt und durch welche Bedingungen diese positiv zu beeinflussen sind. Schließlich soll gefragt werden
ob Gesundheit anders als nur negativ – als Abwesenheit von Krankheit
– und eher umfassender, von den Ressourcen und Potenzialen des Menschen ausgehend definiert werden kann.

## Krankheitsgeschehen

Es ist eine unabweisliche biologische Tatsache, dass mit dem Älterwerden körperliche Kraft und körperliche Fähigkeiten abnehmen und die Neigung zu degenerativen Erkrankungen zunimmt. Dieser Alterungsprozess wird durch langjährige körperliche und psychische Arbeitsbelastungen beschleunigt, d.h. hohe Arbeitsbelastungen sind mit vorzeitigem Altern korreliert. Dies lässt sich an den Arbeitsunfähigkeits-Daten der Pflegeberufe – hier die BKK-Daten aus dem Jahr 2003 – recht klar belegen.

Die AU-Daten zeigen: Mit zunehmendem Alter nehmen die Krankheitstage zu, was vornehmlich durch deutlich längere Falldauern, d.h. durch einen höheren Schweregrad der Erkrankungen, bedingt ist. In beiden Geschlechtern nimmt bis zum 50. Lebensjahr die Krankheitshäufigkeit zu. Bei Frauen geht dieser Trend weiter, bei Männern – in diesem Datensatz von 2003 – nicht (seit 2004 erleben wir aber auch hier eine Fortsetzung des Trends nach oben), wohl aber bei hoch belasteten Berufen wie Schlosser oder Pfleger. Die Muskel-Skelett-Erkrankungen dominieren, wobei der Schwerpunkt dieser Erkrankungsgruppe in Bandscheibenschäden des Lendenwirbelbereichs zu suchen ist. Die psychischen Erkrankungen – hier sind es hauptsächlich Depressionen und psychosomatische Erkrankungen – differieren allerdings sehr stark zwischen Männern und Frauen im höheren Alter. Dies zeigt sich ganz besonders klar bei den Pflegeberufen: Bei Krankenschwestern steigen in der Altersgruppe der 50-Jährigen und Älteren die psychischen Erkrankungen auf 2,3 AU-Tage – das sind knapp 9% aller AU-Tage – auf ein hohes Niveau, während sie bei Krankenpflegern auf 1,4% verbleiben. Bemerkenswert ist nun, dass bei Krankenpflegern die Frühberentungen auf Grund psychischer Erkrankungen auf das Niveau ihrer weiblichen Kolleginnen ansteigen und übersteigen sogar – wie noch zu zeigen sein wird – hinsichtlich der arbeitsbedingten Anteile das Niveau der weiblichen Pflegekräfte. Wenn die Höhe der arbeitsbedingten Frühverrentungen als Ausdruck des erwerbsbiografisch erworbenen Gesundheitsverschleißes gesehen werden soll – und dafür plädiert die vorliegende Studie ausdrücklich –, dann ist das auffallende Muster der männlichen Angehörigen des Pflegeberufs ein Ausdruck eines ausgeprägt männlichen Gesundheits- und Krankheitsverhaltens. Männer

## AU-Tage pro Person pro Jahr (BKK-Team Gesundheit 2003)

**Männer**

| Beruf | < 30 J. | 30-39 J. | 40-49 J. | > 50 J. |
|---|---|---|---|---|
| Alle Berufe | | | | |
| –   alle Diagnosen | 9,1 | 9,5 | 12,1 | 9,8 |
| –   Muskel-Skelett | 1,6 | 2,5 | 3,8 | 3,4 |
| –   Psyche | 0,4 | 0,5 | 0,7 | 0,5 |
| Maschinenschlosser | | | | |
| –   alle Diagnosen | 11,7 | 13,4 | 14,2 | 23,1 |
| –   Muskel-Skelett | 1,6 | 3,2 | 4,9 | 9,6 |
| –   Psyche | 0,1 | 0,5 | 1,2 | 0,3 |
| Krankenpfleger | | | | |
| –   alle Diagnosen | 8,0 | 9,5 | 10,1 | 28,9 |
| –   Muskel-Skelett | 0,9 | 2,2 | 3,1 | 10,8 |
| –   Psyche | 0,3 | 0,6 | 0,2 | 0,4 |

**Frauen**

| Beruf | < 30 J. | 30-39 J. | 40-49 J. | > 50 J. |
|---|---|---|---|---|
| Alle Berufe | | | | |
| –   alle Diagnosen | 9,8 | 10,4 | 13,0 | 17,5 |
| –   Muskel-Skelett. | 1,2 | 2,0 | 3,3 | 5,6 |
| –   Psyche | 0,7 | 1,0 | 1,1 | 1,3 |
| Verkäuferinnen | | | | |
| –   alle Diagnosen | 11,0 | 11,1 | 12,5 | 16,3 |
| –   Muskel-Skelett | 1,6 | 2,3 | 3,8 | 6,6 |
| –   Psyche | 0,8 | 0,9 | 0,8 | 0,6 |
| Krankenschwestern | | | | |
| –   alle Diagnosen | 11,2 | 13,0 | 17,0 | 26,2 |
| –   Muskel-Skelett | 1,5 | 2,9 | 4,2 | 7,3 |
| –   Psyche | 0,6 | 1,4 | 2,0 | 2,3 |

AU = krankheitsbedingte Arbeitsunfähigkeiten

71

„leiden" – zumindest legen das diese Daten nahe – unter einem „Durchhalte-Syndrom", d.h. sie vermeiden bis zum letztmöglichen Zeitpunkt, ihre psychischen Belastungen und psychischen Fehlbeanspruchungen als solche kenntlich zu machen oder zum Ausdruck zu bringen.

Die AOK-Daten (Vetter 2005) zeigen ein völlig analoges Bild, ebenso die DAK-Daten (Grabbe et al. 2005, S. 143 und S. 152 f.). Der Anteil der psychischen Erkrankungen liegen bei der DAK sogar etwas höher als bei den BKK-Daten; er steigt – Männern und Frauen zusammengenommen – von weniger als 8% bei den unter 30-Jährigen auf 9% bei den 30-39-Jährigen und auf 11% bei den 40-49-Jährigen, um dann – schon ab dem 45. Lebensjahr – auf etwa 9,5% leicht abzufallen und in höheren Altersgruppen auf diesem Niveau zu stagnieren. An Gewicht gewinnen die Erkrankungen des Muskel-Skelett-Apparates: Sie nehmen von unter 20% bei den unter 30-Jährigen kontinuierlich zu und liegen bei den über 50-Jährigen bei 32%. Die Autoren der DAK-Studie interpretieren den Altersgang der psychischen Erkrankungen und die Besonderheit des leichten Abfallens ab dem 45. Lebensjahr als Ausdruck der „Midlife-Crisis", d.h. als Widerschein der mit der Vereinbarkeit von Familie und Beruf, der gelungenen oder eher nicht gelungenen Karriereplanung und den ohnehin eintretenden Überlastungssymptomen konflikthaften Gemengelage. Zu bedenken aber wäre hier als wesentlicher Faktor der vermehrte Ausstieg ausgebrannter Pflegekräfte aus dem Beruf und die deutliche Zunahme der gesundheitsbedingten Frühberentungen. Mit anderen Worten: Ab dem 45. Lebensjahr steigen – neben den Muskel-Skelett-Erkrankungen – die psychischen Erkrankungen weiter an, doch man kann sie in der AU-Statistik nicht mehr sehen, dafür aber in der Rentenstatistik. Grabbe et al. (2006) haben auch die Berufsgruppe der ambulanten Pfleger/innen untersucht. Deren AU-Tage liegen etwas unter denen der stationären Pflege (ebenda, S. 158), doch in dieser Berufsgruppe zeigen sich deutlich höhere Anteile psychischer Erkrankungen (ebenda, S. 167): Bei den 25-29-Jährigen liegt dieser Anteil schon bei 11% und bleibt dann auf diesem Niveau, um schließlich in der Altersgruppe der 40-49-Jährigen auf 15% anzusteigen und anschließend, d.h. ab dem 50. Lebensjahr, auf etwa 9% abzufallen. Auch hier interpretieren Grabbe et al. mit Hilfe der Midlife-Crisis-Hypothese, ohne zu bedenken, dass es hier nicht nur ein interferierendes Frühberentungsgeschehen, sondern auch eine massive Fluktuation gibt (Voges 2002, S. 188), die zu Recht mit dem Schlagwort der „Flucht aus der Pflege" tituliert worden ist. Zugleich muss konzediert werden, dass die Daten in ihrer Gesamtschau immer noch inkonsistent bleiben. So haben Hasselhorn/Tackenberg et al. (2004) festgestellt, dass Pflegende in der Gruppe der 30-39-Jährigen besonders stark unter dem Ungleichgewicht zwischen hohen Anforderungen und ungenügender Anerkennung leiden, d.h. gerade hier die von Grabbe et al. genannten Krisenphänomene eine Rolle zu spielen scheinen. Doch drücken sich diese Krisen nicht in den AU-Daten aus.

Eine Interviewpartnerin brachte das durch den Altersgang sich verändernde Verhältnis zwischen physiopsychischen Fähigkeiten und Anforderungen so auf den Punkt:

*„Es gab mal so eine nette Anekdote, da hieß es: So die 20-Jährigen, die sind montags kaputt, aber je näher das zum Freitag geht, um so mehr blühen die auf, weil, Freitag ist Disco angesagt, und dann gehen die so hoch erhobenen Hauptes los, und bei den 50-Jährigen ist es genau umgedreht: Freitags fertig, und wir liegen da wie so ein Maikäfer, nicht, auf dem Rücken irgendwo, und da ist es genau umgedreht. Ich sag mal, das merke ich ja auch selber an mir, die Kraft wird weniger, das ist einfach anders, man muss es anders einteilen. Man muss anders mit sich umgehen und anders auch einteilen diese ganzen Geschichten. Ich mag manchmal auch freitags nicht mehr reden. Ich mag dann einfach nicht mehr reden. Meine Freundinnen, die wissen, die müssen mich Freitagabends nicht anrufen, ich hab keine Lust mehr zu reden. Mein Mann redet nur noch das Äußerste mit mir am Freitag, weil er genau weiß, ich musste die ganze Woche reden, und es gibt natürlich immer Wochen, die weniger sind, und es gibt eben Wochen, wo es ganz viel gab, und dann mag ich einfach manchmal freitagabends nicht mehr reden." (Int. 10, S. 9)*

Kein Mensch ist „vollkommen gesund und sinnerfüllt" oder „vollkommen krank und ohne Sinn". Er lebt – in seiner Biografie – immer zwischen diesen Polen. Großen Einfluss darauf haben Arbeitswelt und Arbeitsmarkt, den größten Einfluss haben – wie der bisherige Gang unserer Berichterstattung gezeigt haben sollte – positive wie negative Berufserfahrungen und Erfahrungen mit guten und weniger guten Organisationskulturen. Hier wirken Belastungen, hier finden sich aber auch wichtige Ressourcen. In ihrem Zusammenwirken entwickeln sich – im biografischen Verlauf – Gesundheit, auch im Sinne einer Sorge um sich und andere, oder Sinnverlust und Krankheit. Die generelle Frage ist hier: Wie können Menschen Potenziale aufbauen, die sie in die Lage versetzen, ihre Arbeits- und Lebenswelt sinnvoller, humaner und verantwortungsbewusster zu gestalten? In der vorliegenden Studie werden diese Fragen vielfach berührt. Individuelle Krankheiten, insbesondere dann, wenn sie gehäuft auftreten, sind ein Symptom für „kranke Organisationen". Selbstredend bringen Menschen ihre Besonderheiten und Anfälligkeiten ins Berufsleben mit, doch die Arbeitskontexte sind entscheidend dafür, ob aus einer Anfälligkeit eine Krankheit wird oder ob jene kompensiert und Belastungen in einer positiven Weise bewältigt werden können. Unserer Experten schilderten uns eindrückliche Beispiele:

*„Eine Krankenschwester ist ausgebildet worden als Helferin, Menschen zu helfen über eine hohe Professionalität. Jetzt heißt es, die Ökonomie definiert den Alltag. Sie werden reduziert auf Technik, und die weichen Faktoren, sozialen Faktoren, Gespräche, Fürsorge, Angehörigenbetreuung, fallen raus. Das sind die ersten Leistungen, die wegfallen, und deswegen laufen sie häufig einem Frust hinterher, dass sie eigentlich helfen wollen im klassischen Sinne, aber reduziert werden auf die Technik: Verbandswechsel, Spritze, Essen hinstellen, 14 Uhr nach Hause, und das, bei den älteren Kolleginnen, macht Probleme. Und bei uns im Betrieb haben wir einen hohen Altersdurchschnitt in der Pflege, Mitte 40, schwierige Situation für die Beschäftigten, das auszuhalten, also das Fachlich-Kulturelle in Verbindung mit erhöhter Belastung, erhöhter Fallzahl, verkürzter Liegezeit und einem hohen Altersdurchschnitt. Und mit einem hohen Altersdurchschnitt haben wir auch eine Zunahme von Erkrankungen, die sich aber nicht unbedingt in Fehlzeiten nie-*

*derschlagen, sondern beispielsweise in Selbstmedikation. Wir haben Leute, die nehmen hoch dosiert Schmerzmittel, um nicht zu fehlen. Heißt, wir haben eine Minderleistung weil sie krank sind, in der Regel häufig körperlich krank auch. Also die häufigsten Erkrankungen sind Muskel- und Skeletterkrankungen, da nehmen sie Schmerzmittel, arbeiten, arbeiten aber natürlich ein paar Prozent weniger, weil sie ja Schmerzen haben und Medikamente nehmen, und der zweite Anteil, der große Komplex, der zunimmt, auch nachweislich zunimmt, ist, ich nenne das mal den Bereich der psychosomatischen Erkrankungen. Das ist von der mitgebrachten Depression, die dekompensiert aufgrund der Belastungen, über Burnout, dieser ganze Komplex der psychosomatisch, psychisch und psychiatrisch ist. Wir haben in diesem Hause in den letzten drei Jahren jedes Jahr ca. 20 Neuerkrankungen mit psychiatrischen Diagnosen. Das ist nicht nur die Arbeit, aber immer, wenn Arbeit kompensiert wird, Teams harmonisch zusammenarbeiten, hilft man sich. Es gibt auch Freiheiten, mal frei zu nehmen, sich um die Familie zu kümmern, das fällt weg, also ist der Druck so groß, dass man dann doch dekompensiert und häufig auch in einer Kombination mit biografischen Dingen. Also Kinder werden mit der Schule fertig, gehen in die Ausbildungen, Ehemann wird arbeitslos, also es sind ja auch immer noch private Krisen, die auch Auswirkungen haben. Das würde ich nicht nur auf die Arbeit beziehen, aber auch auf die Arbeit. Das ist eine Mischung, und das finde ich schon, dass wir jedes Jahr Leute in psychiatrischen Kliniken haben, also nicht eine vorübergehende Verstimmung, die psychotherapeutisch aufzuheben ist, sondern richtig Leute mit Psychosen, schizophrenen, paranoiden Schüben diagnostiziert werden. Sie dekompensieren jetzt, also auf Grund der Rahmenbedingungen. Und das nimmt mit dem Alter deutlich zu, was bei unserem Altersdurchschnitt natürlich fatal ist. (...) Wie haben hier eine Mitte 50-jährige Schwester, die ist komplett ausgebrannt. Sie hat 3 Jahre ohne sonstige Erkrankungen, einfach auf Grund der psychischen Situation, der Teamsituation, der Belastungssituation, 3 Jahre gegen ihre Kraft gearbeitet und ist dann plötzlich, weil eine Hausärztin glücklicherweise die Notbremse gezogen hat – sie hat es selbst, glaube ich, gar nicht gemerkt – krank geschrieben worden. Sie hat 3 Jahre mit Kolleginnenhilfe kompensiert. Das ist nicht plötzlich entstanden, das ist über 3 Jahre entstanden. Ja, warum ziehen die Betroffenen nicht früher die Notbremse? Wenn wir in die Geschichte gehen, gibt es eine hohe Affinität, hohe Identifikation über den Patienten. Das ist die eine Ebene. Die zweite Ebene: Es gibt eine hohe Identifikation, eine Solidarität mit den Kollegen: ,Wenn ich nicht komme, muss jemand anderes aus dem Frei kommen, also komm' ich lieber', und inzwischen ist es so, dass der Druck so ist: ,Wenn ich nicht komme, kommt gar niemand mehr.' So ist es." (Exp-Int. 3, S. 2-6)*

Eine Krankenschwester aus einer onkologischen Station betont, dass die Arbeit „an sich" schon einiges abverlange, dass es aber vor allem auch die „Strukturen" seien, „die einen so fertig machen":

*„Es ist auch eine Folge von Strukturen, finde ich, also das Drumherum. Erstens, es ist ein sehr anspruchsvolles Gebiet, es ist eine sehr hochwertige Tätigkeit, wo ich eigentlich auch denke, es wird viel abverlangt, auch an Sicherheiten, und was man alles zu erledigen und zu bedenken hat mit den ganzen Zytostasen, und dieser Stress, der macht was mit einem, das hält man eine gewisse Zeit durch und dann irgendwann ... Weil, das sind ja Zeiten, wo mal ganz viel ist, die Patienten, die kommen wie ein Fluch auf einen zu, und wir sind dann so was von voll, wo man gar nicht mehr weiß, wo man sie hinpacken soll, und dann mit'm Mal, dann leert sich das wieder so'n bisschen, dann kommt man aber nicht so wirklich runter, man fragt sich denn, ,Hallo, was ist denn?' , weil man vorher auf, weiß ich, 150 Prozent gearbeitet hat, und nun muss man runter kommen und denkt immer: ,Äh? Ist ja gar nichts mehr zu tun, och', obwohl man immer noch 100 Prozent belegt ist, das ist einfach... die Sensorik ist dann einfach ganz hoch, ja, und dann wieder der nächste Schub (...). Ich hatte zu dem Zeitpunkt 'ne Beziehung, und mein Partner sagte dann zu mir, wann ich denn mein Feldbett in der Klinik aufschlagen möchte, weil ich, was weiß ich,*

*wenn ich Spätdienst hatte, war ich nie vor elf zu Hause, meistens halb zwölf, wenn ich den Frühdienst hatte, war ich nie vor fünf zu Hause, und wenn man dann um sechs anfängt, dann fragt man sich, man hat ja eigentlich 'nen Acht-Stunden-Job, aber das ist dann fast 'n Zwölf-Stunden-Job, teilweise ohne Pausen, oder man schiebt die dann mal so zwischen rein. Also, ich denke, so manches Mal aufgrund des Stresses ist man entweder herzinfarktgefährdet oder irgendwas Sonstiges, ist immer dann die Frage, was der Kör-per sich so gerade sucht." (Int. 12, S. 7)*

Die Überbelegung, bedingt durch gravierende Fehlsteuerungen und Fehl-entscheidungen anderenorts, verwandelt den Umstand, dass hilfe- und behandlungsbedürftige Menschen kommen, zum bedrohlichen Unheil. Und diese Bedrohung nimmt kein Ende, der Stresszustand dauert an, die gesundheitlichen Folgen bleiben nicht aus. Die Berichterstatterin wurde dann auch sehr krank, sie möchte aber heute entschieden mehr Selbstpfle-ge betreiben, möchte auf jeden Fall wieder dem Privaten mehr Raum ge-ben, denkt auch an Alternativen, fragt sich aber, wie das Ganze finanziell aussehen würde, und sieht darin eine große Schwierigkeit. Im Altenpfle-gebereich ist es hinsichtlich der prinzipiellen Arbeitsbedingungen nicht anders. Und viele überlegen sich auch hier, wie sie wieder ein Gleichge-wicht zwischen Arbeit und Privatleben hinbekommen können. Doch zu-nächst ist da die Krankheit, immer wieder ganz im Sinne eines „Körper-streiks". Eine Expertin berichtet:

*„Es werden mehr, viele halten einfach nicht mehr mit. Ich kriege in der letzten Zeit vermehr mit, dass Kollegen plötzlich rasenden Puls hatten, teilweise Panikattacken gekriegt haben und denn auch nicht mehr nachts alleine arbeiten konnten, und haben dann ge-sagt: ‚Ich kann das nicht, ich kriege Atemnot, ich ersticke dann, wenn ich hier sein muss.' Also, das ist mir immer häufiger begeg-net im Pflegebereich, muss ich schon sagen, das ist auf dem auf-steigenden Ast. Denn viele Kollegen, die lange dabei sind, die ha-ben nachher psychische Probleme, also da gibt es Kollegen dabei, die haben aufgrund der Belastung, wahrscheinlich auch, weil sie*

77

*vieles geschluckt haben oder auch hingenommen haben oder nie was gesagt haben, dann nachher richtige psychische Erkrankungen bekommen. Also mit klinischen Aufenthalten und langen begleitenden Reha-Maßnahmen."* (Exp-Int. 6, S. 23)

Ein Altenpfleger schilderte uns, wie sich sein Burnout-Syndrom anfangs unmerklich, doch schleichend sich seines Lebens bemächtigte:

*„Das waren somatische Beschwerden, die sich eingestellt haben, Herzrhythmusstörungen, Bluthochdruck. Ich hab morgens die Stempelkarte eingesteckt, und mir fingen die Knie an zu zittern, ich stand am Pflegebett, und ich hätte schon wieder kotzen können, also mir war richtig schlecht, aber du musst das ja irgendwie schaffen, musst dann ..., du weißt ja, deine Arbeit macht keiner, wenn du ausfällst, dann muss jemand anders zusätzlich ran. Also dann müssen Kollegen das mitarbeiten. Ja, dann kriegte ich Durchschlafstörungen, Einschlafstörungen, dann Schwindelanfälle. Ich saß im Bett, und meine Frau sagte: ,Was ist mit dir denn los?' Ich wurde kreidebleich, das ganze Zimmer, das Schlafzimmer, das drehte sich im Kreis, ich wusste gar nicht mehr, wo oben und unten war. Das war dann der Anlass, zum Arzt zu gehen, und da hab ich ihm das geschildert. ,Ja', sagt der, ,das sieht aber nach einem Überforderungssyndrom aus. Da wollen wir mal einen Neurologen ran setzen, und dann schreibe ich Sie erst Mal sechs Wochen krank, von vorneherein'. Allgemeinarzt. Ja, denn bin ich zum Neurologen, der hat die Diagnose bestätig, und dann, ja, ging das Übliche los, also Antrag zur Kur..."* (Int. 18, S. 17)

Die mehrmonatige Reha-Maßnahme empfand der Befragte als zwiespältig. Sie brachte ihm zwar eine Genesung, aber die therapeutischen Botschaften fand er fragwürdig, nämlich Erkrankung und Genesung ausschließlich auf das Individuum bezogen zu sehen und die krank machenden Verhältnisse systematisch auszuklammern. In der arbeitswissenschaftlichen, entwicklungspsychologischen und sozialepidemiologischen Diskussion wird immer wieder die These aufgestellt, die Menschen, die unter vermehrten Belastungen krank würden, hätten häufig eine zu geringe psychische Widerstandskraft – Resilienz – und einen mangelnden Kohärenzsinn, seien emotional negativ gefärbt oder, wie es Kentner (1985) ausdrückte, brächten schlicht eine Neigung zur „Kränklichkeit" ins Berufsleben mit. Die Theorie der persönlichen Prädisposition für psychische und psychosomatische Krankheiten ist nicht neu. Im Zusammenhang mit Industrialisierung, Mechanisierung und der Beschleunigung des Lebens in der zweiten Hälfte des 19. Jahrhundert wurde am Ende des 19. Jahrhundert der Begriff der „Neurasthenie" geprägt, womit die allgemein geschwächten Nerven und deren Überforderung durch das „moderne Leben" gemeint waren (Radkau 1998; Ehrenberg 2004, S. 37 ff.). Doch im Unterschied zur internationalen Fachwelt verbanden deutsche Wissenschaftler mit dem Begriff der Neurasthenie die Vorstellung einer konstitutionellen Nervosität, einer überwiegend erbbiologisch gedachten „Nervenschwäche". Nach wie vor bestimmen Vorurteile die Diskussion. Heute ist der Ton zwar etwas moderater geworden, doch ist die psychiatrische und sozialmedizinische Diskussion immer wieder von tradierten Wertvorstellungen durchwoben. Als Beispiel einer „neurotischen Konstellation" gibt Dührssen (1997) folgendes Beispiel: „Der Patient ist mit Hinblick auf seinen neurotischen Dauerprotest gegen Vorgesetzte außerstande, Weisungen entgegenzunehmen. Er entwickelt sich zum Querulanten" (ebenda, S. 113). Die soziale Konstellation, dass Untergebene Weisungen entgegenzunehmen haben, wird nicht hinterfragt. Alleine schon diese Voraussetzung zeigt den Standort derartiger wissenschaftlicher Lehrmeinungen.

Aus rehabilitationsmedizinischer Sicht haben Gutenbrunner et al. (2005) der chronischen Erschöpfung eine Abhandlung gewidmet, in der sie auf den Begriff der Neurasthenie rekurrieren. Sie sehen darin keine Persönlichkeitsklassifikation, sondern ein Krankheitsbild, das durch ein anhaltendes quälendes Erschöpfungs-, Müdigkeits- und Schwächegefühl, verbunden mit Kopfschmerz, Muskelschmerz, Schlafstörung oder Reizbarkeit, und all dies „nach geringer geistiger Anstrengung", gekennzeichnet ist. Sofort erhebt sich die Frage, wie ein Arzt oder ein Psychologe in der Reha-Klinik beurteilen will, ob beispielsweise eine Arbeitsbelastung als „gering" einzustufen ist. Es soll hier nicht bestritten werden, dass

Menschen in verschiedenen Situationen durchaus sehr verschiedene Belastbarkeitsgrenzen haben, doch schwingt auch bei Gutenbrunner et al. – wie bei vielen anderen Rehabilitationsmedizinern (z.B. Linden/Weidner 2005; Poersch 2007) – die tradierte Haltung mit, dass Arbeitsbedingungen eben nun einmal nicht zu verändern seien. Was bleibt, sind Persönlichkeitsfaktoren.

Mangelnde Resilienz oder ein mangelnder Kohärenzsinn wird auch in der neueren Diskussion oftmals als unveränderliche Persönlichkeitseigenschaft betrachtet. Das Konzept des Kohärenzsinns kommt ursprünglich von Antonovsky (1997) und dessen Salutogenese-Konzept, das in der empirischen Forschung mittlerweile in vielfältigen Variationen angewandt wird. Es geht hierbei um personale Gesundheitsressourcen: Wenn Menschen in der Lage sind, ihre soziale Umwelt und die in ihr kontextuierten Gegebenheiten – also auch ihre Arbeitsbedingungen – zu verstehen, mit ihnen aktiv umzugehen und der damit von ihnen mitgeschaffenen Situation Sinn zuzuschreiben, dann wird ihr „Kohärenzsinn" als hoch eingeschätzt (im Englischen: sense of coherence bzw. SOC). In vielen Studien (so z.B. Runeson et al. 2003) wird mit der Feststellung, dass ein niedriger SOC regelmäßig mit einer höheren Erkrankungsquote assoziiert ist, dieser Zusammenhang zugleich auch kausal interpretiert – in dem Sinne, dass ein niedriger SOC die Krankheit verursacht oder zu deren Entstehen beiträgt. Doch sind hier erhebliche Zweifel angebracht. Bei genauerem Hinsehen zeigt sich, dass hohe Arbeitsbelastungen, mangelnder Handlungsspielraum, mangelnde soziale Unterstützung, mangelnde soziale Verankerung und schließlich auch Arbeitslosigkeit unabhängige Prädiktoren für einen niedrigen SOC darstellen (Höge/Büssing 2004; Krantz/Östergren 2004). Das bedeutet: Der SOC ist seinerseits wiederum abhängig von Arbeits- und Lebensbedingungen, die von außen auf das Individuum einwirken und deren Gestaltung Grenzen auferlegt sind. Personen, welche unter hohen Arbeitsbelastungen stehen, tragen ein über zweifaches Risiko, in einen unteren SOC-Bereich abzufallen, d.h. es geht ihnen deutlich an Lebenssinn verloren. Aus der Biografieforschung ist wohlbekannt, in welchem Ausmaß negative Lebensereignisse und/oder negative Lebensbedingungen sich auf das leibliche Selbst und damit auf die Gesundheit niederschlagen (Müller 2005). Es wäre an der Zeit, sich diese Erkenntnisse für eine arbeitsbezogene Prävention zu eigen zu machen.

Die höhere Krankheitsanfälligkeit ist auch – zwar nicht ausschließlich, aber oftmals doch ausschlaggebend – ein Resultat verminderter Ressourcen, wobei hier insbesondere die soziale Unterstützung hervorgehoben werden soll. Durch die weitere Atomisierung der Arbeitsvollzüge, die steigenden Anforderungen an die personenbezogene Selbstorganisation und die teilweise extrem ausgeprägte Konkurrenz unter den Mitarbeiter/innen ist der soziale Rückhalt am Arbeitsplatz in vielen Bereichen auf ein Minimum zurückgegangen. Siegrist (1995, S. 188 ff.) hat nachgewiesen, wie relevant soziale Unterstützung, Anerkennung, Wertschätzung und positives Feedback im Sinne salutogener Faktoren zu bewerten sind und dass bei deren Fehlen mit einer signifikanten Erhöhung der Krankheitsinzidenzen zu rechnen ist. Zielke/Limbacher (2004) stellen fest, dass Menschen, die dazu neigen, sich beruflich stark zu verausgaben – es ließe sich hinzufügen: Menschen, die in Berufen arbeiten, die mit starker Verausgabung assoziiert sind –, schwere Krisen erleben, wenn dieses Engagement nicht gewürdigt wird. Es gibt gerade für den Pflegebereich eine Fülle neuerer Studienergebnisse, die diese These erhärten. Darauf wird – im Zusammenhang mit der arbeitswissenschaftlichen Diskussion – noch zurückzukommen sein. Gleichwohl ist es wichtig anzumerken, dass die Verschiedenheit der Menschen dagegen spricht, jedem die gleichen Arbeitsaufgaben und Anforderungen zuzumuten. Hier gilt es, durch eine Beachtung der unterschiedlichen Fähigkeiten und Möglichkeiten der Einzelnen – und hier insbesondere der unterschiedlichen Fähigkeiten und Möglichkeiten Jüngerer und Älterer – Arbeitseinsatzplanung und Arbeitprozesse zu gestalten. Die damit zusammenhängenden Fragen und Methoden werden in der Arbeitswissenschaft als differenzielle Arbeitsgestaltung bezeichnet. Auch darauf wird zurückzukommen sein.

## Ressourcen

Es wurde schon angesprochen, dass älter werdende Menschen sich in ihren biologischen und kognitiven Systemen verändern. Während körperliche und sinnesphysiologische Fähigkeiten, Reaktionsschnelligkeit und Arbeitsgedächtnis – all dies wird unter dem Begriff der fluiden Intelligenz zusammengefasst – zurückgehen, erhöht sich das Niveau des Erfahrungs-, Erinnerungs-, Überblicks- und Zusammenhangswissens. Ausgeprägter werden Verantwortungsbewusstsein und die Fähigkeit, sich selbst und andere realistischer einzuschätzen, sich seiner eigenen Stärken und Schwächen bewusster zu werden und Grenzen besser sehen und beurteilen zu können. Kurzum: Erfahrung und die verschiedenen Aspekte der reiferen Persönlichkeit – hier hat sich der Begriff der kristallinen Intelligenz eingebürgert – entwickeln sich im Verlauf des Älterwerdens weiter (Kliegel/Jäger 2007). Dies bedeutet aber, dass Arbeitsplätze, Arbeitsanforderungen und Arbeitsstrukturen, die einmal für 20-50-Jährige entworfen und konstruiert wurden, für älter werdende Personen nicht mehr passen. Der Altersforscher Paul Baltes plädiert in diesem Zusammenhang für eine neue Sicht des Produktivitätsbegriffs: „Ältere Menschen haben andere Interessen, andere Motive, andere Stärken. Außerdem fällt es ihnen schwerer, Neues zu lernen. Aber sie sind gut, wenn es um sozial-emotionale Intelligenz geht. (...) Eine Kultur des Alterns braucht einen anderen Produktivitätsbegriff als einen rein ökonomischen. Ältere Menschen werden Dinge produzieren, die wir heute nicht als normales Produkt bezeichnen. Das ist die Transformation, die diese Gesellschaft noch vor sich hat: ein neues Konzept von Produktivität." (Baltes 2003). Die Erkenntnis einer alternsgerechten Gestaltung der Arbeitsstrukturen hat sich bislang leider nicht durchgesetzt. Immer noch ziehen es viele Unternehmen vor, entweder Jüngere einzustellen oder Ältere durch betriebliche Fitnessprogramme den schwieriger werdenden Arbeitsbedingungen anzupassen, statt diese in ihrem Zuschnitt grundsätzlich so zu verändern, dass älter werdende Arbeitende mit und in ihnen zurechtkommen können.

Wenn wir einmal versuchen, Gesundheit nicht nur als Abwesenheit von Krankheit, sondern positiv zu definieren, so erweitert sich das Blickfeld. Nach heutigem gesundheitswissenschaftlichem Verständnis (Waller 2006) ist Gesundheit die Fähigkeit, sich aktiv mit seiner stofflichen und sozialen Umwelt auseinanderzusetzen und sie möglichst selbstständig zu gestalten. Es geht also nicht nur um das körperliche, soziale und mentale Wohlbefinden, sondern um die Möglichkeit des aktiven Eingreifens. Dazu gehört auch die Arbeit, insofern diese als Stoffwechselprozess zwischen Mensch und Natur begriffen wird. Arbeit in diesem Sinne ist nicht gleichzusetzen mit den Arbeitsformen, wie sie sich im Rahmen der Konkurrenzverhältnisse, der Rationalisierung und Intensivierung durchgesetzt haben, und auch nicht mit den unter „Beschäftigungsfähigkeit" subsumierten Anpassungsleistungen. Eine ältere Schwester, die körperlich beeinträchtigt, aber psychomental höchst kreativ und sensibel ist, mag für die Hebe- und Tragearbeiten nicht mehr „tauglich" sein, kann aber in einem wohlverstandenen Sinne durchaus „gesund" sein. Was sie benötigt, ist ein geeignetes Tätigkeitsfeld, eine andere Art und Weise, „produktiv" zu sein. Das zitierte Forschungsresultat von Paul Baltes weist darauf hin, dass hier noch sehr viele Möglichkeiten brach liegen; die Gesellschaft als Ganzes muss sich entschließen, diese Möglichkeiten zu entdecken und zu entwickeln.

Hilfreich für die weitere Diskussion zur Frage der Erwerbsfähigkeit Älterer ist das Konzept der „relativen Gesundheit" (Behrens u.a. 1998). Menschen sind nie vollständig gesund und nie vollständig krank; selbst sehr Kranke können – wie wir anhand schwerkranker Werftarbeiter sehen konnten (Hien et al. 2007) – noch Lebensfreude, Kreativität und Humor entwickeln. Wohlbefinden und Leistungsfähigkeit sind die Resultanten vieler verschiedener Faktoren. Eine Studie zur Berufs- und Berentungsorientierung von Patienten nach einer koronaren Bypass-Operation (Gerhardt 1999) ergab folgendes Bild: Arbeiter hatten noch zu 14% eine klare Berufsorientierung; 60% wiesen eine eindeutige Berentungs-Orientierung auf. Ganz anders verhielt es sich mit der Gruppe aus Angestellten, Beamten und Selbstständigen: Sie wollten zu 57% wieder zurück in den Beruf; nur 16% waren auf eine Berentung eingestellt.

Hieraus kann der Schluss gezogen werden: Gesundheit ist relativ und wird beeinflusst von folgenden Faktoren: (a) subjektives gesundheitliches Befinden, (b) Anerkennung der Leistungen und Erfahrungen, (c) Sinnerfüllung im Beruf und im beruflichen Lernen, (d) Utopiefähigkeit bzw. Möglichkeitssinn und nicht zuletzt (e) Stand der finanziellen Absicherung. Das Konzept der relativen Gesundheit berücksichtigt, dass der Gesundheitszustand und die Einschätzung der eigenen Möglichkeiten der Arbeits- oder Beschäftigungsfähigkeit immer nur im Verhältnis zu den objektiv gegebenen Möglichkeiten bestimmbar erscheinen. Damit ist das Verhältnis angesprochen, das sich zwischen körperlicher und mentaler Leistungsfähigkeit einschließlich des schon stattgehabten Verschleißes einerseits und den Leistungsanforderungen eines ganz bestimmten Arbeitsplatzes oder Berufsbereiches andererseits herstellt. In das Konzept der relativen Gesundheit geht ein, dass – über den körperlichen Verschleiß hinaus – Gesundheit auch etwas mit dem Veralten oder der Erweiterung der Qualifikation und mit dem Verlust oder dem Erhalt des betrieblich-sozialen Status' und der damit verbundenen Reputation zu tun hat. Im weitesten Sinn wird also die Frage der Erwerbsminderung von einer Vielzahl gesellschaftlicher, kultureller und persönlicher Faktoren beeinflusst.

Was sind nun die besonderen Stärken älterer Erwerbspersonen? Sie verfügen über ein hohes Maß an sozial-emotionaler Intelligenz, die sich freilich nur dort entfalten kann, wo sie nachgefragt wird. Schwarzkopf (2003) nennt als Stärken älterer Pflegekräfte „die Fähigkeit zu verbindlicher und zielführender Kooperation und Kommunikation, die Verknüpfung von Arbeits- und Lebenserfahrungen sowie die Flexibilität durch verminderte familiäre Verantwortungsaufgaben" (ebenda, S. 174). Als Problem stellt sich allerdings die Frage, ob die jeweilige Arbeits- und Betriebskultur die Potenziale der Älteren erkennt und begrüßt oder ob – wie es besonders in stark technikzentrierten und tayloristischen Arbeitsstrukturen zu beobachten ist – Ältere aufgrund ihrer gesundheitlichen Einschränkungen und ihrer geringeren fluiden Intelligenz diskriminiert werden. Immer wiederkehrende Fragen wie z.B. „Wann gehst Du endlich in Altersteilzeit" können zermürben und jede Initiative zum Einbringen von Erfahrungswissen zunichte machen. Schwarzkopf (2003) benennt einen wichtigen Punkt: „Integrative Teams und Gruppen bieten Kooperationschancen. Dies setzt voraus, dass die Unternehmen diesen Weg durch flankierende Personalentwicklungsmaßnahmen wie Moderation und Vorhalten eines Expertenpools begleiten." (ebenda, S. 180) Flieder (2002) fand in ihrer empirischen Studie keine „Fluchttendenz aus der Pflege", sondern die Bereitschaft und Aufgeschlossenheit älterer Pflegekräfte, ihr Wissen, ihre Erfahrung und vor allem ihre Verstehenskompetenz und ihre größere Sensibilität für schwierige Situationen der Patienten in den Pflegeprozess einzubringen. Doch muss dafür durch eine entsprechende Führungsqualität der Boden bereitet sein. Daran hapert es in erster Linie. Doch auch hier gilt: Dies ist kein spezifisch deutsches, sondern ein internationales Problem. Wie ein Blick in die Literatur zeigt (Cohen 2006; Tourangeau/Cranley 2006; Fitzgerald 2007; Gabrielle et al. 2008; van den Tooren/Jonge 2008), stehen Fragen der Arbeitsorganisation, der Arbeitskultur und der Qualität des Managements, in dessen Hauptverantwortung Organisation und Kultur stehen, ganz in Vordergrund, wenn es um eine alternsgerechte und für alle Beteiligten nutzbringende Gestaltung der Pflegearbeit geht.

In der Studie, die Braun et al. (2004) im Auftrag der Gmünder Ersatzkasse (GEK) durchführten, wurde auch nach Ressourcen und salutogenen Potenzialen gefragt. Die Ergebnisse – die sich im Übrigen in der Folgestudie (Braun et al. 2007) fast exakt wiederholen – sind bemerkenswert und decken sich in der Tendenz mit denen anderer Befragungen (Grabbe et al. 2005, 2006). Die Pflegenden erleben folgende Faktoren als Gesundheitsressource:

- interessante und abwechslungsreiche Tätigkeit:        89%
- hoher Handlungsspielraum:                             71%
- Team ist wichtige soziale Unterstützung:             68%
- Starke persönliche Bestätigung durch die Arbeit:     66%
- Chancen, etwas dazu zu lernen:                       66%

In einer Sonderauswertung haben wir nach Altersgruppen unterschieden und festgestellt, dass die über 50-Jährigen diese Fragen nicht anders sehen als die unter 50-Jährigen. Lediglich bei den 50-54-Jährigen gibt es einen kleinen Knick nach unten – die Fragen werden hier mit 3-4 Prozentpunkten weniger beantwortet – um dann aber ab dem 55. Lebensjahr deutlich über das Niveau des Gesamtdurchschnitts anzusteigen. Doch unterliegen die GEK-Daten einem Selektionseffekt: Der Anteil der ab 50-Jährigen Responder beträgt hier etwa 10%, während in der Grundgesamtheit aller Pflegekräfte in Deutschland dieser Anteil über 20% liegt. Unter den älteren GEK-Responder/innen befinden sich vermutlich viele, die sich in irgendeiner Weise positiv mit dem Pflegeberuf arrangiert haben; viele andere haben entweder nicht geantwortet oder sind bereits aus dem Beruf ausgestiegen.

Die in der GEK-Studie so hoch bewerten Ressourcen finden sich auch in unserem Interviewmaterial wieder. Ein im stationären Bereich arbeitender Altenpfleger erzählte, was ihm an der Arbeit gut und weniger gut gefällt:

> *„Man baut ja zu den Leuten 'ne Beziehung auf, und ich glaube, dass ich mir ein ganz gutes System zurechtgelegt, hab', dass ich mir die Leute nicht mit nach Hause nehme. (...) Ja, und die Arbeit macht ja auch Spaß, ist abwechselungsreich, ... in jedem Zimmer ist man ein anderer, man geht da rein, ist da der Kasper, da muss man trösten, und da muss man wieder, ja, jeden Tag konstant reingehen, immer die gleiche Schiene fahren. Gerade bei demenziell Erkrankten auch, die wollen ja keine große Veränderung, die wollen ja immer dat gleiche haben, nich'? Die erzählen ja auch immer... Auf jeden Fall ist es so: Die freuen sich, wenn du kommst, und da kriegst du auch was zurück. Weil... ich seh' das alles nicht so verkniffen. Wenn wir Sachen mal nicht schaffen, dann ist das auch mal so. Man muss auch mal anhalten, mal ein Wasser trinken zwischendurch oder so, mal Luft holen. (...) Dieses Steife, dieses Verkrampfte, dieses penibel Abarbeiten und dann wieder in Panik verfallen, das mag ich nicht. (...) Ruhe bewahren und dann das Richtige tun! (...) Ja, und dann auch wär' 'ne gesunde Mischung zwischen Männern und Frauen in der Pflege gar nicht schlecht, dass da nämlich so'n bisschen Entspannung reinkommt. So'n Team-Klima, dass man sich auch freut, miteinander zu arbeiten."* (Int. 4, S. 1 f., 12 , 23 und 30)

Im Prinzip spricht der Erzählende alle in der GEK-Studie genannten Punkte an, betont aber gleich zu Beginn seiner Ausführungen, wie wichtig es ist, sich auch von der Arbeit abgrenzen zu können. Er kritisiert das Über-Engagement mancher Kolleginnen, welchen dann häufig in Verbissenheit ausarte. Die Fähigkeit zur „gesunden" Abgrenzung und die Fähigkeit zur Rollendistanzierung ist ein Schutzfaktor gegen das Ausbrennen und gegen die innere oder äußere Flucht aus der Pflege. Wer in der Pflege bleibt, hat in der Regel gelernt, sich zu arrangieren. Die „Fluchttendenz" nimmt denn auch – bei den in der Pflege gebliebenen – mit zunehmendem Alter ab. Dies zeigt sich auch in den GEK-Daten, genauer: bei der Frage nach „Gedanken über einen Berufswechsel". Bei der GEK-Folgebefragung spannt sich der Anteil derer, die schon einmal solche Gedanken hatten, von 61% im Durchschnitt über 43% bei den 50-54-Jährigen bis zu 34% bei den ab 55-Jährigen auf. Diejenigen der Älteren aber, die über einen Ausstieg schon mal nachgedacht haben, geben als fast alleinigen Grund an: „Die Bedingungen gestatten keine gute Pflege mehr."

Die Neigung zum Berufswechsel ist ein Indikator für das Missverhältnis zwischen beruflichen Zielen und der empfundenen Unmöglichkeit, diese Ziele im Rahmen der vorherrschenden Arbeitsverhältnisse zu realisieren. Pflegende dürfen aber ihren Unmut, ihre Enttäuschung und ihre Schwierigkeiten nicht zeigen; sie müssen in ihrem Verhalten professionellen Darstellungsregeln folgen. Die Kontrolle der eigenen Gefühle ist – wie bereits an anderer Stelle ausgeführt – ein wesentlicher Bestandteil der beruflichen Rolle. Diese Selbstkontrolle ist mit zuweilen hohen psychischen Anstrengungen verbunden (Neubach 2004). Diese Anstrengung wird umso größer, je mehr sich die eigenen Ziele von denen der Organisation entfernen. Schränken betriebswirtschaftliche Vorgaben das eigene professionelle Handeln ein, so verstärken sich damit die Dilemmata der in der Pflege Arbeitenden deutlich: Es kommt zu Situationen und Prozessen der emotionalen Dissonanz. Empirische Belege für die Erhöhung des Burnout-Risikos durch Zieldiskrepanzen und dadurch bedingte hohe Selbstkontrolle haben Hollmann et al. (2005) erbracht. Beim Zusammentreffen von Overcommitment, hoher Verausgabung, niedriger Belohnung bzw. ungünstigen Bedingungen, eine gute Pflege zu machen, erhöht sich das Burnout-Risiko dramatisch: Hasselhorn/Tackenberg et al. (2004) messen hier ein bis zu 16-fach erhöhtes relatives Risiko.

95% der Befragten halten daran fest, dass die Behandlung der Patientinnen und Patienten nicht an den Kosten scheitern darf, wobei das Antwortverhalten der Schwestern und Pfleger im Detail Unterschiede aufweist. Pfleger würden Abstriche eher in Kauf nehmen und betonen stärker als ihre Kolleginnen die Eigenverantwortung der Erkrankten. Sie sind deutlich weniger „idealistisch". Möglicherweise, so die Autoren der Studie, kommt darin aber auch der überproportionale Anteil der Männer an den leitenden Positionen in den Pflegediensten zum Ausdruck. Dennoch ist insgesamt der Eindruck eines hohen Ethos vorherrschend. Auf die Fragen allerdings nach der Realität im Krankenhaus meinten 50% der Befragten, dass die soziale und emotionale Zuwendung in der Praxis nicht ausreichend ist. Über 80% geben an, aus Zeitmangel sich diesen – von ihnen selbst als wichtig erachteten – Aufgaben nicht oder nur unzureichend widmen zu können. Vor diesem Hintergrund der nicht realisierbaren Ansprüche an die eigene Arbeit sind sowohl das Burnout-Risiko als auch die darauf fußende Neigung, aus dem Beruf auszusteigen, hoch plausibel. Die Frage allerdings, ob die Ausstiegsneigung eher in den hohen eigenen Ansprüchen oder eher in den Belastungen – wofür der geringe Handlungsspielraum stehen soll – begründet ist, bleibt noch offen. Eine vertiefende Auswertung der GEK-Befragung von 2004 hat dazu folgendes Ergebnis gebracht:

**Neigung zum Berufswechsel („habe schon mal nachgedacht über ...") in Abhängigkeit von Handlungsspielraum und Anspruchniveau**

| | | |
|---|---|---|
| 58% | 40% | hohe Ansprüche an die eigene Arbeit |
| 49% | 43% | mittlere Ansprüche an die eigene Arbeit |
| manchmal und nie genügend Handlungsspielraum | immer und überwiegend genügend Handlungsspielraum | |

Das Ergebnis ist frappierend und eindeutig zugleich: Allein der geringe Handlungsspielraum – als Indikator für die arbeitsorganisatorischen Belastungen in der Pflege – hat in signifikanter Weise Einfluss auf die Neigung, aus dem Pflegeberuf auszusteigen, nicht jedoch das Niveau der Ansprüche an die eigene Arbeit. Neben gesundheitsgerechteren Arbeitszeitmaßnahmen muss, das legt dieses Ergebnis nahe, dringend eine Behebung des chronischen Personalmangels angegangen werden, um die Handlungsspielräume für den/die einzelnen Pflegende/n zu erweitern. Statt Taylorisierung wäre eine Ent-Taylorisierung angesagt sowie eine grundlegende Verbesserung der Informations- und Kommunikationsprozesse. Eine Aufstockung der Personaldecke und der Aufbau von sozialen Kommunikationsräumen – der Zeiten, in denen man einmal „Luft holen" kann – würden zugleich die sozialen Ressourcen stärken, auf die Pflegende elementar angewiesen sind.

# 7. Frühberentungsgeschehen bei Pflegekräften

Dass ein vorgezogener Ruhestand oder gar eine Erwerbsminderungsrente von den Erwerbstätigen als leichtfertige Option gewählt würde, „um noch eine schöne Zeit" zu haben, wird zwar immer wieder behauptet (so z.B. Pfeiffer/Simons 2004), doch der Wirklichkeit entspricht dies, spätestens nach der Rentenreform 1999, keinesfalls. Von den Betroffenen werden die massiven Rentenabschläge bei Inanspruchnahme einer vorgezogenen Altersrente eher als Hinderungsgrund gesehen. Wird diese Möglichkeit – oftmals kombiniert mit der Altersteilzeit – dennoch gewählt, müssen schon andere, gewichtigere Gründe vorliegen, so z.B. der, dass man sich den Arbeitsbelastungen nicht mehr gewachsen sieht. Die aus dem Pflegeberuf kommenden Vorruheständler/innen werden sich dann in der Regel einen oder mehrere Minijobs suchen, offiziell oder informell, um „über die Runden zu kommen". Das haben uns Interviewpartner/innen während des hier vorgestellten Projekts immer wieder bestätigt. Anzumerken ist, dass der durch Arbeitslosigkeit erzwungene Vorruhestand, teilweise relevant im Altenpflegebereich, eine Option ist, die von den Betroffenen nicht freiwillig gewählt wird. Unsere Expertinnen und Experten beobachten, bisher nur vereinzelt, aber mit steigender Tendenz, Fälle betriebs- und personenbezogener Kündigungen bei älteren Pflegekräften.

Immer stehen die Pflegekräfte vor der Frage: „Schaffe ich das noch bis 60, vielleicht bis 63, oder bin ich gesundheitlich schon so angeschlagen, dass ich in eine Erwerbsminderungsrente gehe?" Die Zahlen zur Erwerbsminderung im Pflegebereich sind erschreckend; der Einwand, viele Erwerbsminderungen seien „nicht wirklich gesundheitsbedingt" (so z.B. Pfeiffer/Simons 2004), entbehrt jeder empirischen Grundlage. Festzuhalten gilt, „dass für die Gewährung einer Erwerbsminderungsrente gravierende gesundheitliche Einschränkungen gegeben sein müssen, die in einem teilweise aufwändigen sozialmedizinischen Begutachtungsverfahren ärztlicherseits festgestellt und juristisch fundiert werden müssen" (Priester 2007, S. 43; vgl. auch: Seger/Grotkamp 2008). Arbeitsmarktpolitische Sondergründe kommen – wie wir anhand der geringen Arbeitslosenzahlen gesehen haben – für den Krankenpflegeberuf nicht in Betracht, auch für den Altenpflegeberuf nicht, da es viele offene Stellen gibt. Die Erwerbsminderungsrente – vor 2000 war dies im Normalfall die Erwerbsunfähigkeitsrente, sehr selten die Berufsunfähigkeitsrente – kann als Spitze desjenigen Eisberges angesehen werden, bei dem die Oberfläche den nicht sichtbaren Teil aus langen Krankenständen, Altersteilzeit, Arbeitslosigkeit – es gibt mittlerweile auch eine gesundheitlich bedingte Arbeitslosigkeit (Knuth 2008) – und vorgezogener Altersrente verbirgt. Insgesamt ist in den letzten beiden Jahrzehnten die Frühberentungsquote – worunter im Folgenden der Anteil der Erwerbsminderungsrenten an der Summe von Alters- und Erwerbsminderungsrenten verstanden werden soll – von etwa 40% Mitte der 1980er Jahre auf mittlerweile unter 20% gefallen. Dies gilt freilich, wie im Folgenden noch dargestellt werden soll, nicht für den Gesundheits- und Sozialsektor und die Pflegeberufe im Besonderen.

## Frührenten-Statistik

Während in den letzten Jahrzehnten das Altersrenten-Eintrittsalter aufgrund der sozialpolitischen Rahmenbedingungen leicht angestiegen ist, gilt dies nicht für das Erwerbsminderungsrenten-Eintrittsalter: Dieses ist von 56 Jahren Mitte der 1980er Jahre auf nunmehr 50 Jahre gefallen (DRV 2008). Für die allgemeine Erwerbsbevölkerung liegt das durchschnittliche Rentenzugangsalter – nun beide Rentenarten zusammengenommen – für beide Geschlechter derzeit bei 60,7 Jahren. Das Zugangsalter für die Altersrente liegt – im Allgemeinen und im Gesundheitssektor – für Männer bei etwa 63 und für Frauen bei 61 Jahren, das Zugangsalter für Erwerbsminderungsrenten liegt für Männer im Allgemeinen bei 50,5 Jahren, im Gesundheitswesen bei 49,3 Jahren, und für Frauen im Allgemeinen bei 49,3 bzw. 49,0 Jahren. Das durchschnittliche Rentenzugangsalter für Gesundheitsdienstberufe liegt derzeit bei 58,5 Jahren (Männer 59,7 und Frauen 58,2 Jahre), das Austrittsalter aus dem Erwerbsleben liegt, wenn Altersteilzeit und ggf. Arbeitslosigkeit einberechnet werden, noch einmal um ein halbes bis ein ganzes Jahr tiefer. Genaue Zahlen hierzu gibt es nicht. Auf jeden Fall erreicht die Mehrheit der Pflegenden vollerwerbstätig und vollerwerbsfähig nicht einmal das 60. Lebensjahr.

Im Folgenden wird die zeitliche Entwicklung der Rentenzugänge zwischen 2000 und 2007 dargestellt. Gesetzlichen Veränderungen und eine strengere sozialmedizinische Praxis ließen in den letzten zwei Jahrzehnten und dann noch einmal seit der Rentenreform 1999 die Frühberentungen stark sinken. Der Vergleichbarkeit wegen erscheint es angemessen, die Zeitreihe erst ab 2000 beginnen zu lassen. Eine den Besonderheiten der Sozialversicherungsstatistik geschuldete Frage ist noch erläuterungsbedürftig: Die Berufsgruppe der Altenpfleger/innen ist enthalten im Berufsgruppenschlüssel 861 und umfasst Sozialarbeiter, Altenpfleger, Sozialpfleger und einige sonstige Sozialberufe. Altenpfleger machen darin sicherlich den größten Anteil aus. Da die Belastungen der sozialen und altenpflegerischen Berufe zumindest im psychischen Bereich ganz ähnlich sind, dürften sich damit keine gravierenden Verzerrungen ergeben.

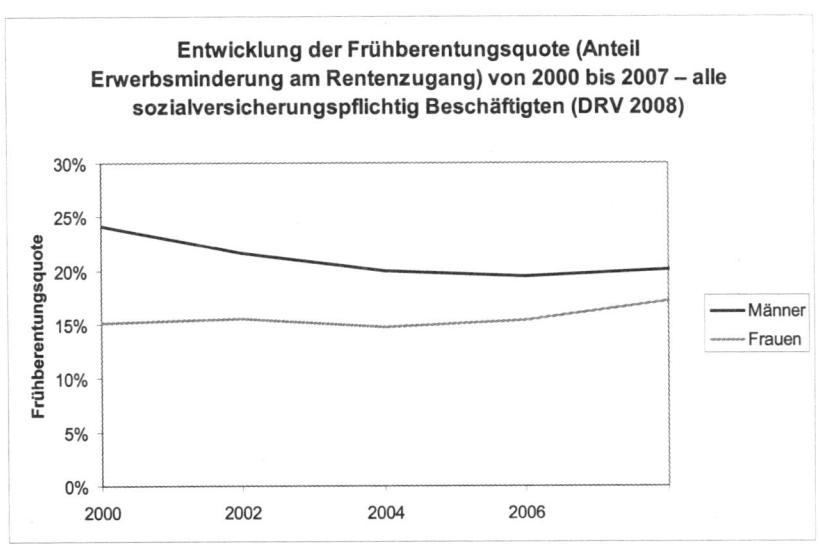

Entwicklung der Rentenzugänge und der Erwerbsminderung (EM) von 2000 bis 2007 – alle sozialversicherungspflichtig Beschäftigten (DRV 2008)

| | 2000 | 2002 | 2004 | 2006 | 2007 |
|---|---|---|---|---|---|
| Alter und EM | 1.092.649 | 947.891 | 977.861 | 916.708 | 865.976 |
| Anteil EM | 19,6% | 18,6% | 17,3% | 17,4% | 18,6% |
| Männer gesamt | 546.574 | 475.209 | 482.264 | 459.046 | 445.182 |
| Anteil EM (M) | 24,1% | 21,6% | 20,0% | 19,4% | 20,1% |
| Frauen gesamt | 546.075 | 472.682 | 495.597 | 457.662 | 420.794 |
| Anteil EM (F) | 15,1% | 15,5% | 14,7% | 15,4% | 17,1% |

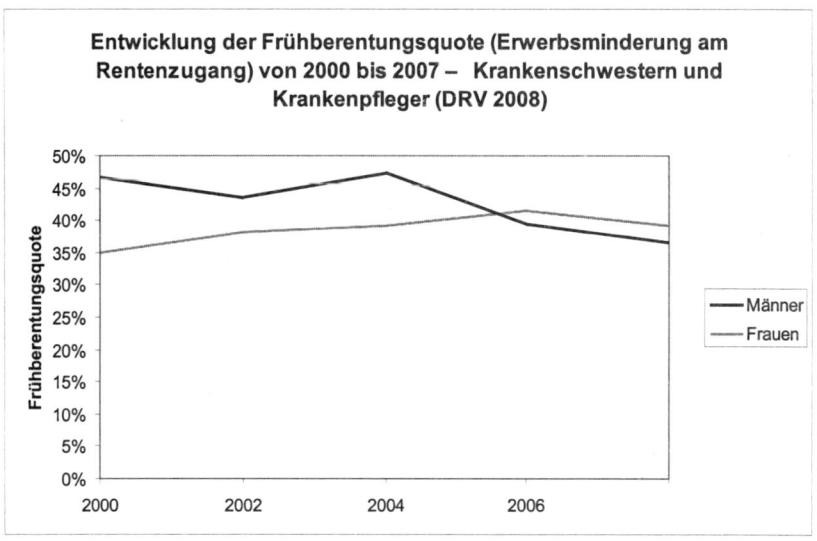

Entwicklung der Rentenzugänge und der Erwerbsminderung (EM) von 2000 bis 2007 – Krankenschwestern und Krankenpfleger (DRV 2008)

|  | 2000 | 2002 | 2004 | 2006 | 2007 |
|---|---|---|---|---|---|
| Alter und EM | 10.128 | 8.688 | 6.770 | 6.996 | 7.491 |
| Anteil EM | 36,0% | 38,7% | 40,1% | 41,2% | 38,9% |
| Männer gesamt | 995 | 911 | 822 | 386 | 927 |
| Anteil EM (M) | 46,6% | 43,4% | 47,3% | 39,5% | 36,6% |
| Frauen gesamt | 9.133 | 7.777 | 5.948 | 6.019 | 6.564 |
| Anteil EM (F) | 34,9% | 38,1% | 39,1% | 41,5% | 39,2% |

94

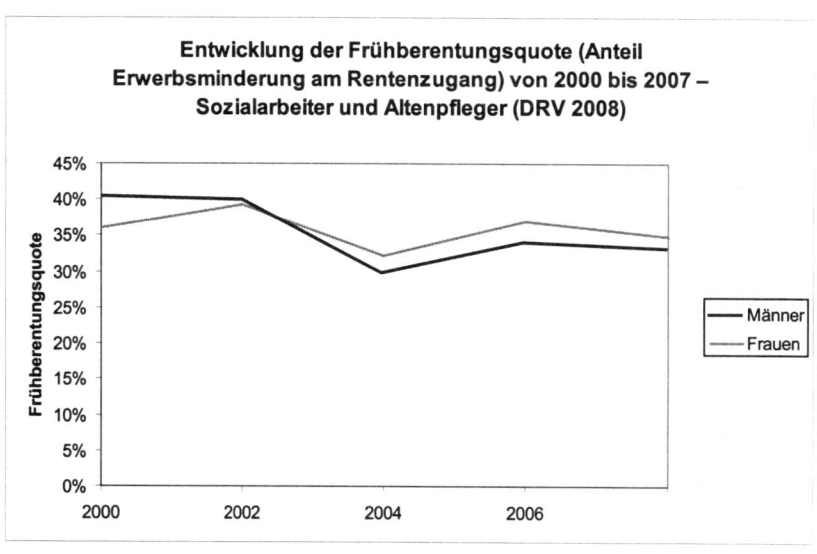

Entwicklung der Frühberentungsquote (Anteil Erwerbsminderung am Rentenzugang) von 2000 bis 2007 – Sozialarbeiter und Altenpfleger (DRV 2008)

## Entwicklung der Rentenzugänge und der Erwerbsminderung (EM) von 2000 bis 2007 – Sozialarbeiter und Altenpfleger (DRV 2008)

|  | 2000 | 2002 | 2004 | 2006 | 2007 |
|---|---|---|---|---|---|
| Alter und EM | 6.452 | 5.651 | 7.999 | 7.745 | 8.405 |
| Anteil EM | 36,5% | 39,3% | 31,8% | 36,4% | 34,5% |
| Männer gesamt | 752 | 673 | 1.521 | 1.488 | 1.546 |
| Anteil EM (M) | 40,5% | 40,1% | 29,8% | 34,2% | 33,3% |
| Frauen gesamt | 5.700 | 4.978 | 6.478 | 6.257 | 6.859 |
| Anteil EM (F) | 36,0% | 39,2% | 32,3% | 37,0% | 34,8% |

Die Zeitreihe zeigt, dass sich die Frühberentungsquote der Krankenpflegeberufe im Trend von 36% auf etwa 39% erhöht hat; in den Jahren 2004 bis 2006 überstieg diese Quote die 40-Prozent-Marke. Wir sehen auch Schwankungen dieser Quote, insbesondere bei den Männern, was mit unterschiedlichen Kohortenstärken und dadurch phasenweise hohen Altersrentenzugängen zusammenhängt. Da Frühberentungsanträge durchaus eine Reihe von Hürden durchlaufen, können sich Ungleichzeitigkeiten ergeben, die sich aber im längerfristigen Trend wieder ausgleichen. Noch stärker waren die Schwankungen in den Sozialberufen, bei denen es im Trend eine leichte Abnahme der Quote auf 34,5% gegeben hat. Festzustellen ist, dass entgegen dem über alle Berufsgruppen leicht fallenden Trend die Gesundheits- und Sozialberufe im gewichteten Mittel mit einer Quote von 36,2% in 2000 und 36,6% in 2007 in etwa konstant hoch geblieben sind und damit eine annähernd doppelt so hohe Frühberentungsquote aufweisen wie der Durchschnitt aller Erwerbstätigen. Eine weitere Feststellung muss angefügt werden: Die Gesundheits- und Sozialberufe befinden sich mittlerweile, zusammen mit den traditionell führenden Bergleuten (39,4%) und Bauberufen (34,7%), in der Spitzengruppe derjenigen Branchen, welche die höchsten Frühberentungsquoten aufweisen. Ein weiterer Punkt ist auffallend: Insgesamt scheinen sich die Frühberentungsquoten der Männer und Frauen anzugleichen. Gab es im Jahr 2000 zwischen den Geschlechtern im Allgemeinen noch 9 Prozentpunkte, bei den Krankenpflegeberufen sogar fast 12 Punkte und bei den Sozialberufen 4,5 Punkte Unterschied, so verkleinerte sich diese Differenz heute im Allgemeinen und bei den Gesundheitsberufen auf 3 Punkte und bei den Sozialberufen auf 1,5 Punkte.

Was die Verteilung der Diagnosegruppen anbelangt, so sind im Allgemeinen die psychischen Erkrankungen massiv angestiegen und bilden heute die prioritäre Gruppe hinsichtlich der Frühberentungsgründe (Rehfeld 2008). Gilt dies schon für den Durchschnitt aller sozialversicherungspflichtig Beschäftigten, so umso mehr für die Gesundheits- und Sozialberufe. Was die Einzeldiagnosen betrifft, so stehen schwere Depressionen an der Spitze aller Einzeldiagnosen, gefolgt von Angststörungen und somatoformen Störungen, d.h. psychosomatischen Erkrankungen. Da chronischer Erschöpfung und Burnout keine ICD-Nummer zugeordnet ist, ist es dem Ermessen der behandelnden Ärzte überlassen, derartige Syndrome auf verschiedene verfügbare ICD-Nummern zu verteilen, wobei die Depressionserkrankungen ganz im Vordergrund stehen. Mohr (2005) nennt zwei Hauptsymptome und sieben Zusatzsymptome, von denen mindestens drei erfüllt sein müssen, um von einer schweren Depression – im Englischen: major depression – sprechen zu können. Als Hauptsymptome nennt Mohr eine fast tägliche und lang anhaltende depressive Verstimmtheit mit einem deutlich verminderten Interesse oder Freude an allen oder fast allen Aktivitäten. Als Zusatzsymptome nennt er die Folgenden: Schlafprobleme, Veränderung des Aktivitätsniveaus (Verlangsamung oder Unruhe), Appetit (vermindert oder vermehrt) und Gewichtsverlust oder -zunahme, Energieverlust und/oder große Müdigkeit, negatives Selbstbild, Selbstvorwürfe, Schuldgefühle und Gefühle der Wertlosigkeit, verminderte Konzentrationsfähigkeit, verminderte Fähigkeit zu denken oder verringerte Entscheidungsfähigkeit und wiederkehrende Gedanken an den Tod oder an Selbstmord. Wenn wir über gesundheitsbegründete Frühberentungen reden, so heißt dies auf dem Feld der psychischen Erkrankungen bzw. auf dem Feld der Depressionserkrankungen, dass diese so schwer und rezidivierend sein müssen, dass die Wiederaufnahme einer Arbeitstätigkeit nicht möglich erscheint. Auch hier gibt es kontroverse Diskussionen in der Fachwelt, wo „die Linie" zu ziehen sei (Seeger/Grotkamp 2008), doch für Pflegeberufe klärt sich spätestens ab dem Punkt die Situation, wo eine halbwegs normale Arbeit mit Patienten oder Klienten Symptome des Widerwillens, des Zynismus, der Verzweiflung usw. einerseits und Fahrigkeit, Entscheidungsschwäche, Konzentrationsunfähigkeit oder gar Lethargie oder auch durch eine hohe Fehlerwahrscheinlichkeit im administrativen Bereich das Leben der anvertrauten Personen gefährden würde.

Leider lassen es die Daten der Deutschen Rentenversicherung nicht zu, die Frühberentungen hinsichtlich der Diagnosegruppen auf die einzelnen Berufsgruppen aufzuschlüsseln. Doch wenn wir davon ausgehen, dass zwar nicht immer, doch in vielen Fällen einer Frühberentung wegen eines psychiatrischen Krankheitsbildes eine psychotherapeutisch orientierte stationäre medizinische Rehabilitation – die sogenannte psychosomatische Rehabilitation – vorausgeht, dann geben diese Daten einen

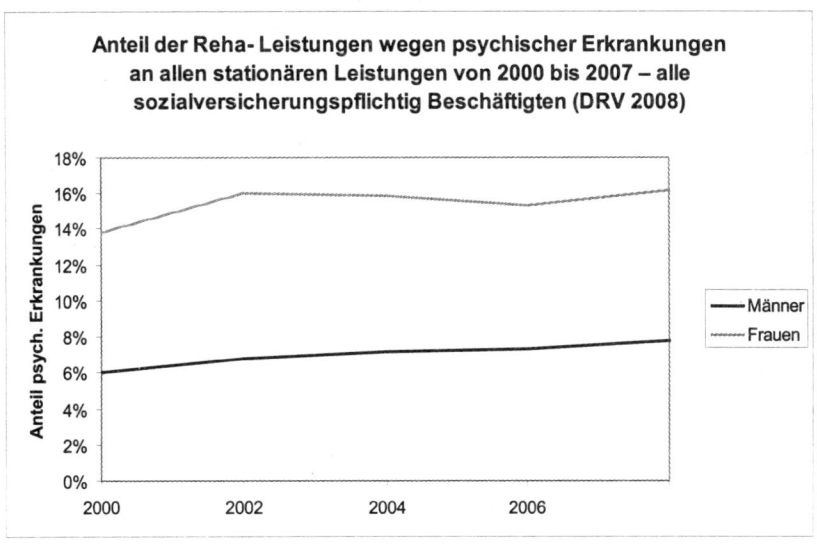

Anteil der Reha- Leistungen wegen psychischer Erkrankungen an allen stationären Leistungen von 2000 bis 2007 – alle sozialversicherungspflichtig Beschäftigten (DRV 2008)

Stationäre Leistungen zu medizinischen Rehabilitation und der Anteil der Leistungen wegen psychischer Erkrankung – alle sozialversicherungspflichtig Beschäftigten (DRV 2008)

| | 2000 | 2002 | 2004 | 2006 | 2007 |
|---|---|---|---|---|---|
| Gesamt (M und F) | 778.789 | 813.362 | 702.122 | 704.004 | 771.782 |
| Anteil Psyche | 9,7% | 11,1% | 11,3% | 11,2% | 11,8% |
| Männer gesamt | 416.662 | 428.931 | 369.013 | 360.758 | 397.726 |
| Anteil Psyche (M) | 6,0% | 6,8% | 7,2% | 7,3% | 7,8% |
| Frauen gesamt | 362.127 | 384.431 | 333.109 | 343.246 | 374.056 |
| Anteil Psyche (F) | 13,9% | 16,0% | 15,9% | 15,3% | 16,2% |

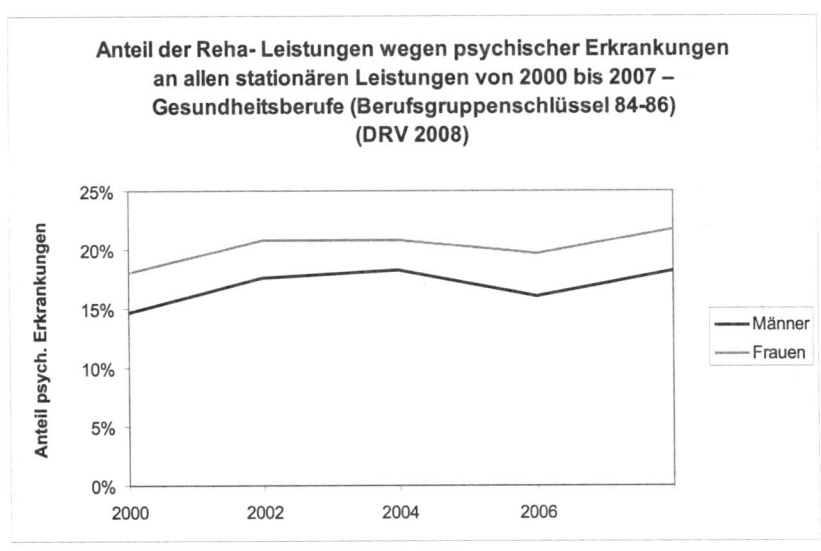

Anteil der Reha- Leistungen wegen psychischer Erkrankungen
an allen stationären Leistungen von 2000 bis 2007 –
Gesundheitsberufe (Berufsgruppenschlüssel 84-86)
(DRV 2008)

Stationäre Leistungen zu medizinischen Rehabilitation und der Anteil der Leistungen wegen psychischer Erkrankung – Gesundheitsdienstberufe (Berufsgruppen 84-85) (DRV 2008)

|  | 2000 | 2002 | 2004 | 2006 | 2007 |
|---|---|---|---|---|---|
| Gesamt (M und F) | 61.752 | 67.754 | 59.313 | 59.268 | 54.628 |
| Anteil Psyche | 17,6% | 20,4% | 20,5% | 19,1% | 21,4% |
| Männer gesamt | 7.870 | 8.463 | 7.548 | 8.344 | 7.434 |
| Anteil Psyche (M) | 14,7% | 17,6% | 18,2% | 16,0% | 18,3% |
| Frauen gesamt | 53.882 | 59.291 | 51.765 | 50.924 | 47.194 |
| Anteil Psyche (F) | 18,0% | 20,8% | 20,8% | 19,6% | 21,8% |

99

passablen Indikator für die Entwicklung der im psychischen Bereich liegenden Frühberentungsgründe. Zu bedenken ist allerdings, dass die Gesamtzahl der Leistungen auch ambulante Leistungen wie beispielsweise Krebsnachbehandlung, Entwöhnungsbehandlungen und weitere Leistungen enthält, welche statistisch dazu führen, dass die Bedeutung der Leistungen wegen psychischer Erkrankungen eher unterschätzt wird.

Der Anteil der Leistungen wegen psychischer Erkrankungen an allen stationären Leistungen der Rehabilitation ist in den letzten Jahren eindeutig gestiegen, und dies sowohl bei allen sozialversicherungspflichtig Erwerbstätigen wie in den Gesundheitsberufen. Männer in Gesundheitsberufen leiden – diesen Reha-Daten als Indikator folgend – im Vergleich mit dem Durchschnitt der Erwerbstätigen mehr als doppelt so häufig an schweren psychischen Erkrankungen wie Depression oder Burnout. Bei Frauen in Gesundheitsberufen ist dieser Anteil gegenüber anderen weiblichen Erwerbstätigen um 40% erhöht. Die Tendenz ist bei Männer und Frauen steigend. Stationäre Reha-Maßnahmen in so genannten psychosomatischen Reha-Kliniken kommen dann in Betracht, wenn wiederholt Symptome höheren Schweregrades aufgetreten sind, die immer wieder zu Arbeitsunfähigkeiten geführt haben. Schätzen die behandelnden Ärzte ein, dass ohne eine intensive mehrwöchige stationäre Therapie eine Erwerbsunfähigkeit droht, so wird in der Regel ein Reha-Aufenthalt gewährt, der im Falle psychischer oder psychosomatischer Erkrankungen zwischen sechs und zwölf Wochen dauert. Die Zahlen zeigen, dass Gesundheitsberufe deutlich stärker betroffen sind als andere Berufe. Und die Frühberentungszahlen zeigen, dass in vielen Fällen der Zeitpunkt einer Genesungschance verpasst ist. In einer Studie mit mehr als 2.000 Rehabilitanden und Rehabilitandinnen zeigte sich, dass Alten-, gefolgt von Krankenpflegekräften die ausgeprägteste psychische und psychosomatische Symptombelastung aufwiesen. „Altenpfleger/innen befinden sich signifikant häufiger in der stationären psychiatrischen Vorbehandlung, haben ein erhöhtes Suizidrisiko und eine geringere Psychotherapiemotivation." (Smuga et al. 2008) Insgesamt können die Gesundheitsberufe ihren Gesundheitszustand durch Reha-Maßnahmen zwar leicht verbessern, doch liegen sie im Vergleich zu anderen Berufsgruppen eher im unteren Feld.

Zugleich ist anzumerken, dass diese Daten nur die halbe Wahrheit widerspiegeln. Hinter vielen somatischen Diagnosen verbergen sich Folgen psychischer Beanspruchungen und psychosomatische Syndrome. Die Techniker Krankenkasse ist in ihrem neuesten Gesundheitsreport (Grobe/Dörning 2008) dieser Problematik nachgegangen. Während im Jahr 2007 von den durchschnittlich elf AU-Tagen pro Versichertem 1,4 Tage (=12,7%) einer psychischen Hauptdiagnose – im Folgenden synonym mit: psychiatrischer Diagnose – geschuldet sind, wurde insgesamt – also unter Berücksichtung aller Diagnosen – bei 22,1% aller Beschäftigten eine psychiatrische Diagnose dokumentiert (15,0% der Männer und 32,2% der Frauen). „Erwerbspersonen mit der ambulanten Diagnose einer psychischen Störung werden auch unter anderen Diagnosen merklich häufiger krankgeschrieben als Personen ohne psychische Diagnosen. Durchschnittlich fehlten Personen mit einer psychischen Diagnose 2006 im selben Jahr 22,7 Tage erkrankungsbedingt am Arbeitsplatz. Für Personen ohne entsprechende Diagnose aus übereinstimmenden Geschlechts- und Altersgruppen wurden demgegenüber lediglich 7,6 Fehltage ermittelt." (ebenda, S. 12) Im Altersgruppenvergleich steht hier die Altersgruppe der 50-60-Jährigen eindeutig an der Spitze. Auch die Statistik zu stationären Krankenhausaufenthalten, gegliedert nach Diagnosegruppen, verweist auf das Problem der psychischen Erkrankungen: Diese Krankheitsart steht mittlerweile an der Spitze aller Krankheitsarten, was Behandlungstage und insofern auch Krankheitskosten anbetrifft. Psychische Erkrankungen machten im Jahr 2007 241 Behandlungstage erforderlich und übertrafen damit zu ersten Mal die Behandlungstage der Herz-Kreislauferkrankungen.

## Arbeitsbedingte Frührenten

Der deskriptiven Betrachtung der Rentenversicherungsdaten haftet eine Reihe von methodischen Schwächen an, die zu vielfältigen Diskussionen geführt haben. So geht in die DRV-Statistik nur der zuletzt ausgeübte Beruf ein, d.h. das weitere gesundheitliche Schicksal und weitere Statuspassagen einer langjährigen Pflegerin werden nicht mehr erfasst, wenn sie

101

aus dem Beruf ausgestiegen ist. Ein weiterer Mangel der deskriptiven Betrachtung ist die Ununterscheidbarkeit hinsichtlich arbeitsbedingter und nicht arbeitsbedingter Erkrankungen, die der Frühberentung zugrunde lagen. Was ist aus epidemiologischer Sicht unter der Kategorie „arbeitsbedingt" zu verstehen? Arbeitsbedingt bedeutet, dass das relative Risiko (RR), welches die Intensität des Zusammenhangs angibt, als statistisch signifikante Überzufälligkeit für eine bestimmte Berufs- oder Tätigkeitsgruppe nachgewiesen werden kann. Oder anders formuliert: Arbeitsbedingt heißt, dass den Arbeitsbedingungen – im Vergleich zu einer Kontrollpopulation oder im vorliegenden Fall: gegenüber dem Durchschnitt aller Berufe – ein ursächlicher oder deutlich mitursächlicher Anteil am erhöhten Krankheitsgeschehen zugeschrieben werden kann. Ursächlich kann in diesem Zusammenhang auch im Sinne von auslösend, verstärkend oder beschleunigend verstanden werden. Weitere Teilursachen liegen in der Regel vor und können in einer multivariaten Analyse ermittelt werden. Der Unterschied zu Berufserkrankungen ist der, dass dort eine „wesentliche" Verursachung, d.h. ein meist sehr hohes relatives Risiko gefordert ist, hinter der in der Regel andere Teilursachen verschwinden oder deutlich zurückstehen.

Die Studie von Bödeker et al. (2006) genügt als erste dieser Art der methodischen Forderung, den vermuteten Zusammenhang zwischen Arbeitswelt und Frühberentung mit erwerbsbiografischen Daten bzw. personenbezogenen Historikdateien zu belegen. Es gelang, Arbeitsbiografien für den Zeitraum von 1975 bis 1999 für eine epidemiologische Auswertung aus Daten der Rentenversicherer und Daten der Bundesanstalt für Arbeit zusammenzuführen und personenbezogen berufsbiografisch zu rekonstruieren. Ausgeschlossen wurden Frühberentungszugänge, die keinen erkennbaren Krankheitsgrund haben. Der Stichprobe liegen knapp 30.000 Fälle gesundheitlich bedingter Rentenzugänge bis 60 Jahre zugrunde (ca. 16.500 Männer und ca. 13.400 Frauen), die mit rund 270.000 Kontrollen, d.h. statistisch vergleichbaren Personen (gleiches Alter, gleiches Geschlecht, gleiche Beschäftigungsdauer mit konstanter Tätigkeitsart), die unter keiner rentenwirksamen Gesundheitsstörung litten, verglichen wurden. So wurde es möglich, berufsbiografisch homogene Kollektive aus Personen zu bilden, die „größer gleich 16 Jahre Beschäftigung im gleichen Beruf" aufweisen. Zusätzlich wurden Arbeitsplatztypen gebildet, die mit Hilfe der BIBB/IAB-Belastungsdaten hinsichtlich ihrer Belastungsprofile qualifiziert und sodann den entsprechenden Beschäftigungsphasen zugeordnet wurden. Die Korrelation mit Belastungsdaten, die mit Hilfe einer Job-Expositions-Matrix vorgenommen wurde, stellt ein weiteres methodisches Novum in der Frühberentungsforschung dar, das hinsichtlich des präventionspolitischen Wertes der Ergebnisse von Bödeker et al. nicht hoch genug eingeschätzt werden kann. Die Autoren verschweigen indes nicht, dass die BIBB/IAB-Belastungsdaten selbst – wie fast alle Erhebungen dieser Art – mit methodischen Mängeln behaftet sind. So gehen in das Antwortverhalten der Befragten sowohl qualifikationsbedingte wie auch gender-spezifische kulturelle Haltungen und Einstellungen mit ein, die bei der Diskussion der Ergebnisse berücksichtigt werden müssen.

Bödeker et al. arbeiten mit der Kategorie des geringen Handlungsspielraums, der – im Einklang mit der arbeitswissenschaftlichen Forschung, auf die wir noch zu sprechen kommen – eindeutig als Belastungsfaktor gesehen wird. Zusammengesetzt ist diese Kategorie im Wesentlichen aus den Items „Arbeitsdurchführung ist fest vorgeschrieben", „Stückzahl- oder Leistungsvorgaben sind fest vorgegeben" und „Arbeit ist von Monotonie bestimmt" bzw. „Ständig wiederkehrende Arbeitsvorgänge". Immerhin beantworten in der letzten BIBB/IAB-Erhebung 45% aller Befragten die zuletzt genannte Frage mit „ja". Bödeker et al. (2002, S. 53) haben die Prävalenzen für ihr zusammengesetztes Konstrukt des geringen Handlungsspielraums auf zwei Belastungsniveaus berechnet und kommen zu den Ergebnis, dass in der Erwerbsbevölkerung 50% häufig und 91% insgesamt (häufig plus selten) unter einem geringen Handlungsspielraum leiden. In der Arbeitswissenschaft wird die Frage des geringen Handlungsspielraums seit langem intensiv diskutiert (vgl. Hien 2006, S. 27-32). Gemeinsamer Nenner dieser verschiedenen kategorialen Bestimmungen ist – im Sinne einer menschengerechten Gestaltung der Arbeit – das Postulat, dass der arbeitende Mensch hinsichtlich belastungsreduzierten und gesundheitsförderlichen Arbeitsplätzen über möglichst viele Aspekte seiner Arbeit selbst entscheiden und jene auch selbst gestalten können sollte. Friedel/Bödeker (2006) definieren Handlungsspielraum daher als „das Ausmaß der Möglichkeiten, über die Ausführung der Arbeitsaufgaben eigenständig zu bestimmen". Nach dieser Definition beinhaltet dies eine räumlich-zeitliche Verfügungsfreiheit über ihre Arbeitskraft, eine möglichst hohe Beeinflussbarkeit ihrer Arbeitsbedingungen, nicht aber die Selbstbestimmung der Beschäftigten über Ziele und Teilziele ihrer Arbeit. Aus heutiger Sicht kann gesagt werden: In der Regel ist geringer Handlungsspielraum als subjektive Empfindung verursacht durch hierarchische, bürokratisierte oder aber vom Markt bzw. vom Kunden diktierte Formen der Arbeitsorganisation. Geringer Handlungsspielraum bei der Arbeit ist zudem oftmals gepaart mit unqualifiziertem Führungsverhalten, Informations- und Kommunikationsblockaden und Verantwortungsdruck für Arbeitsvorgänge, die vom Einzelnen nicht beeinflussbar sind. Diese Faktoren erhöhen massiv – auch und gerade in ihrer Konstellation – den arbeitsbedingten Stress und schaffen auf diese Weise höchst ungünstige Voraussetzungen für Krankheitsentstehung und Krankheitsverlauf. Dies betrifft nicht nur die psychischen, sondern auch – aufgrund somatisch sich auswirkender Verspannungszustände – die Muskel-Skelett-Erkrankungen. Auch wenn es dem Arbeitnehmer frei steht, eigene Prioritäten zu setzen, seine Arbeitsinhalte und -methoden zu variieren, seine Zeit selbst einzuteilen und seine Kooperationspartner bedingt frei zu wählen, so werden die hierdurch erreichten Vorteile wieder aufgezehrt durch strikte und oftmals unverrückbare Terminvorgaben, durch unverhältnismäßig hohen Verantwortungsdruck, durch extreme Ausdehnung der Arbeitszeit und schließlich auch durch einen höheren Grad an erforderlicher Selbstkontrolle.

Im Folgenden sollen einige wenige ausgewählte Ergebnisse der großen Studien von Bödeker et al. (2006) dargestellt und erläutert werden. Als Tätigkeitsart gelten Beruf oder Belastungsart. Gemessen werden die Frühverrentungsrisiken am Durchschnitt aller Berufe. Dieser beläuft sich in dieser Studie auf 2,5 gesundheitlich begründete Frühberentungszugänge pro 1.000 Versicherte (die nicht korrigierten Rohdaten des Verbandes der Rentenversicherer liegen bei 4,4 Zugängen pro 1.000). Auf dieser Datenbasis lassen sich die erhöhten Risiken einer arbeitsbedingten Frühberentung berechnen.

Während die Frühberentungsrisiken bei Maurern, Raumpflegerinnen, Krankenschwestern, Krankenpflegehelferinnen sowie schwerer körper-

Relative Risiken (RR) einer arbeitsbedingten Frühberentung nach mehr als 15 Jahren in gleicher Tätigkeit (Beruf bzw. Belastungsart) (Bödeker et al. 2006)

| Tätigkeit und Anzahl der Fälle in der Stichprobe (M = Männer, F = Frauen) | Männer RR | Frauen RR |
|---|---|---|
| Maurer M = 183 | 1,44 (1,21-170) | |
| Raumpflegerinnen F = 212 | | 1,23 (1,05-1,44) |
| Krankenpfleger/-schwestern M = 102 F = 352 | 2,39 (1,90-3,01) | 1,37 (1,21-154) |
| Krankenpflegehelfer/innen M = 102 F = 352 | 2,60 (1,86-3,65) | 2,21 (1,81-2,70) |
| Sozialarbeiter, Altenpfleger M = 22 F = 49 | 1,13 (0,71-1,79) | 1,27 (0,93-1,74) |
| immer Schichtarbeit M = 1.314 F = 453 | 1,38 (1,30-1,48) | 1,58 (1,42-1,76) |
| schwere körperliche Arbeit M = 1.314 F = 12 | 1,62 (1,49-1,75) | 1,78 (0,95-3,43) |
| Geringer Handlungsspielraum – hohe Ausprägung M = 2.748 F = 784 – gesamt M = 14.301 F = 10.754 | 2,61 (2,34-2,92) 1,61 (1,50-173) | 1,60 1,41-1,81) 1,27 (1,19-1,36) |

licher Arbeit und Schichtarbeit hinsichtlich der damit verbundenen bekannt hohen Belastungen erwartungsgemäß hoch liegen, überraschen die Ergebnisse bei männlichen Pflegekräften, d.h. hier: die Gender-Differenz und die deutlichen Ergebnisse bei Tätigkeiten mit geringem Handlungsspielraum. Die niedrigeren Werte bei den Frauen bedürfen einer weitergehenden Interpretation. Zunächst geht in diese Berechnung die hohe Teilzeitquote der Frauen ein – bei weiblichen Pflegekräfte liegt diese Quote bei 45% –, d.h. der arbeitsbedingte Anteil der Frühberentung ist um diesen Faktor reduziert. Es können aber auch weitere Faktoren eine Rolle spielen, so z.b. der Umstand, dass Männer Krankheiten länger verdrängen und damit ihr Risiko einer späteren schweren Erkrankung erhöhen. Die Krankheitsartenstatistik stützt diese Hypothese eindeutig. Weitere mögliche Faktoren werden bei Hien (2006) diskutiert. Auch Schwestern arbeiten augenscheinlich oft bis zu einem Punkt, „wo es nicht mehr geht". Möglicherweise wird aber die Frühberentung als Ausstiegsmodus von der Tendenz zum familien- bzw. partnerorientierten Berufsausstieg überlagert. Dass männliche examinierte Pflegekräfte, die etwa 20% der Pflegenden ausmachen, ein besonders hohes Risiko einer arbeitsbedingten Frühberentung tragen, hängt vermutlich einerseits mit einer besonders stark ausgeprägten Leistungsorientierung zusammen, die nicht identisch sein muss mit einer berufsethischen Orientierung. Immerhin sind knapp 50% der Pflegedienstleitungen männlich. Andererseits fühlen sich Männer im Pflegeberuf öfter und stärker von der fehlenden Anerkennung, von Verletzungen der Arbeitnehmerrechte oder auch nur von Verletzungen des Anstands und der Menschenwürde betroffen als Frauen. Diese Vermutung wird unterstützt durch den Befund Hasselhorns et al. (2004), dass Männer deutlich stärker ein Ungleichgewicht zwischen Anstrengung und Belohnung empfinden. Es ließen sich hier weitere Hypothesen formulieren, denen die künftige Forschung nachgehen muss. Beispielsweise könnte ein Overcommitment im Sinne einer Identifikation mit den betriebswirtschaftlichen Vorgaben oder im Sinne einer ausgeprägten inneren Widerständigkeit gegen eben diese Vorgaben, die man sich lange Zeit nicht anmerken lässt, bei Männern in der qualifizierten Krankenpflege dazu führen, dass larvierte psychische Erkrankungen über lange Zeiträume nicht wahrgenommen und erst in einem schweren und eher irreversiblen und zur völligen Leistungsunfähigkeit führenden Stadium erkannt werden. Als Resultat aus all diesen hypothetischen Überlegungen kann gesagt werden: Prävention und Gesundheitsförderung im Krankenhaus wie in der Pflege überhaupt hätten die Aufgabe, den Arbeitenden – Frauen wie Männer gleichermaßen – mehr Anerkennung, mehr Handlungsspielraum und ihnen bessere Möglichkeiten der Erholung zu verschaffen. Prävention und Gesundheitsförderung sollten die Arbeitenden zur inneren und äußeren Erlaubnis ermutigen, auch einmal krank sein und ihre berechtigten Interessen nach besseren Arbeitsbedingungen und sozialer Unterstützung auch artikulieren zu dürfen.

Die arbeitsbedingten Anteile an den Frühberentungen wurden auch nach Hauptdiagnosen ausgewertet: Maligne Neubildungen, Herz-Kreislauf-Erkrankungen, psychische und neurologische sowie Muskel-Skelett-Erkrankungen. Muskel-Skelett-Erkrankungen stehen bei schwerer körperlicher Arbeit und hauptsächlich körperlich Arbeitenden wie etwa Maurern oder Raumpflegerinnen ganz im Vordergrund. Bei Tätigkeiten, die mit Nacht- und Schichtarbeit und mit geringem Handlungsspielraum verbunden sind, so insbesondere in allen Berufen der Krankenpflege – bei Frauen und Männern gleichermaßen – treten Muskel-Skelett-Erkrankungen mit psychischen Erkrankungen gleich hoch bedeutend als Frühberentungsgründe auf. Für Krankenpfleger beträgt das relative Risiko, wegen einer arbeitsbedingten psychischen Erkrankung in Frührente gehen zu müssen, RR = 3,89, für männliche Krankenpflegehelfer sogar RR = 5,77, für Altenpfleger RR = 2,29. Krankenschwestern tragen bei arbeitsbedingten psychischen Erkrankungen ein Frühberentungsrisiko von RR = 1,67, bei Helferinnen beträgt das RR = 2,78 und bei Altenpflegerinnen RR = 1,70. Das relative Risiko gibt uns die Möglichkeit, den der Arbeit zuzuschreibenden Anteil – das so genannte attributable Risiko – zu bestimmen (AR = RR–1/RR). Bei einem RR = 2 haben die schlechten Arbeitsbedingungen einen Anteil von 50% an der zur Frühberentung führenden Erkrankung, bei einem RR = 5 steigt dieser Anteil auf 80%. Diese Zahlen können auch so gelesen werden, dass bei einem RR = 2 jeder zweite Fall und bei einem RR = 5 immerhin vier von fünf Fällen einer krankheitsbegründeten Frühberentung durch eine konsequente Primärprävention am Arbeitsplatz zu verhindern wären.

Als wichtigstes Ergebnis lässt sich festhalten: Geringer Handlungsspielraum bei der Arbeit ist, Verbreitung und Risikohöhe in Rechnung gestellt, der bedeutsamste krank machende Faktor in der Arbeitswelt. Bezieht man diese Belastungsart und die dadurch bedingten Frühberentungen auf die Gesamtheit der Erwerbsbevölkerung, d.h. stellt man also die statistische Verbreitung dieser Belastungsart in Rechnung und bestimmt man daraus folgend das bevölkerungsbezogene attributive Risiko, dann zeigt sich ein gesundheitspolitisch und volkswirtschaftlich bedenkliches Ausmaß an zur Frühberentung führenden chronifizierten Erkrankungen, welche durch geringen Handlungsspielraum bei der Arbeit verursacht oder mitverursacht sind. Den Berechnungen von Bödeker et al. zufolge sind bei Männern 39% und bei Frauen knapp 20% aller Frühberentungen auf den Faktor „geringer Handlungsspielraum" zurückzuführen. Das heißt auf die gesamte Erwerbsbevölkerung bezogen: Etwa jeder dritte Fall von Erwerbsunfähigkeit geht auf das Konto „geringer Handlungsspielraum". Diese Anteilsrisiken sind zugleich ein Maß für das gewaltige präventive Potenzial, d.h. sie zeigen an, wie viele Frühverrentungen in der Erwerbsbevölkerung vermeidbar wären, wenn die Arbeitsorganisation den modernen Kriterien einer menschengerechten Arbeits- und Organisationsgestaltung entspräche. Damit würden zugleich Belastungen durch körperliche Arbeit und weitere Faktoren positiv beeinflusst. Aufgeschlüsselt nach weiteren Diagnosegruppen werden die Zahlen noch wesentlich deutlicher. So erhöht ein geringer Handlungsspielraum („hoch") das Risiko an muskel-skelett-bedingten Frühberentungen bei Männern um mehr als das fünffache, während gleichzeitig die Risikorate für psychische Erkrankungen hier niedriger liegt als diejenige für alle Diagnosen. Hier ist ein augenscheinlicher Verschiebungseffekt ins Somatische zu beobachten, der bereits von Mitscherlich (1967) – worauf noch zurückzukommen sein wird – beschrieben worden ist. Auch vor dem Hintergrund der Forschungslage (Bellwinkel et al. 1998; Devereux et al. 1999; Sjogaard et al. 2000; weitere Lit. bei: Richter et al. 2007) lässt sich sagen, dass ein Großteil insbesondere der schweren Bandscheibenschäden, die zur Erwerbsunfähigkeit führen, in der Mehrzahl der Berufe – und selbst dort, wo noch körperlich gearbeitet wird – durch eine bessere Arbeitsorganisation vermeidbar wäre.

Schätzungsweise 1,2 Millionen Frauen und 300.000 Männer arbeiten in der Pflege. Damit gehört die Pflege zu den hoch relevanten Branchen und ist daher von sozialpolitisch eminenter Bedeutung. Das Frühberentungsgeschehen liegt in den Pflegeberufen weit über dem Durchschnitt der Erwerbsbevölkerung. Die Gründe liegen, wie die empirischen Daten mit erdrückender Beweislast nahe legen, zu einem großen Teil in den hohen Arbeitsbelastungen. Im Jahr 2007 gingen 339 examinierte Krankenpfleger und 2.575 examinierte Krankenschwestern in Frührente. Des weiteren gingen 335 Pflegehelfer und 1.550 Pflegehelferinnen in Frührente. Für Sozialarbeiter/innen und Altenpfleger/innen betragen diese Zahlen für die Männer 515 und für die Frauen 2.390. Multiplizieren wir diese Zahlen mit dem berufsgruppenbezogenen attributablen Anteil, so sehen wir, dass in den Pflegeberufen mehr als 450 Männer und mehr als 2.000 Frauen aus arbeitsbedingten Erkrankungsgründen erwerbsgemindert waren. Zu bedenken ist, dass darüber hinaus viele Pflegepersonen, die die Rentenanwartschaft nicht erreichen, an arbeitsbedingten Krankheiten leiden, die sie dauerhaft erwerbsunfähig machen; für sie gibt es nur die Option, sich von einem Partner ernähren zu lassen oder in den Sozialgeldbezug abrutschen. Die Daten zur arbeitsbedingten Frühberentung zeigen, dass ursprünglich leitungsfähigen und hoch motivierten Personen zu mehr als 10% Gefahr laufen, wegen schlechter Arbeitsbedingungen zu erkranken und vorzeitig aus dem Erwerbsleben ausgeschlossen zu werden. Mit anderen Worten: Personalknappheit und Zeitnot, Standardisierung der Pflegetätigkeiten, der sich hieraus ergebende geringe Handlungsspielraum und fehlende soziale Ressourcen im Arbeitsbereich schrauben die Belastungen und Beanspruchungen derartig in die Höhe, dass sich Erkrankungsprozesse chronifizieren und spätestens ab dem 50. Lebensjahr schlagartig in schweren und schließlich zur Erwerbsunfähigkeit führenden Krankheiten – und hier insbesondere in psychischen Syndromen – manifestieren.

Das hohe Risiko arbeitsbedingter Frühberentungen und die dominierende Rolle psychischer und psychosomatischer Erkrankungen bei Pflegekräften verweist auf die Frage der Pathogenese und die damit verbunden individuellen und gesellschaftlichen Ebene. Diese Ebenen sind stark miteinander verschränkt. Hilfreich ist hier die phänomenologische

Psychiatrie (Boss 1975; Jervis 1978; Blankenburg 1989; Rattner/Danzer 1997; Fuchs 2008), die Krankheiten nicht nur als Folge stattgehabter Belastungen, sondern auch als Ausdruck des Zukünftigen versteht, d.h. als Ausdruck des biografischen Entwurfs und seines Scheiterns zwischen Angst und Hoffnung. Individuen werden von der Angst befallen, nicht mehr mithalten zu können, ausgeschlossen zu sein und persönlich versagt zu haben. Die sich so manifestierende Individualisierung reißt sie in einen Abwärtszyklus hinein. Hier trifft zu, was Jervis (1978) am Beispiel der Neurasthenie anmerkte. Die Krankheit, so Jervis, „ist Ausdruck eines von Ungewissheit und existenzieller Unsicherheit geprägten Erlebten und ist deshalb auf sehr enge Weise an die politischen und sozialen Faktoren gebunden, die in dem für die Gesellschaft, in der wir leben, typischen Klima von individualistischem Wettbewerb das Leben unsicher und die Zukunft ungewiss machen. Zwischen der Furcht wegen der eigenen existenziellen Situation, der Furcht, ‚es nicht zu schaffen', der Furcht vor dem Verlust der eigenen gesellschaftlichen Wettbewerbsfähigkeit und der Furcht vor Krankheit, Invalidität und auch dem Tod bestehen graduelle, oft minimale Unterschiede (ebenda, S. 316). In dem Umstand, dass sich die gesellschaftliche Krise im Körper der Betroffenen vergegenständlicht, sieht Jervis „eine Flucht vor der gesellschaftlichen Verantwortlichkeit". Und dies in doppelter Weise: Die Institutionen – die betrieblichen wie die intermediären und staatlichen – entledigen sich ihrer Verantwortung durch die Individualisierung der Probleme; die betroffenen Individuen schließlich weisen diese Problemverschiebung nicht ab, sehen keinen Möglichkeit der produktiven Konfliktbewältigung, z.B. sich gemeinsam mit anderen Betroffenen zur Wehr zu setzen. Zwar schaffen es manche, die Frührente – trotz teilweise massiver materieller Einschränkungen – für neue Aktivitäten und Lebens-Sinn zu nutzen (Hien et al. 2007). Doch viele beharren im Zustand der Resignation, Isolation und Hilflosigkeit. Der/die Betroffene gerät in eine – wie Martin E.P. Seligman (1979) es nannte – „Spirale der erlernten Hilflosigkeit". Die schon im Arbeitsprozess erfahrene Ohnmacht setzt sich auf diese Weise auch jenseits der Arbeitssphäre fort.

Gesamtgesellschaftlich gesehen muss die ansteigende Zahl arbeits- und arbeitsmarktbedingter und daher vermeidbarer psychischer Krankheiten als Ausdruck der Psychiatrisierung eines gesellschaftlichen Problems interpretiert werden (zum Psychiatrisierungsbegriff vgl. Wambach 1987). Die ökonomische und politische Unfähigkeit, die Probleme der Gesundheits- und Sozialpolitik angemessen wahrzunehmen und zu vernünftigen und von einem demokratischen Diskurs getragenen Gestaltungsschritten zu kommen, endet in einer gewaltigen Problemverschiebung. Der Druck wird einfach weitergereicht auf die im Gesundheits- und Sozialsystem Beschäftigten. In der Konsequenz wird ein ökonomisches und politisches Problem in Krankheit „übersetzt", d.h. in vermeidbares Leid, in Exklusion und Individualisierung. Mit anderen Worten: Die neoliberale Neuordnung unserer Gesellschaft kalkuliert ganz bewusst mit ein, dass relevante Anteile eben dieser Gesellschaft an den Rand über den Rand hinaus gedrängt und qua Psychiatrisierung individualisiert werden (Eikelmann et al. 2005). Soziologisch gesehen landen Menschen, die – wie in der Pflege – einen hohen Einsatz für das Gemeinwohl eingebracht haben, im Abseits von Einzelschicksalen und am Rande der Armut. Die Wahl, durch Rehabilitation und Therapie wieder genauso hochleistungsfähig zu werden, wie vor der Erkrankung, haben die meisten nicht. Denn sie müssten zurückkehren in die Verhältnisse, die sie krank machten und die sie ohne grundlegende präventive Strukturänderungen geradezu wieder und womöglich noch kränker machen würden. Wie wir am Beispiel Pflegearbeit sehen, betrifft Psychiatrisierung nicht mehr gesellschaftliche Ränder, sondern greift inzwischen bis in die Mitte der Gesellschaft durch. Psychiatrisierung ist so gesehen ein Massenphänomen geworden. Die immer wieder ins Spiel gebrachte These, die psychischen Krankheiten seien eine „kulturelle Erscheinung", d.h. in Wirklichkeit würde es sich um „Schein-Kranke" handeln, ist so nicht haltbar. Das Körnchen Wahrheit darinnen ist aber vielleicht in dem Umstand zu sehen, dass eine kollektive Gegenwehr gegen die Vermarktlichung und Ökonomisierung der Pflegearbeit mit Sicherheit ent-individualisierend wirken und in vielen Fällen den Ausbruch schwerer Krankheitsepisoden verhindern helfen könnte.

# 8. Arbeitswissenschaftliche Erkenntnisse ernst nehmen

Wie in jeder Wissenschaft gibt es in der Arbeitswissenschaft Modelle, mit Hilfe derer Daten erhoben, gegliedert und ausgewertet werden. Diese Modelle ergaben sich aus einem Wechselspiel zwischen qualitativen und quantitativen explorativen Forschungen, gleichsam aus dem Herantasten an die Frage, wie Arbeitsbedingungen möglichst gut abgebildet und in epidemiologischen Studien erforscht werden können. Dazu werden die Modelle zu Einzelfragen „heruntergebrochen" – operationalisiert – und zunächst in kleineren Studien getestet, bevor sie dann in größeren Studien angewandt werden. Die epidemiologische Forschung ist durchweg interdisziplinär angelegt: Hier arbeiten Epidemiologen und Public-Health-Experten – Gesundheitswissenschaftler – gleichberechtigt mit Arbeitspsychologen, Arbeits- und Medizinsoziologen, Arbeits- und Sozialmedizinern, Ingenieuren, Biologen und vielen anderen Disziplinen zusammen. Wenn von „arbeitswissenschaftlichen Studien" die Rede ist, sind meist Studien gemeint, die arbeitswissenschaftliche Modelle mittels epidemiologischer Methoden überprüfen. Das Ziel derartiger Studien ist es, Gesundheitsrisiken einerseits und Gesundheitsressourcen andererseits zu erfassen, mit dem Ziel, Präventionspotenziale genauer zu erkennen und beschreiben zu können (Kuhn/Wildner 2006; Ahrens/Bolm-Audorff/Hofmann 2008).

Die zentrale Maßzahl ist hier das relative Risiko (RR), ersatzweise der Odds Ratio (OR). Das relative Risiko ist ein Indikator für die Intensität des kausalen Zusammenhangs zwischen einem Risikofaktor und einer Gesundheitsschädigung, der in der Regel in Längsschnittstudien ermittelt wird. Das relative Risiko sagt aus, wie viel mal höher die Erkrankungshäufigkeit einer belasteten Gruppen im Vergleich zu einer nicht oder weniger belasteten ist. Damit bringt dieses Risikomaß die größere Erkrankungswahrscheinlichkeit einer Person, die sich in einer solchen Belastungssituation befindet, zum Ausdruck, und zwar relativ zur Wahrscheinlichkeit anderer Personen ohne eine solche besondere Belastungssituation. Wird eine Querschnittstudie durchgeführt, d.h. auf eine Folge-Erhebung nach einem oder mehreren Jahren hinsichtlich der Wirkungen einer Belastung verzichtet, und beschränkt man sich darauf, beide Größen zum gleichen Zeitpunkt abzufragen, erhält man ein Odds Ratio. Dieser ist eine Annäherung an das relative Risiko; er muss kausal sehr vorsichtig interpretiert werden. So könnte ein Zusammenhang zwischen geringem Handlungsspielraum bei der Arbeit und Depressionserkrankungen auch dadurch zustande kommen, dass depressionsgeneigte Personen ihren Handlungsspielraum nicht erkennen oder nicht wahrnehmen können. In der Forschung ist es deshalb üblich, Querschnittergebnisse mit Längsschnittergebnissen zu vergleichen sowie Ergebnisse hinsichtlich pathogenetischen und salutogenetischen Überlegungen zu plausibilisieren.

Während Industriearbeit seit Jahrzehnten erforscht wird, lässt sich dies für den Pflegebereich nicht sagen. Hier sind erst in den 1990er Jahren verstärkte Aktivitäten zu beobachten. Das hat ganz sicher mit dem zunehmenden ökonomischen Druck zu tun, unter dem – international – das Gesundheitswesen steht; dies hat vor allem aber mit den Folgen dieses Druck für die Arbeitsbedingungen und die arbeitsbedingten Gesundheitsrisiken zu tun, die für Pflegekräfte immer spürbarer werden und die sich in Arbeitsunfähigkeitsdaten und Frühberentungsdaten ausdrücken. Die arbeitswissenschaftlich-epidemiologischen Studien im Industriebereich können nicht einfach auf die Pflege übertragen werden. Daher hat sich in manchen Fällen – das ist im internationalen Feld stärker zu beobachten als im deutschen – eine Kooperation zwischen Arbeitswissenschaften und Pflegewissenschaften ergeben. Auffallend ist jedoch, dass in machen Bereichen der Arbeits-, Gesundheits- und Pflegewissenschaften Parallelforschung betrieben wird, ohne sich aufeinander zu beziehen.

Im Folgenden soll versucht werden, die wichtigsten epidemiologischen Ergebnisse auf dem Gebiet der Pflegearbeit anhand der zugrunde-liegenden arbeitswissenschaftlichen Modelle zu referieren. Es werden fünf für die Pflegearbeit geeignete und erprobte arbeitswissenschaftlichen Modelle vorgestellt und hinsichtlich ihrer Aussagekraft für die Prävention arbeitsbedingter gesundheitlicher Schäden und Frühberentungen diskutiert:

(a) das Demand-Control-Support-Modell (Karasek/Theorell 1990),
(b) das Effort-Reward-Imbalance-Modell (Siegrist 1995),

(c) das Modell der widersprüchlichen Arbeitsanforderungen (Moldaschl 2001),

(d) das Modell der erhöhten Selbstkontrolle aufgrund von Zieldiskre-panzen (Neubach 2004) und

(e) das Konzept der Gefühlsarbeit als positive Ressource (Büssing et al. 2003).

## Arbeitswissenschaftliche Studien

Das erste Modell – zu Deutsch: Anforderungs-Kontroll-Unterstützungs-Modell – ist das weltweit bekannteste und wohl am meisten in den Ar-beits- und Gesundheitswissenschaften benutzte Modell. Es stellt im Grunde ein modifiziertes Stressmodell dar, wobei die Kombination zwi-schen hohen Anforderungen – wie z.B. hohen Stückzahlen oder vielen Pa-tienten pro Pflegekraft – und geringem Handlungsspielraum – dies ent-spricht dem englischen „control" – den eigentliche Stress (engl: strain), d.h. die innere Fehlbeanspruchung, ausmacht. Eine gute soziale Unter-stützung durch Vorgesetzte und Kollegen kann die Stress-Beanspruchung mildern, eine fehlende soziale Unterstützung wird diese Beanspruchung noch weiter erhöhen. Mit Hilfe dieses Modells wurden weltweit vielfache Gesundheitsschäden nachgewiesen. Job Strain erzeugt ein erhöhtes Ri-siko an Herz-Kreislauf-Erkrankungen, Muskel-Skelett-Erkrankungen, Stoffwechselerkrankungen und psychischen Erkrankungen. Bourbonnais et al. (1998) haben in einer großen Untersuchung bei kanadischen Kran-kenschwestern gezeigt, in welchem Ausmaß Job Strain in der Pflegearbeit das Burnout-Risiko zu erhöhen vermag. Im Vergleich zur Referenzgrup-pe – Pflegekräfte ohne hohe Anforderungen und mit großem Hand-lungsspielraum – erhöht sich dieses Risiko bei hohen Anforderungen auf knapp das Vierfache und bei zusätzlich fehlendem Handlungsspielraum auf knapp das Sechsfache. Fehlende Unterstützung konnte das Risiko weiter steigern.

*„Wenn alles immer mehr und haarklein vorgeschrieben wird und du sowieso keine Zeit mehr hast, deine Arbeit vernünftig einzu-*

*teilen, wenn du immer nur noch hinterher rennst, wie soll ich da noch... wie soll das gehen?" (Int. 20, S. 4)*

Die Interviewte thematisiert in diesem kurzen Statement zwei Aspekte des geringen Handlungsspielraums, wie wir sie bereits im Kapitel zu arbeitsbedingten Frühberentungen diskutiert haben. Zum einen erlaubt die Standardisierung und Taylorisierung kaum noch individuelle Abweichungen, weil nur noch „Fälle", aber nicht mehr die Besonderheiten der individuellen zu pflegenden Person und der jeweilig spezifischen Interaktion gesehen werden sollen. Zum anderen nimmt der ökonomisierende Durchgriff auf das Arbeitshandeln die zur überlegten Ausgestaltung der Pflegearbeit notwendige Zeit. Beide Aspekte verstärken die gesundheitlichen Risiken der ohnehin hohen Belastungen. Die Studie von Bödeker et al. (2006) hat überzeugend die langfristigen gesundheitlichen Folgen und die damit verbundenen gesellschaftlichen Kosten aufdecken können.

Das Effort-Reward-Imbalance-Modell – Siegrist (1995) nannte es das „Gratifikationskrisen-Modell" – schreibt das bedingungsbezogene Stressmodell weiter, indem es mehr Betonung auf die subjektive Bewertung der Anforderungen – hier: Anstrengung oder Verausgabung – und die subjektive Bewertung der Anerkennung legt. Wer sich verausgabt, möchte dafür belohnt werden, Verausgabung und Belohnung sollten in einer guten „Balance" stehen. Dass viele im halblegalen Bereich beschäftigten Pflegehelfer/innen aufgrund ihres Niedriglohns gar keine Chance haben, eine derartige Balance zu erreichen, ist schlimm genug. Belohnung – oder Gratifikation – besitzt aber noch über die monetäre Ebene hinausgehende Dimensionen. Belohnung bedeutet auch Anerkennung und Wertschätzung, und dies sowohl in der betrieblichen wie in der gesellschaftlichen Sphäre. Van Vegchel et al. (2001) haben bei niederländischen Pflegekräften in Alten- und Pflegeheimen untersucht, wie sich mangelnde Anerkennung auf das Risiko auswirkt, psychosomatisch zu erkranken. Pflegekräfte, die geringe Anforderungen hatten und sich gut anerkannt fühlten, wurden als Referenzgruppe mit dem Risiko – es werden so genannte Odds Ratios angegeben, die aber im gegebenen Zusammenhang als relative Risiken interpretiert werden dürfen – gleich 1 definiert. Hohe psychische Anforderungen bei hoher Anerkennung steigerten das Risiko auf knapp 3 und zugleich fehlende Anerkennung sogar auf 5,5. Emotionale Anforderungen erbrachten ein noch ungünstigeres Resultat. Die Ergebnisse müssen, da es sich um eine Querschnittstudie handelt, hinsichtlich der Kausalität vorsichtig interpretiert werden, doch die Autoren führen vergleichbare Längsschnittergebnisse in anderen Branchen und Berufen ins Feld, welche die Ergebnisse ihrer Studie bestätigen. Ihre Schlussfolgerungen bewegen sich in dem klassischen arbeitswissenschaftlichen Rahmen: Reduzierung überhöhter Anforderungen, Reduzierung der Schichtarbeit und der Schichtzeiten, Arbeitsvariation und -rotation, Anreicherung von Arbeitsaufgaben, faire Entlohnung, mehr soziale Unterstützung, mehr Respekt und faire Behandlung durch Vorgesetzte, sowie Coaching, Supervision und Weiterbildung.

Eine ähnliche Studie mit ähnlichen Ergebnissen wurde von Bakker et al. (2000) mit 200 deutschen Pflegekräften durchgeführt. Hasselhorn/Tackenberg et al. (2004) haben in ihrer NEXT-Studie ebenfalls das Effort-Reward-Imbalance-Modell angewandt. Die niedrige Imbalance gleich 1 gesetzt, erhöht sich in ihrer Studie das Burnout-Risiko bei mittlerer Imbalance auf 1,9 und bei hoher Imbalance auf 5,2. Bei hoher persönlicher Verausgabungsbereitschaft – engl: *overcommitment* – geht das Risiko noch weiter nach oben. Die Autoren heben hervor: Die Daten für Deutschland sind im Vergleich zum europäischen Ausland „konsistent ungünstig", d.h. das Ungleichgewicht zwischen Belastungen und Anerkennung ist in Deutschland besonders ausgeprägt. Hasselhorn et al. haben auch altersgruppierte Auswertungen vorgenommen. Danach leiden Pflegende in der Gruppe der 30-39-Jährigen besonders stark unter dem Ungleichgewicht, während stabile Partnerschaften und Familien mit Kindern – vor allem, wenn sie schon größer sind – das Risiko deutlich mindern. Die Ergebnisse zur Imbalance zwischen Anstrengungen und Belohnung als negativer Stressfaktor für Pflegekräfte wurden vielfach bestätigt, u.a. von Weyers et al. (2006). Die Befragung von mehr als 1.600 dänischen Pflegekräften erbrachte bei einer hohen Imbalance ein zweifaches Risiko des schlechten psychischen Befindens, ein dreifaches Risiko gastrointestinaler Beschwerden, ein zweifaches Risiko von Herz-Kreislauf-Beschwerden und ein mehr als sechsfaches Risiko muskuloskeletaler Beschwerden. Bei gleichzeitigem Vorliegen eines Overcommitments steigen diese Risiken auf mehr als das Doppelte an (RR in der Reihenfolge der Beschwerde-Nennungen: 4,2 – 5,0 – 8,7 – 13,2).

Mangelnde gesellschaftliche und betriebliche Anerkennung, mangelnde Wertschätzung und nicht zuletzt die geringe Entlohnung sind die von unseren Befragten am häufigsten genannten Negativ-Faktoren. Ein OP-Pfleger erzählt:

*„Ja, die Arbeitsabläufe, die Belastungen und letztendlich auch wie, wie mit dem Personal umgegangen wird, nicht, das ist ja manchmal schrecklich. Ich hab' im OP ja 30 Jahre gearbeitet, und das, das ist so, man hat extrem viel gearbeitet, ich weiß nicht, waren manchmal so 60, 70 Stunden wöchentlich in der Klinik und das denn mit Wechselschicht und, und Bereitschaftsdiensten, nicht, und dann... so diese Hierarchien, die so extrem vorherrschen, also die Chefärzte. Also ich hatte so'n Eindruck, dass in den letzten Jahren das so'n bisschen weniger geworden ist. Aber es wird, glaub ich, jetzt wieder schlimmer, nicht, dass die denn so Halbgötter, also mindestens Halbgötter sind und sich auch so verhalten, nicht, und, ja, das ist schon mal verletzend, nicht. Ich weiß nicht, die duzen denn die Pflegekräfte so einfach, nicht, ‚Du Idiot', ‚Du Arschloch', das kommt denn schon mal rüber, und da wird denn auch mit irgendwelchen Instrumenten nach irgendjemandem geworfen, weil er irgendwas nicht richtig verstanden hat oder so, nicht. Das ist schon... das bleibt schon irgendwo hängen bei den Menschen, nicht (...) Also hab ich wirklich schon Sachen erlebt, das ist letztlich bei mir so etwas der Hintergrund, dass, ähm, man im Grunde 'ne andere Vorstellung hat. Wenn ich von irgend so'm Doktor operiert werde, dann hat man ja so'n bisschen im Hinterkopf, dass der auch... an meiner Person Interesse hat oder meiner Gesundheit oder so was, nicht, und auf der anderen Seite verhält der sich so, nicht, und das ist so... alles so'n bisschen schizophren." (Int. 15. S. 3 f.)*

Diese aufschlussreiche Passage zeigt, wie sehr gerade eine jahrzehntelang erfahrene und hoch qualifizierte Fachkraft sich keinesfalls an die organisierte Unmenschlichkeit im OP-Saal gewöhnt, sondern ganz im Gegenteil sehr sensibel die Interaktionen und die Wertmaßstäbe wahrnimmt, die dort herrschen und denen er sich zu unterwerfen hat. Der erzählende OP-Pfleger hat nämlich auch beobachtet, dass bei Privatpatienten mit Lokalanästhesie – selbst das wäre einer genaueren Analyse wert, warum beim gleichen Befund anstatt einer Ganznarkose bei Privatpatienten eine Lokalnarkose gemacht wird – der Chefarzt ausgesprochen höflich zu seinen Mitarbeiter/innen sein kann. Das sind die Umstände und Faktizitäten, mit denen Pflegende, wenn sie darüber nachdenken, nicht gut umgehen können und die zu einer dauerhaften Belastung werden können.

Ein Altenpfleger antwortet auf die Frage, was sich ändern müsste, damit Pflegearbeit bis zum normalen Rentenalter gemacht werden könnte:

*„Ja, dass der Beruf aufgewertet wird. Du bist ja echt der ‚Scheißenkle'er', aber das ist ja... du bist ja Psychologe, bist ja dies, du bist das, das ist ja vielfältig, was du da leisten musst. Dass also... erst mal die Aufwertung, erst mal 'ne bessere Bezahlung, unbedingt, und 'ne bessere Besetzung auf jeden Fall, nich', dass wir dahin kommen, dass die Leute auch wieder motiviert arbeiten können ..."* (Int. 4, S. 23)

Derartiges äußerten nicht nur die Männer, dies taten auch die befragten Frauen, teilweise fast wortgleich. Immer wieder fiel der Satz: „Pflege muss aufgewertet werden!" Oder: „Wer viel leistet, hat ein Recht darauf, dass das auch gewürdigt wird!". Von einigen Expertinnen wurde eingeräumt, dass leider nicht alle Kolleginnen mit gebührender Hartnäckigkeit darauf bestehen, beispielsweise Überstunden auch als solche anerkannt zu bekommen. Hier sei noch „Entwicklungsarbeit" zu leisten. Hier ist die größere Anpassungsfähigkeit und Duldsamkeit angesprochen, die Margret Flieder bei Frauen als Gesundheitsressource im Sinne einer „aktiven Anpassung" (Flieder 2004, S. 114) auszumachen glaubt. Das lässt sich freilich auch anders sehen. Der Verzicht auf Gratifikation mag zunächst die „Balance" verbessern, doch wird damit eine Spirale der Über-Verausgabung in Gang gesetzt, die gesundheitlich kontraproduktiv ist. Trotz gewisser geschlechtsspezifischer Arbeitsweisen und Bewältigungsmuster kann davon ausgegangen werden, dass sowohl die Schwester als auch der Pfleger das „Ansehen" bzw. „Nicht-Ansehen" gleichermaßen trifft, zu schweigen von der unwürdigen Behandlung des OP-Personals durch herrschsüchtige Ärzte. In der Frage der Würdigung der pflegerischen Arbeitsleistung gibt es sowohl gesellschaftlich wie auch betrieblich – hier auch das Verhältnis der verschiedenen Berufsgruppen im Gesundheits- und Sozialwesen betreffend – hohen Entwicklungsbedarf. Das beginnt beim Erntnehmen der patientennahen Beobachtungen von Schwestern und Pflegern, deren Berücksichtigung den Diagnosen und Behandlungspfaden einen etwas anderen und therapeutisch wirksameren Akzent geben würden. Hier gehen eine Verbesserung der Pflegemöglichkeiten und eine Verbesserung der Wertschätzung des Berufsstandes Hand in Hand. Hier ergeben sich auch Aufgabenfelder für die Pflegedienstleistungen, die sich im Sinne einer höheren Wertschätzung für die Pflegenden einsetzen sollten. Braun et al. (2004, 2007) weisen darauf hin, dass Kommunikations- und Kopperationsblockaden und verhärtete Konfliktlagen zwischen Medizin, Pflege und Patienten bzw. deren Angehörigen nennenswerte Gesundheitsrisiken bergen. Ähnliche Konfliktlagen sehen wir auch in der Alten- und ambulanten Pflege. Prävention darf diese Punkte nicht umgehen oder die Konflikte auf Kosten der Pflegekräfte „lösen".

Widersprüchliche Arbeitsanforderungen können erhebliche Belastungen darstellen. Moldaschl (2001) nennt hier die Diskrepanzen zwischen verschiedenen Zielen und zwischen Zielen, Regeln und Ressourcen. Die Betroffenen haben nicht die Macht, ihr Arbeitshandeln so zu verändern, dass diese Diskrepanzen vermindert werden, d.h. beispielsweise ein Arbeitsziel, das dem übergeordneten Arbeitsziel im Wege steht, selbstständig fallen zu lassen oder die zur Erreichung des Ziels notwendigen Ressourcen bereitzustellen, d.h. die Bedingungen zu verändern oder die vorgegebenen Ziele anzupassen. Die Ziele etwa, in möglichst kurzer Zeit eine möglichst große Arbeitsmenge zu erreichen und gleichzeitig die Qualität der Produkte oder Dienstleistungen zu verbessern, vielleicht auch noch bei heruntergefahrenen personellen und sächlichen Ressourcen, sind absolut unvereinbar. Sie führen unweigerlich zu massiven innerpersonalen Konflikten. In der Pflege rückt ein besonderer Widerspruch in den Fokus: der Widerspruch zwischen dem, was die Pflegenden unter „guter Pflege", wie sie auch von Patienten und Klienten – oftmals in Übereinstimmung mit den Pflegeleitlinien der entsprechenden Einrichtung – erwartet wird, und dem, was die Arbeitsorganisation und letztlich die Leitung ihnen an Schnelligkeit und Oberflächlichkeit abverlangt (Büssing/Glaser 2000). Dieser Widerspruch erzeugt ethische Konflikte, die in der neueren Forschung stress of conscience – Gewissens-Stress – genannte werden (Juthberg et al. 2008; Glasberg et al. 2008). In der Pflegepraxis wurde eine besondere Ausprägung dieser Belastungen beobachtet. Juthberg et al., die ihre Untersuchung explizit mit dem Modell der widersprüchlichen Arbeitsanforderungen in Verbindung bringen, konnten in der Berufsgruppe der ambulanten Pflege einen signifikanten Zusammenhang zwischen Gewissens-Stress und Burnout feststellen. Eine Thematisierung ist oftmals tabuisiert, sodass hierdurch die Belastungen noch weiter ansteigen. Umgekehrt könnte eine Thematisierung – z.B. in Form von Supervisions- oder Gesundheitszirkeln – eine Entlastung bringen. Doch dies geschieht immer noch viel zu selten. In unserem Gruppeninterview wurde die widersprüchliche Arbeitssituation mehrmals thematisiert:

*„Es wird gesagt, ‚so, ihr sollt alle nachdenken‘, das fordert die Geschäftsleitung, ‚ihr sollt selber handeln, ihr sollt mal widersprechen, ihr sollt eure Erfahrungen mit einbringen‘. Also, ich meine, Erfahrung wird die ganze Zeit gedrosselt und gedrückt, und von dem Heimleiter in dem Heim ist das überhaupt nicht gewünscht, dass man da irgendwas hinterfragt. Dann bist du nämlich ein Querulant."* *(Int. 22, in: 5, S. 31)*

*„Und das kommt dann auch noch, das finde ich also irgendwo besonders schizophren, schon auch irgendwo kränkend, dass sie dich für blöd verkaufen, dass in diesem offiziellen Mitteilungsblatt, was denn überall ausgelegt wird, wenn da irgendwelcher Kitsch gesülzt wird, von ‚größter Hochachtung gegenüber den Mitarbeitern, die alles geben‘. Das ist ja erstunken und erlogen einfach, und da fühl' ich mich einfach nur verarscht, und, und ich frag' mich, wie denn Leute da ihren Namen unter solche Texte schreiben können, dass sie sich dafür hergeben."* *(Int. 24, in: 5, S. 31)*

Dieser Widerspruch zwischen offizieller und „geheimer" Aufgabenzu-schreibung, zwischen dem, was gesagt wird, und dem, was wirklich ge-meint ist, stellt eine besonders hohe Belastung für abhängig Beschäftigte dar. Denn sie können sich nicht einmal in angemessener Form wehren, da dies erneute Belastungen nach sich ziehen würde. Sie müssen diese Wider-sprüche meist selbst mit sich ausmachen. Wenn sich dann noch zwischen den Beschäftigten Gräben auftun, kann sich die Situation zu einer Zer-reißprobe auswachsen. Was bleibt, ist die Wahl zwischen einer rechtzei-tigen Auszeit oder einem zu langem Beharren, das dann die Gefahr eines Ausbrennens in sich birgt.

Widersprüchliche Anforderungen oder Zieldiskrepanzen begründen auch beim Modell der erhöhten Selbstkontrolle einen Teil der Ausgangs-situation (Neubach 2004; Hollmann et al. 2005). Keine Zeit zu haben für eine pflegerisch notwendig erscheinende Kommunikation wird zur in-neren Belastung, wenn dieser Widerspruch im Pflegenden zum vollen Be-wusstsein kommt; das ist nicht selten auch abends, nach Dienstschluss, der Fall. Belastungen ergeben sich aber auch dann, wenn Pflegepersonen mit schwierigen, anmaßenden, beleidigenden oder gar gewaltförmigen Patienten zu tun haben und dennoch nach außen freundlich und zuge-wandt zu sein haben. Dieses „Sich-dauernd-zusammenreißen-Müssen" – sei es aufgrund von Zieldiskrepanzen, sei es aufgrund von emotionalen Dissonanzen – erschöpft recht schnell die psychischen Ressourcen, die für ein derartiges emotionales Selbstmanagement zur Verfügung stehen. Pfle-gearbeit verlangt von der Pflegeperson Geduld, Nachsicht, Verständnis, Konzentration und Aufmerksamkeit. Auch wenn eine Schwester mal ge-reizt oder ungeduldig ist, darf sie das nicht zeigen. Sie muss sich beherr-schen. Genau diese geforderten professionellen Verhaltensmuster wirken fehlbeanspruchend und somit im Sinne eines gesundheitlichen Risikofak-tors. Das Verfolgen fremder Ziele, die nicht die eigenen sind, bei gleichzei-tiger Anstrengung hinsichtlich der emotionalen Selbstkontrolle, müssen als „neues Element psychischer Belastung" angesehen werden (Hollmann et al. 2005). Gerade die engagierten und motivierten Mitarbeiter/innen sind gefährdet. Neubach/Schmdt (2006) haben in einer sorgfältigen Studie mit 260 Altenpflegerinnen nachgewiesen, dass erweiterte Mitsprache und ein erweiterter Handlungsspielraum in der Lage sind, die Selbstkontroll-

Belastungen abzupuffern, wenn nicht gar zu kompensieren. Gemeint sind damit mehr Freiheitsgrade bei der Aufgabenbewältigung. So könnte dies beispielsweise bedeuten, dass das Erledigen von Aufgaben, die ein hohes Maß an Selbstkontrolle erfordern, dann in Angriff genommen werden, wenn man über ausreichende Ressourcen verfügt, sei es auch nur eine zusätzliche Pause vor oder nach der entsprechenden Tätigkeit. Die Autoren erinnern daran, dass insbesondere Altenpfleger/innen frühzeitiger als Beschäftigte anderer Berufsgruppen aus ihrem Beruf aussteigen; dies sei ein dringlicher Anlass für eine deutliche beanspruchungspräventive Erweiterung des Handlungsspielraums der Pflegekräfte.

Das „Sich-Zusammenreißen" – die Selbstkontrolle und das Beherrschen und Aushalten der emotionalen Dissonanz – betrifft die intra-individuelle Gefühlsarbeit, die als Belastungsfaktor und Prädiktor für Burnout anzusehen sind. Büssing et al. (2003) nennen diesen Aufwand „emotionale Arbeit". Sie haben demgegenüber auf die Bedeutung der interaktiven Gefühlsarbeit hingewiesen, die ihrer Auffassung nach als Gesundheitsressource anzusehen ist. Es geht dabei um ein Konzept, das von der Gruppe um Anselm Strauss et al. (1985) entwickelt wurde. Bei der Gefühlsarbeit liegt im Unterschied zur emotionalen Arbeit der Fokus auf der Beeinflussung von Gefühlen anderer Menschen, welche in der personenbezogenen Dienstleistung wichtig sind, um die jeweilige Arbeitsaufgabe in dialogischer Weise gut erfüllen zu können. Das Konzept der Gefühlsarbeit richtet den Blick darauf, dass das Arbeitshandeln der Pflegenden sich nicht in sichtbarem „handwerklichem" Tun und dessen Planung und Dokumentation erschöpft, sondern vielmehr durch aufgabenbezogene Gefühlsbeeinflussung oftmals erst ermöglicht wird. Büssing et al. haben bei über 800 Altenpfleger/innen untersucht, in welcher Weise Gefühlsarbeit in der stationären und ambulanten Altenpflege geleistet wird. Im Ergebnis zeigt sich, dass die Pflegenden einen erheblichen Aufwand für die Vertrauensarbeit einerseits – z.B. Trösten, Aufmuntern, in den Arm nehmen – und die biografische Arbeit andererseits – über Ängste, Hoffnungen und insgesamt über den ganzen Lebensverlauf reden – betreiben, wobei diese beiden Arten von Gefühlsarbeit als positive Ressource und nicht als Belastung erlebt werden. Diese Feststellung wird auch durch unsere Erhebung voll bestätigt. Alle in der Altenpflege Tätigen sehen diese interaktive

122

Gefühlsarbeit – sie ließe sich auch als Beziehungsarbeit bezeichnen – eher als Ressource, die ihnen „etwas gibt". Büssing et al schlussfolgern: „Gefühlsarbeit ist ein wichtiger Baustein bei der wissenschaftlichen Betrachtung von Interaktionsprozessen in der Pflege, da mit diesem Konzept die Bedingungen der Pflegearbeit verstärkt in den Mittelpunkt rücken. Dass hier eine größere Beachtung notwendig ist, haben die berichteten Ergebnisse gezeigt, denn die Beeinflussung der Gefühle von Patienten und Bewohnern stellt sich danach als eine wesentliche Arbeitsanforderung in den pflegerischen Arbeitsaufgaben dar" (ebenda, S. 363).

Büssing et al. plädieren dafür, die arbeits- und pflegewissenschaftliche Betrachtung der Pflegearbeit um die positive Seite, nämlich die Förderung von pflegerischem Handeln und Pflegequalität durch das Leisten von Gefühlsarbeit zu ergänzen. „Denn mit der Gefühlsarbeit sind Möglichkeiten zur Gestaltung von Pflegearbeit und Pflegebeziehungen gegeben. Wird Gefühlsarbeit als notwendig zu leistende Arbeit anerkannt, kann sie als ein integrativer Bestandteil professionellen pflegerischen Handelns auch in der Pflegeplanung angemessen berücksichtigt werden. Als ein Beispiel sei die Biografiearbeit angeführt, die – ohne näheren Bezug zum hier dargestellten Konzept der Gefühlsarbeit – in vielen Pflegeeinrichtungen als ,selbstverständlicher' Schritt in den Pflegeprozess eingebunden wird. Wir gehen davon aus, dass die Förderung von Gefühlsarbeit positive Auswirkungen auch im Sinne einer Reduktion emotionaler Dissonanzen bei den Pflegenden und damit von Beanspruchung mit sich bringen kann." (ebenda, S. 364) Das Konzept der Gefühlsarbeit, verstanden als positive Gesundheitsressource, wird in der Forschung nur zögerlich aufgegriffen. Das hat auch viel mit der gegenwärtigen Pflegewirklichkeit zu tun: Reduzierte Zeitressourcen drohen, die positiven Seiten der Gefühlsarbeit zu kappen und diese auf das Niveau eines technischen Ablaufs einzuebnen. Doch gibt es ganz verschiedene persönliche Umgangsweisen mit diesem Problem, wie der folgende Ausschnitt aus einem Interview mit einem Altenpfleger eindrücklich zeigt:

*„Also, was ich versuche, wenn ich dahin [ins Pflegeheim, W.H.] komme, jeden Menschen erst mal zu begrüßen. So, ich denke, das ist wichtig, mal einen Spruch oder irgendwie 'n Schnack oder 'n*

*Witz, irgendwas, was man gerade so drauf hat, und kommunizieren. Die Leute müssen das Gefühl haben, wenn du zwei Minuten da warst, du warst zwei Stunden da. Viele pflegen stumm, das ist... (...). Ja, ich bin da vielleicht noch ein bisschen anders, weil, ich schmus' auch ganz gerne mal mit denen, bestimmte Leute: ‚Schatzile' und so. Ich sag: ‚Komm her, wir schmusen erst mal.' Ja, das ist auch immer so'ne Geschichte mit dem Sie und Du. Manche demenziell Erkrankten, die duz' ich einfach. Erna, die eine, Erna heißt sie, sie hat ewig in der Taxi-Zentrale gearbeitet. Das war die Taxi-Erna. So sitzt sie auch in ihrem Bett, als wenn sie noch... (lacht). Total durch. Ich sag': ‚Na Erna, wie is' denn heute, wollen wir ein bisschen schmusen?' Dann macht sie schon immer irgendwelche Sachen, nich'. Oder man trägt die ins Bett und fällt mal mit ins Bett rein so, nich', einfach so. Das machen die anderen nicht. Das ist mir alles zu steif so. Weißte, dann lachen die erst mal, dann fällst du bei denen mit... oder auf'n Bauch drauf. Ist natürlich 'ne Nähe, und wenn das einer nicht will, das weiß man. Das merkt man. Den einen duzt man, was ich selten mache eigentlich. Den anderen siezt man. Auch Männer, die zwei Männer, die wir haben, die duz' ich auch, weil... das sind ‚meine Jungs' (lacht), und die akzeptieren das auch. Die freuen sich, wenn sie mich sehen. ‚Mensch, wenn ich dich sehe. Ich hab' dein Auto schon gehört', obwohl ich mit'm Rad gekommen bin, nich'. Doch, ich schnack mit denen. Ja, mal auch so'n bisschen Sachen anders machen, diesen Alltag mal durchbrechen. Die sitzen doch nur da, die eine zählt immer ihre Finger ab. Das ist einfach nur Scheiße, wenn die da... was machen die denn? Nix. Stirn anne Wand, das ist deren Lebensabend. Das kann's nicht sein."* (Int. 4, S. 10 f. und S. 34. f.)

Es wird hier deutlich, wie sehr Gefühlsarbeit im alltäglichen Umgang miteinander – bei zu Pflegenden wie bei Pflegenden – die Stimmung positiv beeinflussen kann. Es wird aber zugleich auch deutlich, dass es nicht jedem gegeben ist, „qua Natur" unter den gegebenen Bedingungen gut zurechtzukommen, was meint: auch ohne ausreichende zeitliche Ressourcen kommunikativ und emotional zugewandt zu sein. Fröhlichkeit und

Lockerheit lassen sich nicht verordnen, und wo dies geschieht, sind wiederum hohe und kaum wünschenswerte Belastungen durch Selbstkontrolle die Folge. Was aber erwartet werden kann, ist eine Führungskultur, welche die emotionale Öffnung des alltäglichen Arbeitshandelns im Sinne eines „erlaubten" Verhaltens fördert und zugleich die persönliche Verschiedenheit der zu Pflegenden anerkennt. Was dringend erforderlich wäre, ist eine Führungskultur, welche den Pflegenden Freiräume gestattet, ihnen zugleich Orientierung gibt und denjenigen, die unter den enger werdenden Verhältnissen leiden, Unterstützung anbietet, sei es durch Einzelcoaching, sei es durch Gruppengespräche oder andere Formen des kommunikativen Austauschs, der nicht immer formell sein muss. Im Gegenteil: gerade der informelle Austausch kann für die sozio-emotionalen Anforderungen des Pflegealltags von großer Bedeutung sein:

*„Das, denke ich mal, ist auch ein Fehler, dass man da die Zeit einspart, wo es Sachen zu besprechen gibt, auch mal zweckfrei. Ja, Zeit zum Luftholen einfach, das braucht du auch, das braucht jeder, und das wollen sie auch noch wegkürzen ..."* (Int. 4, S. 12 f.).

Wenn soziale Unterstützung durch die Leitung und die Kolleginnen und Kollegen fehlt, wenn die „Zeit zum Luftholen" fehlt, werden Ressourcen zunichte gemacht, die zur Bewältigung der ohnehin sich verschärfenden emotionalen und moralischen Konflikte unverzichtbar sind. Wenn die tausend alltäglichen Kleinigkeiten des Menschseins und Menschbleibens in der Pflegearbeit keine Sprache mehr finden – wenn sie „verstummen" –, leiden nicht nur die Pflegebedürftigen, sondern auch die Pflegenden selbst. Gefühle verwandeln sich so zu einem Gegenstand innerer Konflikte. Die Gefühlsarbeit ist als subjektiver Anspruch gegenwärtig, kann aber immer weniger gelebt werden, d.h. das zunächst Positive wird von den Verhältnissen ins Negative – in Gewissens-Stress – verkehrt. In manchen Fällen versuchen Pflegende, die ihnen fehlende Zeit durch persönliches Über-Engagement wettzumachen, z.B. indem sie unbezahlt länger arbeiten. Nicht selten gehen Pflegekräfte noch im Hospiz einer ehrenamtlichen Tätigkeit nach, vielleicht gerade deshalb, um in irgend einer Weise „ihr Gewissen zu beruhigen". Von einer ausgeglichenen Balance zwischen Arbeit und Leben, zwischen Anforderungen und Entlastungen, zwischen Verausgabung und Erholung kann dann keine Rede mehr sein.

## Zusammenführung

Wie lassen sich nun die dargestellten Ergebnisse zusammenführen? Belastungen treffen auf eine bestimmte, von sozialen Umwelt- und Persönlichkeitsfaktoren beeinflusste biografische Struktur und wirken über ge- oder misslingende Anpassungs- und Bewältigungsversuche zyklisch verstärkend in Richtung Gesundheit oder Krankheit. Pflegepersonen sind in ihrer Arbeit durch hohe Anforderungen, Gewissens-Stress – der von widersprüchlichen Anforderungen herrührt – und Über-Verausgabung belastet. Diese Risikofaktoren können gemildert oder kompensiert werden durch hohe Anerkennung und Gratifikation, durch soziale Unterstützung – durch Kollegen und Vorgesetzte, aber auch durch Familie und Freunde – und durch große Handlungsspielräume. Diese Schutzfaktoren können einen positiven Regelkreis verstärken, der über ein stabilisiertes Selbstwertgefühl und realistische Anforderungen an sich selbst zu einer positiven persönlichen Disposition führt, während das Fehlen jener auffangenden und ausgleichenden Möglichkeiten die Risikofaktoren verstärkt und einen negativen Zyklus erzeugt: Hier können der Mangel an Selbstwertgefühl verstärkt und überhöhte, unrealistische Anforderungen an sich selbst genährt werden. Erneute Misserfolge bleiben nicht aus, was als niederdrückend erlebt wird und eine negative persönliche Disposition zementieren kann. In diesem Zusammenspiel liegen nicht die einzigen, aber doch entscheidenden Schlüssel für die Weichenstellung hinsichtlich des Aufbaus relevanter Gesundheitsressourcen. Günstige soziale Bedingungen stärken die individuelle Widerstandskraft und damit auch die Distanz zu Personen und Dingen, die belasten, enttäuschen, verletzen oder verunsichern können, ungünstige soziale Bedingungen erhöhen die Verletzbarkeit und Krankheitsbereitschaft.

Ältere Pflegekräfte leiden in besonderer Weise unter übermäßigen und auch widersprüchlichen Anforderungen, geringer Anerkennung und geringem Handlungsspielraum. Sie können aufgrund ihrer langen Berufs-

Entstehungsbedingungen von Gesundheit und Krankheit bei der Pflege-arbeit (arbeitswissenschaftliches Gesamtmodell in Anlehnung an Hien 2006)

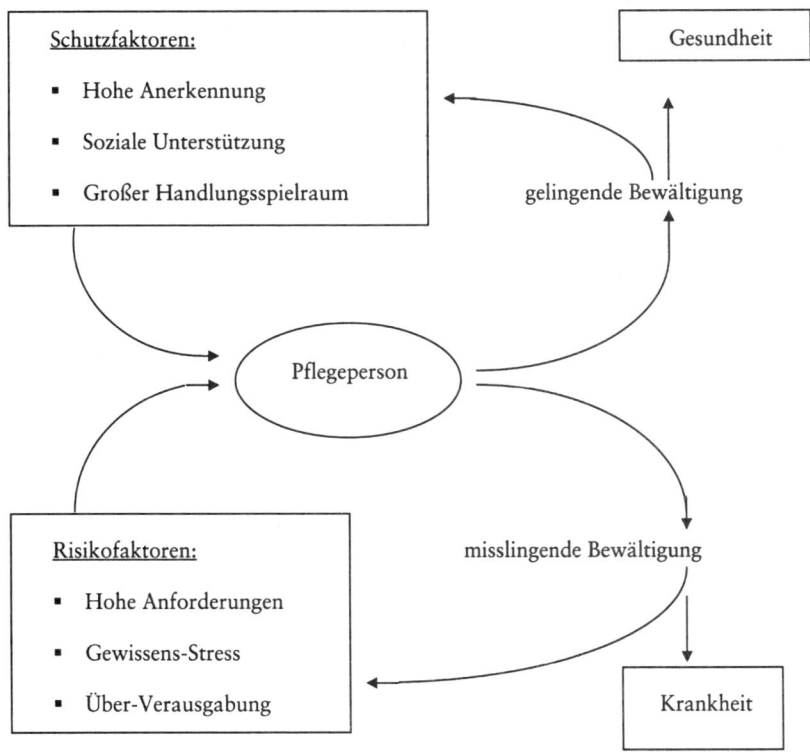

erfahrung sehr viel deutlicher als jüngere Kollegen und Kolleginnen er-kennen, wo Arbeitsanweisungen widersprüchlich, sinnlos oder unhaltbar sind. Und sie haben eigentlich auch die erforderliche soziale und kom-munikative Kompetenz, Derartiges zu artikulieren und zu thematisieren. Das ist nicht immer und zu jedem Zeitpunkt erforderlich; Pflegende sind gut beraten, wenn sie – wann immer das möglich ist – selbsttätig ihre Arbeitsorganisation anpassen, ggf. auch bestimmte Aufgaben übergehen

127

oder verändern, sich mit Angehörigen auf bestimmte Kooperationen zu verständigen und gewisse Arbeitssituationen mit Humor und Gleichmut auszugleichen versuchen. Doch das ist nicht jedem ohne Weiteres gegeben; vor allem ist dies in vielen Organisationen – vor allem in stationären Bereichen – kaum oder nur selten möglich. Wie soll dann präventiv dem entgegengewirkt werden, dass Belastungen und Beanspruchungen die Gefahr der körperlichen und emotionalen Erschöpfung erhöhen? Ältere Schwestern und ältere Pfleger sind aufgrund ihrer Erfahrung oftmals das „geheime Rückgrad der Organisation" (Flieder 2002). Statt ihre Arbeitsweisen andauern zu kritisieren und sie damit zu disziplinieren und zu diskriminieren, sollte ihnen mehr Freiraum bei der Ausgestaltung ihrer Arbeit und ihrer Kooperationsbeziehungen gewährt werden. Vor allem sollte ihnen – und gerade ihnen – die Gelegenheit gegeben werden, ihre Beobachtungen, Befürchtungen und Meinungen im Rahmen entsprechender Supervisions- oder Gesundheitsgruppen einzubringen. Sobald sie das Gefühl bekommen, dass sie ernst genommen werden und ihre Meinung gefragt ist, werden sie sich wieder stärker mit der Organisation verbunden fühlen. Ältere Pflegepersonen sollten darüber hinaus viel mehr als bislang geschehen als interne Berater/innen im Pflegeprozess eingesetzt werden. Sie wären vermutlich in vielen Fällen bessere Berater/innen als die vielen externen, die zudem auch noch exorbitant teuer sind. Entsprechende Tandem-Modelle sind denkbar: Eine ältere Pflegeperson berät eine jüngere in Fragen der Arbeitsorganisation, eine jüngere Pflegeperson erklärt einer älteren die EDV-Dateneingabe. Eine Erweiterung des Handlungsspielraums ist auch durch *Job Rotation* möglich: Von Zeit zu Zeit sollten bestimmte Tätigkeiten oder auch bestimmte Patienten- oder Patientengruppen gewechselt werden, um Belastungen besser zu verteilen. Auch über Hospitationen in „fremden" Arbeitsbereichen wie z.B. Hauswirtschaft oder Verwaltung sollte nachgedacht werden (Richter et al. 2007). Damit wird nicht nur der Horizont der Mitarbeiter/innen erweitert, sondern auch deren flexibler Einsatz in der gesamten Einrichtung ermöglicht. Es versteht sich von selbst, dass derartige Organisationsentwicklungsprozesse nicht von oben angeordnet werden können, sondern sorgfältig und partizipativ vorbereitet und angegangen werden müssen.

Es versteht sich von selbst, dass sorgfältige Gefährdungsbeurteilungen unter Einschluss der psychischen Belastungen die Grundlage der betrieblichen Präventionsarbeit sein müssen. Eine enge Verzahnung zwischen Arbeitsschutz und Gesundheitsförderung bietet sich an, zumal in der personenbezogenen Dienstleistungsarbeit Belastungen und Gefährdungen oftmals erst kommunikativ ermittelt werden können. Neben Mitarbeiterbefragungen sind Gesundheitszirkel unbedingt empfehlenswert (Neuhaus/Metz 2005). Dieses Instrument der betrieblichen Gesundheitsförderung ist vielfach erprobt; seine Nützlichkeit und Notwendigkeit brauchen an dieser Stelle nicht weiter begründet zu werden. In der stationären Pflege hat dieses Instrument seine Sinnhaftigkeit schon längst unter Beweis gestellt. Es besteht kein triftiger Grund, dieses Instrument nicht auch in der ambulanten Pflege einzusetzen. Auch wenn mittlerweile Pflegebetten, Patientenlifter und weitere Hilfsgeräte zur Verfügung stehen und auch genutzt werden, bleiben doch die enormen psychosozialen Belastungen. Es muss daran erinnert werden, dass psychische Belastungen einen signifikanten ätiologischen Beitrag zu Muskel-Skelett-Erkrankungen liefern und daher die Verminderung jener Belastungen zugleich auch eine Entlastung des Rückens nach sich zieht. Hierzu gibt es nicht nur physiologische Belege (Sjogaard et al. 2000); diesen Zusammenhang belegt die Frühberentungsstudie von Bödeker et al. (2006) in überzeugender Weise.

Siegrist/Dragano (2007) haben in ihrer Studie „Rente mit 67 – Probleme und Herausforderungen aus gesundheitswissenschaftlicher Sicht" eine Reihe von ausschlaggebenden Maßnahmen zusammengestellt, welche zu einer längeren Erwerbsphase beitragen könnten. Sie messen der erwerbsbiografisch mitlaufenden Qualifizierung größte Bedeutung zu. Ältere Erwerbspersonen könnten insbesondere in extrafunktionalen Kompetenzen geschult und eingesetzt werden, d.h. in Bereichen, in denen nicht in erster Linie technische, sondern soziale und organisatorische Kompetenzen gefragt sind. So frühzeitig wie möglich sollte der Handlungsspielraum erweitert und das Tätigkeitsfeld auf planende, organisierende und bewertende Aufgaben ausgeweitet werden. Qualifizierung und Erweiterung des Handlungsspielraums gehen Hand in Hand, weil es für Ältere und Lernungewohnte außerordentlich schwierig ist, sich auf Neues einzustellen. Deshalb sollten die Arbeitsaufgaben fortwährend lernförderlich sein; Funktionspflege und Re-Taylorisierung sind aus arbeits- und gesundheitswissenschaftlicher Sicht Gift für eine lern- und veränderungsoffene Arbeitshaltung und -atmosphäre. Auch Siegrist/Dragano empfehlen *Job Rotation*, d.h. immer wieder zeitlich begrenzte Tätigkeitswechsel innerhalb des Teams oder der Arbeitsgruppe. Teamentwicklungsprozesse und die kluge altersgemischte Zusammenstellung des Teams und nicht zuletzt eine umsichtige Leitung und Führung, die den Personaleinsatz nicht nur nach den gerade anfallenden Aufgaben, sondern auch nach den Möglichkeiten und Fähigkeiten der Mitarbeiter/innen gestaltet, ist eine conditio sine qua non für eine gesundheits- und altersgerechte Arbeit. Zu einem guten Führungsverhalten gehört essenziell, dass die Mitarbeiter/innen ein qualifiziertes und aufbauendes Feedback erhalten. Diese Art der Gratifikation ist ebenso wichtig wie die monetäre, wenn nicht wichtiger. Eine Vielzahl von Studien – auch und gerade im Bereich der stationären und ambulanten Pflege (van Vegchel et al. 2001; Hasselhorn/Tackenberg et al. 2004; Weyers et al. 2006; van den Tooren et al. 2008) – belegt, dass ein hinsichtlich Wertschätzung der Mitarbeiter/innen angemessenes Führungsverhalten für die Gesunderhaltung und Gesundheitsförderung eben dieser Mitarbeiter/innen eine kaum zu überschätzender Bedeutung zukommt. Führungskulturen, die selbstständiges Arbeiten, kritisches Mitdenken und faires Mitentscheiden negativ sanktionieren, statt zu fördern, treiben Pflegekräfte in die Krankheit und in die innere oder äußere Emigration. Führungskulturen, die die Prozesse der Beteilung unterstützen, tun etwas für die Gesunderhaltung ihrer Mitarbeiter/innen und ihres Betriebes gleichermaßen.

Angemessenes Führungsverhalten ist daher ein wichtiges Postulat gesundheitsförderlicher Personalentwicklung in Betrieben und Organisationen und sollte systematisch geschult werden. Vom Aufbau einer innerbetrieblichen Anerkennungskultur können ebenso wie von Arbeitszeitvergünstigungen positive Wirkungen ausgehen. So zeigt eine Interventionsstudie in einem Akutkrankenhaus in Kanada, über die noch berichtet werden soll, signifikante Wirkungen (Bourbonnais et al. 2006). Noch stärker beleuchten die Ergebnisse einer über elf Jahre fortgesetzten Beobachtungsstudie zu Bedingungen der Arbeitsfähigkeit in Finnland diesen Effekt. Dort zeigte sich nämlich, dass eine Verschlechterung der Anerkennungskultur im Betrieb, und insbesondere seitens der Vorgesetzten, das Risiko bei den über 50-jährigen Beschäftigten verdoppelte, am Ende des Beobachtungszeitraums keine ausreichende Arbeitsfähigkeit mehr aufzuweisen. Andererseits war die Wahrscheinlichkeit einer verbesserten Arbeitsfähigkeit bei denjenigen Beschäftigten mehr als dreimal so hoch wie bei den übrigen, welche von einer Verbesserung des Führungsverhaltens und einer angemessenen Würdigung ihrer Leistung profitiert hatten (Ilmarinen et al. 2002). Als entscheidende Schlussfolgerung formulieren Siegrst/Dragano: „Um Gesundheit und Arbeitsfähigkeit älterer Beschäftigter in möglichst großem Umfang bis zum Erreichen der Altersgrenze zu erhalten, sind weitreichende Investitionen in gesundheitsfördernde Arbeitsbedingungen erforderlich. Diese Investitionen reichen über das herkömmliche Spektrum von Arbeitsschutzbestimmungen und betrieblicher Gesundheitsförderung weit hinaus, da sie neben konsequent weiterentwickelten Qualifizierungsangeboten ein breites Spektrum von Maßnahmen der Organisations- und Personalentwicklung in Betrieben sowie von Aktivitäten der überbetrieblichen, branchenbezogenen Arbeits- und Tarifgestaltung beinhalten. Diese Investitionen in die betriebliche und überbetriebliche Gesundheitspolitik sollten als Element langfristiger Unternehmensstrategien eine hohe Priorität erhalten." (ebenda, S. 26).

Auf ein wichtiges arbeitswissenschaftliches Gestaltungsprinzip ist noch hinzuweisen, nämlich auf das Prinzip der differenziellen Arbeitsgestaltung. Angelehnt an die differenzielle Psychologie, die sich mit den Unterschieden – den Differenzen – zwischen den Menschen beschäftigt, soll eine solche differenzielle Arbeitsgestaltung würdigen, dass Menschen verschiedene körperliche und mentale Fähigkeiten und unterschiedliche Voraussetzungen und Neigungen haben und nicht zu jeden Zeitpunkt überall einsetzbar sein können und sollten. Differenzieller Einsatz bedeutet, dass die Arbeitsanforderungen zu dem Menschen passen sollten. Ulich/Wülser (2004) betonen dieses Prinzip ausdrücklich im Zusammenhang mit gesundheitsgerechter und gesundheitsförderlicher Arbeit. Sie mahnen ein „Angebot verschiedener Arbeitsstrukturen (an), zwischen denen die Beschäftigten wählen können" (ebenda, S. 231 f.). Diese Wahl sollte kombiniert werden mit Arbeitswechseln und Anreizen, Neues hinzuzulernen, aber auch mit der Achtsamkeit, Pflegenden bestimmte Tätigkeiten in einer bestimmten Situation nicht zuzumuten. Eine Interviewpartnerin erläuterte dies anhand eines positiven Beispiels aus der ambulanten Pflege:

*„Es ist wichtig, dass die Einsatzleitungen auch immer gucken, ‚kann ich der das zumuten', oder hat sie vielleicht selber privat so viel Probleme, dass, wenn sie jetzt noch jemanden kriegt, wo sie in die häusliche Umgebung kommt von Klienten, wo grade auch dieses Problem herrscht, sie dann immer wieder an ihre eigenen Probleme erinnert wird, dann lasse ich die gar nicht erst dahin. So, das machen die schon, da gucken die schon auch drauf. Also, das finde ich auch gut hier, weil die wirklich gucken, welche Klienten sind da, und wie passt das mit den Pflegenden dann zusammen."* (Exp-Int. 6, S. 34)

Für eine differenzielle Arbeitsgestaltung auch in dem Sinne, weitere Potenziale zu nutzen oder zu entwickeln, gibt es in der Pflege viele Möglichkeiten. Die Fähigkeiten und Potenziale, die viele Pflegende mitbringen, sind teilweise enorm. Ein nicht geringer Anteil hatte zuvor einen anderen Beruf, hat verschiedenste Fort- und Weiterbildungen absolviert oder ist künstlerisch oder wissenschaftlich interessiert. Der immer wieder zu hörende Einwand, den älteren Mitarbeiter/innen fehlte das Interesse, sie hätten es sich in ihrer Stagnation bereits bequem eingerichtet, wurde von einer Stationsleiterin wie folgt beantwortet:

*„Wenn man den Leuten Verantwortung und Entscheidungsspielraum gibt, dann wachsen sie auch daran. Wenn ich mir als Leitung Mühe gebe, dem eine Aufgabe zu geben, an der er wachsen kann, dann wächst er auch. Dann engagiert er sich. Also, je mehr ich das so mache, desto mehr wächst er ja auch mit seiner Anerkennung, mit seiner Förder- oder Forderung, also da kommen tolle Sachen. Die haben tolle Ideen im Kopf, jeder für sich, jeder für irgendwas anderes, aber alle. Alle, alle, und das nutzt man nicht, das interessiert niemanden, was diese einzelnen Leute können oder nicht können."* (Int. 11, S. 16)

Die Interviewte leidet darunter, dass für diese Art von Leitung, wie sie sie versteht, „kein Millimeter Raum" mehr sei. „Da gäbe es die unglaublichsten Ressourcen, die man leben könnte, wenn man eine bewusste Personalentwicklung betreiben würde", gibt ein langjährig mit dem Feld vertrauter Experte zu bedenken. Unseren Interviewpartnern und -partnerinnen fielen auf entsprechende Fragen auch durchaus Dinge ein, die sie gerne tun oder lernen würden. Das Spektrum reichte von basaler Stimulation – für die dann natürlich eine extra Stelle geschaffen werden müsste – über die Moderation von Patientengruppen bis zur hauswirtschaftlichen oder logistischen Steuertätigkeit. Arbeitsschutzgesetz und Arbeitssicherheitsgesetzt fordern die besondere Berücksichtigung besonderer Beschäftigtengruppe, wie sie Ältere und hier wieder differenziert nach ihren körperlichen und psychosozialen Fähigkeiten par excellence darstellen:

„Also im Bereich der stationären Pflege, finde ich, sind die [Älteren, W.H.] zum einen in der Dokumentation gut aufgehoben, das ist der eine Punkt. Sie wären, finde ich, in der Betreuung sehr gut, die wäre da auf jeden Fall mit drin, und es wären ja auch solche Sachen wie die Transfers vom Zimmer zu den Speisesälen hin, die Sachen, diese Kommunikation, mit Leuten auch mal spazieren zu gehen, das gehört ja auch mit zur Pflege eigentlich. Und man kann vieles noch, man kann Wunden versorgen. Auch mit 'nem Bandscheibenvorfall kann ich durchaus ,ne Wunde versorgen, und man kann auch durchaus Leute, die zum Teil ja sich noch selber waschen, da kann auch jemand mit 'nem Bandscheibenvorfall mit diesen Leuten arbeiten, ihnen helfen. Also man kann halt durchaus vieles machen, nur muss es auch gewollt sein." (Int. 22, in: 5, S. 45 f.)*

Immer wieder wurde das Interesse bekundet, Erfahrungswissen einzubringen. Und immer wieder wurde bedauert, dass das Haus oder „die Hierarchie" kein Interesse an diesem Erfahrungswissen habe. In machen Fällen freilich und hier selbstredend mit Unterstützung von Führungskräften und für Gesundheit zuständigen Stabstellen ist es gelungen, derartige Umqualifizierungen Praxis werden zu lassen. Davon soll noch die Rede sein.

# 9. Gegen Altersdiskriminierung – Potenziale fördern

Im „Fünften Altenbericht" der Bundesregierung (BMFSFJ 2005) wird explizit auf das Problem der Altersdiskriminierung am Arbeitsplatz eingegangen. Gleichsam als Rahmenbedingung werden „neben den physischen Arbeitsbelastungen, die keineswegs rückläufig sind, vielfältige psychische Belastungsarten als neue Einflussgrößen des höheren Krankheitsrisikos Älterer" benannt (ebenda, S. 77). Diese Belastungen würden insbesondere von älteren Beschäftigten empfindlich wahrgenommen. Dies gelte vor allem für Faktoren wie hohe Mobilitätserfordernisse, Hektik, Zeitdruck, Stress, Überforderung, soziale Isolation und „altersunfreundliches" Arbeitsklima. „Die Arbeits- und Leistungsfähigkeit älterer Erwerbstätiger hängt neben dem Gesundheitszustand und den Arbeitsbelastungen zudem von der Arbeitszufriedenheit ab. Die Arbeitszufriedenheit von älteren Erwerbstätigen ist, besonders was die beruflichen Entwicklungs- und betrieblichen Weiterbildungsmöglichkeiten angeht, deutlich niedriger als jene von jüngeren Erwerbstätigen. Von den 55- bis 64-jährigen Erwerbstätigen geben 39 Prozent an, keine Möglichkeiten beruflicher Weiterentwicklung zu haben, bei den 45- bis 54-Jährigen sind dies nur etwa halb so viele." (ebenda) Wiederholt sei vermutet worden, so der Bericht weiter, dass die Verschiebung des Beschäftigungsschwerpunktes auf den Dienstleistungssektor sich insgesamt positiv auf die Entwicklung der Arbeitsbelastungen und damit auf das arbeitsbedingte Krankheitsrisiko älterer Beschäftigter auswirken könnte. Am Beispiel des Arbeitsbelastungsprofils des Altenpflegeberufs, das „durch enorme psychische wie physische Belastungen geprägt ist", weist der Bericht diese allzu optimistische Vermutungen zurück. Gerade Ältere hätten unter neuen, von außen gesetzten organisationalen und neuen zeitlichen Strukturierungen der Arbeitsbedingungen zu leiden. Wer nicht mehr mitkomme, erfahre zusätzlich eine Benachteiligung, für die der Begriff der Altersdiskriminierung zutreffend sei. In unseren Interviews sind wir oftmals – glücklicherweise aber auch mit wichtigen Ausnahmen – der Problemkonstellation der Altersdiskriminierung begegnet. Etwas ausführlicher seien entsprechende Passagen aus der Gruppendiskussion zitiert:

*„Mitarbeiter, die sie [die Leitung, W.H.] irgendwo oder nicht so ganz gerne mögen, die jetzt im Alter mehr Fehler machen, nicht mehr so belastbar sind, da wird's auch ganz gerne gesehen, dass sie selber das Handtuch schmeißen und gehen." (Int. 21, in: 5, S. 4 f.)*

*„Da war jemand von so einem der Arbeitgeberverband im Fernsehen, das hat unser Geschäftsführer auf jeden Fall aufgeschnappt, der hat's nämlich gesehen, und dann kam's: ‚Es ist ganz klar, Sie wissen ja, das geht schon durch die Medien, man muss sich, wenn man in der Pflege arbeitet, Gedanken machen, dass man so ab Mitte 40, Anfang 50 sich mal was Neues sucht, dass man einen neuen Pfad beschreiten muss, und wir können dann hier nicht jeden mehr durchziehen. Ja, genau so hat er's gesagt. (...) Da sind immer nur Leute eingestellt worden, die frisch von der Schule gekommen sind. Da gab's gar keine älteren Leute, die eingestellt wurden, und also dementsprechend auch gar keine Erfahrung, und wenn keine Erfahrung da ist, dann geben, ich sag mal, die unerfahrenen Kräfte natürlich ihre Unerfahrenheit auch immer weiter. Dann schleichen sich Fehler ein, die Qualität fängt an zu leiden, aber die drei oder zwei älteren Mitarbeiter, die da sind, die werden dann auch nicht mehr ernst genommen von den jungen Leuten, weil, das ist morgens, ich sag mal so nett, zur Frühversorgung ist das ja dann auf manchen Stationen echt ein Beat, wo dann die Jungen so durchmarschieren, und wenn man das nicht schafft, also ich kenn noch diesen Spruch: ‚Wer vorm Frühstück nicht mehr als acht Leute schafft, gehört hier nicht her.' Das ist ein Spruch der Leitungskräfte, die dann die Leute gerne auch übernehmen. (...) Das ist auch so, die Älteren machen dann ihre Pflege, die Dokumentation, denn übersehen sie natürlich irgendwas noch einzutragen oder eine Visite vom Arzt irgendwo, weil sie dann teilweise auch die einzige Examinierte im Spätdienst sind, müssen sich um alles kümmern. Das sind ja vielfältige Aufgaben, die immer einer oder eine machen muss, ist verantwortlich für das ganze Haus dann letztendlich und muss sie Medikamente verteilen, dann muss sie Visiten zusätzlich*

*machen auf der Station, denn gibt's noch hier Notfall, denn muss er da noch 'ne Infusion irgendwie anlegen. Da kann sein, dass er was vergisst. So, hat er was vergessen, stellen die das fest, gibt's Druck. Und denn gibt es immer wieder Druck, und dann werden sie systematisch verunsichert, die Mitarbeiter, und das ist psychisch nachher letztendlich nicht auszuhalten, und dann melden die sich krank. Und dann ist das Burnout-Syndrom nicht mehr weit." (Int. 22, in: 5, S. 9, 12 und 30)*

*„Das läuft dann auch oft so, dass, wenn also Wohnbereiche oder PDL oder so, wenn da ein Wechsel ist, ist es also grundsätzlich so, dass allen, die weggegangen sind oder weggegangen wurden, erst Mal Dreck hinterher geschmissen wurde, und alle, die damit zusammengearbeitet haben, natürlich auch ja das alte Team. Jetzt kommt jemand Neues, und jetzt wird erst mal ordentlich gearbeitet, jetzt mal alles auf Vordermann gebracht. Und jetzt machen wir da mal wieder ordentliche Firma von, also ordentliches Haus, das auch vorm MDK bestehen kann. Das ist, meiner Meinung nach, organisiertes Mobbing von oben gegen Ältere." (Int. 26, in: 5, S. 14.)*

Eine weitere Interviewpartnerin in der Diskussionsrunde kommentierte die geschilderten Fälle mit dem kurzen Satz:

*„Das, was zugenommen hat, finde ich auch, ist die Entmündigung. Also gerade ältere Mitarbeiter, die auch die Erfahrung haben, die werden zunehmend entmündigt." (Int. 26, in: 5, S. 31)*

Und dies, obwohl gerade in der Altenpflege die Potenziale der älteren und langjährig Beschäftigten auf der Hand liegen:

*„Geduld, Lebenserfahrung, berufliche Kompetenz. Ich glaub', damit ist eigentlich alles gesagt, das sind sicher die Hauptpunkte. Die [Älteren, W.H.] haben einen ganz anderen Zugang zu anderen Menschen, weil der Abstand nicht so groß ist. Die Welten las-*

*sen sich noch vermitteln. Zwischen einer 18-Jährigen und einer 80-Jährigen ist eine so große Zeitdifferenz, dass da ganz andere Wertvorstellungen in der Interaktion mitspielen." (Int. 18, S. 20)*

Richard Sennett hat in seiner großen Studie „Der flexible Mensch" (Sennett 1998) auch das Thema „Alt und Jung im Erwerbsleben" angesprochen. Das alte kulturelle Modell der Arbeit war jenes, in dem „die Alten" im Betrieb eine Machtposition hatten, Senioritätsrechte besaßen und diese auch gegen die Jungen ausspielten. Es waren soziale Beziehungen, die von Autorität und Gehorsam gekennzeichnet waren. Dieses kulturelle Modell kann als untergegangen gelten, und es wäre ganz sicher falsch, ihm eine Träne nachzuweinen. Doch wie sieht das neue kulturelle Modell aus, in dem wir arbeiten, in dem wir unserem Erwerb nachgehen und darin zugleich einen Sinn suchen? Zunächst einmal fällt auf: Wir haben zunehmend gut oder jedenfalls anders ausgebildete jüngere Vorgesetzte, die das Erfahrungswissen der Älteren aber nicht mehr oder nicht mehr in jedem Fall wertschätzen. Was sie hochhalten, ist das Gesetz der absoluten Flexibilität, der andauernden Anpassungsfähigkeit und der hohen Geschwindigkeit. Und Sennett merkt an, dass es gleichsam ganz natürlich sei, dass sich die Älteren genau dem widersetzen, weil sie nicht mehr andauernd Neues lernen wollen, weil sie orientiert sind an Beständigkeit, aber auch an Geduld und vielen weiteren Tugenden, nicht zuletzt an der „Tugend der Langsamkeit".

Diese Tugenden der Beständigkeit, der Geduld, der Langsamkeit könnten Tugenden sein für eine Humanisierung der Arbeitswelt, der Wirtschaft und Gesellschaft, eine Humanisierung, die wir dringend nötig haben. Und nun käme es genau darauf an, die positiven Seiten der Tradition mit den positiven Seiten der Innovation zu verbinden. Diese Prozesse stellen sich freilich nicht naturwüchsig ein. Sie müssen organisiert werden, und zwar von den Führungskräften. Diese müssen sich den positiven Seiten der Tradition gegenüber öffnen, müssen lernen, dass „das Alte" nicht nur schlecht war, sondern bestimmte Aspekte von hohem Wert und deren Nutzung für die Stabilität eines Unternehmens, einer Organisation oder Institution durchaus überlebensnotwenig sein kann. Und es ist beileibe nicht so, dass „die Alten" nur blockieren und gleichsam mit blinder

Sturheit nur an ihren Privilegien festhalten. Dies wurde auch in unserem Projekt deutlich: Trotz einer teilweise großen Verbitterung machten unsere Interviewpartner immer wieder deutlich, dass sie auch bereit wären, sich umzustellen. Doch bedarf es dazu bestimmter Rahmenbedingungen, von denen die Überwindung der Altersdiskriminierung sicherlich die erste und wichtigste wäre.

In der Gruppendiskussion, die wir bereits ausführlich zitiert haben, wurden denn auch Alternativen oder Lösungswege formuliert:

*„Ich glaube, wenn die Firma ihre älteren Mitarbeiter aufwerten würde, dann würden die von den Jungen ja auch ganz anders akzeptiert werden, dann würde das viel mehr kommen, dass man auch mal drauf hört, weil es heißt immer: ‚Ach du, das hat man heute ganz anders gelernt, lass das mal bleiben‘, obwohl da jemand ist, der schon 30 Jahre darin arbeitet und eine praktische Erfahrung hat, die der andere ja auch gar nicht haben kann. ‚Probier es doch mal auf dem Weg‘, das tut man dann nicht so schnell ab. Aber, ich glaube, dann muss die Firma das Ansehen der älteren Mitarbeiter auch anheben, dass man sagt, die haben eine Erfahrung, die andere nicht haben. Die müssen das auch ein Stück weit fördern und sagen, ‚Mensch, da haben wir unsere Qualitätsträger, und die können auch die Jungen schulen‘, und das ist diese Akzeptanz, die ich mir wünsche." (Int. 22, in: 5, S. 13)*

Was hier angesprochen wurde, enthält die wichtigsten Komponenten einer alternsgerechten Arbeitssystemgestaltung: (a) eine alternsgerechte differenzielle Aufgabenverteilung, (b) ein Miteinander von Jung und Alt, möglichst in sinnvoll zusammengesetzten altersgemischten Teams, und (c) eine Teamentwicklung, die den unterschiedlichen Potenzialen und Interessen der verschiedenen Generationen im Betrieb Rechnung trägt. Jasper (2004) hat das arbeitswissenschaftliche Wissen über altersgemischte Teams zusammengetragen und kommt zur Schlussfolgerung, dass eine ausgeglichene „paritätische" Verteilung von Jung und Alt die ideale Mischung darstellt. Sind nur wenige Alte in einem jungen Team oder umgekehrt, so dominieren die jeweils zahlenmäßig majorisierenden Mitglieder auch die Arbeitskultur. Dann müssen sich die Minderheiten fremd und fehl am Platze vorkommen.

*„Wir schaffen durch die Personalentwicklung, die wir nicht betrieben haben, ungesunde Zuschnitte. Wir haben bei dem Altersdurchschnitt mehr Alte und befristete Junge. So, und die Jungen, da gibt es häufig eine intergenerative Spannung, weil die Mittelgeneration der Frauen, die Kinder gekriegt haben, es sind ja häufig Frauen in der Krankenpflege, die dann wiederkommen als Teilzeit, nicht die Klammer bilden. Also, wir haben die 45-, 50-Jährigen, und wir haben die 25-, 28-Jährigen, und da gibt es häufig auch Zuweisungen oder Abschottungen. Wenn ich jemanden aus dem Dienst holen will bei den Jungen, die kriege ich nur noch über Handy oder gar nicht, und die Älteren, da spreche ich auf den Beantworter, das haben sie inzwischen auch raus, aber sie hören den ab, und wenn sie hören, es fehlt jemand, dann haben sie ein schlechtes Gewissen und sagen: ‚Ich komme doch‘, denn die Junge sagt, ich überziehe jetzt, ich gehe jetzt, weiß ich, Sport machen und auf Party. Hat einen durchaus gesund erhaltenen Anteil, ich will das gar nicht moralisch werten, das ist auch gut, sich abzuschotten, um gute Arbeit zu leisten, aber es gibt natürlich dann intergenerative Probleme. Dann heißt es: ‚Die Alten sind fachlich nicht mehr so fit.‘ Häufig sind sie viel fitter, aber das passiert – und das ist leider nicht vorausgesehen worden – und wird erduldet, ertragen, weil man das nicht vorausschauen wollte, diesen demografischen Wandel, zu sagen, wir haben jetzt fünf bis zehn Jahre Zeit, daran zu arbeiten, sondern jetzt kommt der Wandel mit dem ökonomischen Druck, und da sind wir – ich meine die Verantwortlichen – noch fantasielos."* *(Exp-Int. 3, S. 27)*

Es gibt punktuelle Änderungen, die teilweise erzwungen durch den ökonomischen Druck, teilweise aber wieder unterminiert durch diesen ökonomischen Druck, sich naturwüchsig und weniger geplant sich in der Praxis Bahn brechen. Hier gilt es, chaotische Prozesse in geordnetere Bahnen zu leiten, ohne sie in neue Korsette zu zwängen. In unserer Feldphase hörten wir auch ausgesprochen positive Berichte, in denen eine durchaus gelungene intergenerative Integration aufschien:

*„Die Jungen, das ist eine Bereicherung, das ist doch viel lebendiger, wenn man mit Jungen auch noch was zu tun hat. Die bringen ganz andere Ideen, und die sind dann auch manchmal frech, und das tut dann auch mal gut, da kommt dann auch mal ein büsschen frischer Wind rein in das Ganze." (In. 17, S. 25) „Die Jungen bringen wieder neue Methoden mit, neue Wundversorgung und so was alles, also fachlich können wir Älteren da auch partizipieren."* *(Int. 1, S. 5)*

Hier zeigt sich zugleich, dass auf beiden Seiten – Alt und Jung – eine Aufnahmebereitschaft bestehen muss. Diese Bereitschaft existiert nicht von vornherein, sie muss entwickelt und gefördert werden. Für die Älteren bedeutet das, dass sie sich nicht betont als „Besserwisser" geben dürfen, dass sie ihre Haltung, dass ausschließlich das Alte Geltung besitze, dass ausschließlich die alten Verfahrensweisen die richtigen waren und dass alles Neue immer nur eine Verschlechterung sein könne, überwinden müssen.

Ein Krankenpfleger berichtete:

*„Ja, das war so: Die Älteren bei uns, als ich noch jünger war, waren nicht so alt wie sie waren. Muss ich einfach so sagen. Hatten einen jungen Geist noch. Und sie hatten die Erfahrung, die den Jungen wieder gut getan hat. Also das fand ich schon sehr positiv, aber auch die Älteren da empfanden das positiv." (Int. 14, S. 14)*

Von den Jüngeren heute gibt es, darauf wies eine Expertin im Altenpflegebereich sehr deutlich hin, noch etwas Wichtiges zu lernen:

*„Und die Kollegen, die jetzt neu angefangen haben, also vor ein paar Jahren, die wissen sich schon sehr gut abzugrenzen. Die wissen besser, als ich das vielleicht wusste damals: Meine Freizeit, die brauche ich für mich, und ich will dann auch nicht mit irgendwel-*

141

*chen Kollegen noch über irgendwelche Geschichten, die auf der Arbeit gewesen sind, nach Feierabend weiterreden. Das habe ich nämlich auch gemacht, denn haben wir uns im Eiscafé irgendwie getroffen, denn hat man da eine Stunde gesessen und hat nur über Arbeit geredet, nichts anderes, und denn habe ich irgendwann gesagt: ,Nee, jetzt ist aber mal gut.' Ja, und das können wir von den Jüngeren lernen." (Exp-Int. 6, S. 38)*

Unsere Interviewpartnerin – Expertin in der Altenpflege – berichtete von vielen Versuchen, gerade für Ältere mehr Weiterbildungsmöglichkeiten zu etablieren. Diese Initiativen scheiterten oft am Widerstand der Leitungen, aber auch an den Bedenken der Betroffenen. Doch zunächst zum Problem der Leitung: Was hält diese zurück, mehr für die Weiterbildung ihrer Mitarbeiter/innen zu tun? In der Altenpflege gibt es noch viele angelernte Kräfte, von denen einige durchaus Interesse hätten, einen formalen Abschluss nachzuholen. Bei genauerem Hinsehen zeigt sich, dass die Vermarktlichung unseres Gesundheits- und Sozialwesens nicht gerade förderlich ist für eine langfristige Personalpflege:

*„Man bindet doch dann die Person, wo man weiß, die hat jahrelang gute Arbeit gemacht, die hat auch Fähigkeiten, wenn wir die jetzt fördern und das wieder zurückholen dann, dann ist die eine fertig ausgebildete Fachkraft. Dann habe ich investiert in jemanden, und die bleibt mir ja auch treu, aber da [in dem Unternehmen, WH.] geht's dann nur um Geld. Dann heißt es, haben wir kein Geld für, geht nicht, machen wir nicht. Es gibt auch keinen Fonds oder irgendetwas. (...) Und Arbeitsamt oder auch Rentenversicherung finanzieren eine Aus- oder Weiterbildung auch nur dann, wenn der Arbeitgeber garantiert, dass sie dann auch da eingesetzt werden. Und genau das will der Arbeitgeber nicht. Der will sich einfach nicht festlegen. Der sagt: ,Das weiß ich doch nicht, was in einem halben Jahr ist.' Das ist unsere Erfahrung, leider Gottes. Also wir haben im Moment zwei Kolleginnen, die betrifft das akut, und die sind allerdings sehr viel jünger, also, die eine ist noch keine 40, hat einen ganz komplizierten Bandscheibenvorfall geha-*

*bt, also hier oben im Brustwirbelbereich, und ja, ist von der Reha-Beraterin angeraten worden, dass sie eine Umschulung macht. Die würde sie auch bekommen, weil sie ja schon als Krankenschwester eine fundierte fachliche Ausbildung hat, also sattelt sie sozusagen noch was Spezielles oben drauf, und ja, dann hat es auch ein bisschen Hickhack hin und her gegeben, wer bezahlt denn jetzt und wie überhaupt, wie soll es denn jetzt laufen, dann streiten sich ja dann immer Krankenkasse und Rentenversicherungsträger. Jetzt musste aber der Arbeitgeber versichern, wir haben einen Arbeitsplatz für sie. Das kann er nicht, und das macht er auch nicht, selbst wenn er es könnte, macht er es nicht. Aus dem einfachen Grunde, weil er sagt, ich weiß ja nicht, was im nächsten Jahr ist, wenn die jetzt über ein Jahr in der Ausbildung ist, dann weiß ich nicht, wie es im nächsten Jahr aussieht, vielleicht muss ich dann noch mehr Pflegeplätze abbauen, dann weiß ich nicht, wohin mit den Leuten. (...) Weil der Markt inzwischen dermaßen hart ist, also das ist das Problem. Es hat früher nie das Problem gegeben, dass man die Häuser nicht voll kriegte. Das ist inzwischen aber ein Problem, und das ist bei allen Trägern so, dass die teilweise die Häuser nicht voll kriegen. Da ist der Markt so umkämpft, dass das ja schon fast Strukturen annimmt, die einen ja schon fast an die Mafia erinnern. Also, denn gibt es Investoren, die sagen, gut, ich baue da jetzt ein nettes Pflegeheim hin. Dann sind da vielleicht nur ein paar Leute, der macht das aber als Abschreibungsobjekt. Das kann aber so ein Wohlfahrtsverein oder ein Verein, der über öffentliche Mittel finanziert wird, so nicht machen, das geht nicht."* (Exp-Int. 6, S. 9-11)

Vor dem Hintergrund des Geschilderten lässt sich die Hypothese formulieren: Die Vermarktlichung unseres Gesundheits- und Sozialwesens konterkariert eine menschengerechte Arbeits- und Laufbahngestaltung. Und so gaben auch Diskussionspartner/innen zu bedenken, ob die politischen Rahmenbedingungen, die unter dem Motto „mehr Markt" die Verhältnisse vielerorts geradezu umpflügen, neu überdacht werden müssen. Nun muss zugleich eingeräumt werden, dass auch ältere Mitarbeiter/innen selbst Bedenken gegen Weiterbildungsmaßnahmen äußern. Es

sind hier meist untergründige Ängste, die auch in gewisser Weise nachvollziehbar sind:

> *"Wenn ich 20 Jahre in der Pflege war, und ich bin über 50, dann
> habe ich erst mal Angst: ,Schaffe ich das, wenn ich jetzt noch Mal
> was Neues anfange? Mensch, ich war so lange nicht mehr in der
> Schule.' Das sind immer die gleichen Fragen, mit denen wir kon-
> frontiert werden, und dann liegt es natürlich auch viel an den Kol-
> legen, also wollen die das wirklich, sind sie offen für neue Sachen
> oder sind das Kollegen, die also sehr engstirnig sind und sich nicht
> vorstellen können, was anderes zu machen? Davon hängt natürlich
> eine Menge auch ab, das ist klar."* (Exp-Int. 6, S. 25)

Eine Personalarbeit, die auf der Höhe der arbeits- und personalwissen-
schaftlichen Kunst wäre, würde helfen, Ängste ab- und Interesse aufzubauen. Das hängt selbstredend mit der Frage zusammen, ob und in welcher Weise sich nach einer Qualifizierung die Arbeit, der Arbeitsplatz,
der Einsatzbereich und auch der Verdienst positiv ändern würden. Neben
den bereits angesprochenen politischen und ökonomischen Rahmenbedingungen wären hier auch konkrete Visionen zur Pflegearbeit und deren
gesellschaftlicher Aufwertung zu diskutieren. Darauf wird im nächsten
Kapitel noch genauer einzugehen sein.

Wenn wir der Frage nachgehen wollen, wie Altersdiskriminierung zu
überwinden und Potenziale Älterer zu entdecken, zu entwickeln und zu
nutzen seien, stoßen wir auf den erstaunlichen Befund, dass in höheren
sozialen Klassen auch 70- und 80-Jährige noch hochproduktiv tätig sein
können. Wie ist das zu erklären? Die US-amerikanische Sozialwissen-
schaftlerin und Publizistin Betty Friedan hat in ihrem Buch „Mythos Alter" (Friedan 1997) viele älterer Personen interviewt, die in irgendeiner
Weise noch geistig aktiv und kreativ waren. Sie wollte wissen, was Ältere
geistig so beweglich, so aktiv, so interessiert an der Welt und ihrer Umwelt
hält. Man muss unbedingt dazu sagen, dass sie keine Menschen befragt
hat, die an schweren Krankheiten litten oder gesundheitlich stark einge-
schränkt waren, also Menschen, die wegen ihres schweren Leidens und
ihrer mangelnden sozialen Vernetzung oftmals vereinsamen und dann –

unter diesen schlechten Voraussetzungen – im Grunde genommen gar nicht mehr interessiert sind an ihrer Umwelt, d.h. in ihrem Kummer um sich selbst kreisen. Friedan hat Menschen befragt, die so krank nicht waren, die nicht isoliert waren und die noch etwas tun konnten. Was hat sie festgestellt? Diese Menschen entwickeln in ihrem Älterwerden und Altern deutlich mehr Mitgefühl, Einfühlungsvermögen und Sensibilität für andere, viel mehr, als sie das in jüngeren Jahren hatten. Sie hatten sehr viel mehr Humor und auch Ironie und Selbstironie, und zwar nicht Ironie auf Kosten anderer, sondern in einem gewissen Sinne einer Bescheidenheit hinsichtlich der eigenen Person. Friedan bemerkte hier auch eine sehr viel höhere Leidempfindlichkeit Älterer und älter Werdender, sowohl in ihrem privaten Leben als auch im beruflichen und sozialen und kulturellen Leben: „Im Alter wird Identität nicht mehr über Leistung und abstraktes Wissen definiert, sondern über Gefühle, über Intuitionen, über Nähe, Zärtlichkeit und über die Fähigkeit, sich mit dem Verlauf des Lebens, ausgelebter und auch nicht ausgelebter Liebe zu arrangieren." (ebenda, S. 158) Man muss sich sozusagen mit dem, was man erlitten, erfahren, und auch im Glück erfahren hat, aber auch mit dem, was man leider vermisst hat, und was man sozusagen bitter vermisst, arrangieren. Und sie sagt weiter: „Die Stagnation der mittleren Jahre wird durch Generativität abgelöst, nicht durch Habgier und Egozentrik" (ebenda, S. 159).

Was verstehen wir unter Generativität? Dies ist die Fähigkeit, mit Jüngeren und Kindern einerseits, aber auch mit unseren Eltern und Großeltern andererseits produktiv umzugehen. Vor allem ist damit die Fähigkeit angesprochen, sein eigenes Wissen, seine eigene Persönlichkeit, sozusagen zu öffnen gegenüber Jüngeren, was natürlich ohnehin im familiären Zusammenhang geschieht, wenn Mutter und Vater ihren Kindern etwas geben. Aber Generativität geht über das Familiäre hinaus und ist im Grunde genommen eine Haltung des Weitergebens an die jüngere Generation, in der Arbeitswelt, in der sozialen Umwelt, in der kulturellen Umwelt, im allgemeinen Lebenszusammenhang. Friedan kommt dann zu einem ganz entscheidenden Punkt: Die Interessiertheit Älterer, ihrer Weltoffenheit, ihre Kreativität und ihr Einfühlungsvermögen sind davon abhängig, bis zu welchem Grade es der jeweiligen Person gelingt, instrumentell-rationales Denken zu überwinden, besser: zu erweitern um die Dimension der

Emotionalität. In Friedans Worten: „Je länger ich mich mit diesem Thema beschäftige, desto mehr erhärtet sich mein Verdacht, dass Vitalität im Alter tatsächlich eine Überwindung der Polarisierung zwischen Liebe und Arbeit, eine Überwindung der Polarisierung zwischen dem Weiblichen und dem Männlichen voraussetzt. Interessanterweise schienen die älteren Menschen, die ich als besonders vital empfand, auf irgendeine Weise fähig, diese Spaltung aufzuheben, und sie schafften es, in ihrer Arbeit Emotionen zum Tragen zu bringen, aus freier Entscheidung zu arbeiten, alte Besessenheiten und Zwänge hinter sich zu lassen, und in den wenigen Fällen, in denen Firmen oder Institutionen so klug waren, sich diese neue Ganzheit zunutze zu machen, profitierten auch sie messbar davon." (ebenda, S. 291) Es wäre zu wünschen, dass mehr Firmen und Institutionen diese Erkenntnisse wahrnehmen und an ihnen teilhaben würden. Leider sieht es nach allen empirischen Befunden, die wir bisher haben, nicht so aus, dass gerade diese Öffnung hinsichtlich der Liebe als Metapher für Emotionalität in der Arbeitswelt eine unmittelbare Chance hätte. Das heißt, dies ist für alle Verantwortlichen eine Herausforderung, daran zu arbeiten, dass diese Chance wächst.

Empfindungsfähigkeit, Einfühlungsvermögen, Aufgeschlossenheit der Welt gegenüber sind aber immer auch gekoppelt an die Fähigkeit, sein Leben in dem Rahmen, den man zur Verfügung hat, selbst zu bestimmen, die Fähigkeit, sich, wenn es möglich ist, körperlich, aber doch mindestens geistig, autonom zu bewegen. Neuere arbeitswissenschaftliche Untersuchungen kommen zu dem Ergebnis, dass mehr Handlungsspielraum und mehr Autonomie die Bereitschaft zur Verantwortungsübernahme und damit bei den Älteren zugleich die Innovationsoffenheit deutlich erhöhen (Stegmaier et al. 2006). Das heiß zugleich, dass Menschen, die z.B. 30 Jahre am Fließband gearbeitet haben, es verlernen zu lernen und dadurch ihr Interesse an Innovationen verlieren. Sie möchten eigentlich immer nur noch das tun, was sie immer getan haben, und sie möchten sich nicht mehr öffnen gegenüber Neuem, sie haben geradezu Angst, sich mit neuen Themen auseinanderzusetzen. Sie haben Angst, z.B. auf Schulungen geschickt zu werden, sie wollen nicht mehr weitergebildet werden, weil sozusagen ihre ganze Persönlichkeit, ihr ganzes geistiges und leibliches Sein konditioniert ist auf Monotonie, die sie ja 30 Jahre lang erlebt haben. Es

146

ist sozusagen eine produzierte, kognitive Verarmung, die nicht sein müsste, die nur aufgrund bestimmter Arbeitsbedingungen erzeugt ist. Ganz anders sieht es aus bei Menschen, die – im gleichen Alter mit den prinzipiell gleichen geistigen und körperlichen Fähigkeiten – über Jahre oder Jahrzehnte hinweg die Möglichkeit hatten, autonom zu arbeiten und die Fähigkeit entwickeln konnten, selbstständig Handlungsspielräume in ihrem Erwerbsleben zu gestalten. „Es zeigt sich, dass vor allem Autonomie bei der Arbeit sowie Feedback von Vorgesetzten positiv mit der Ideengenerierung zusammenhängen. Je stärker ältere Beschäftigte über Bedingungen und Vorgehensweisen ihrer Arbeit mitentscheiden können, und je intensiver ihr Vorgesetzter ihnen rückmeldet, inwieweit sie Ziele und Standards der Arbeit erreichen, und wo persönliche Stärken und auch Schwächen liegen, desto eher entwickeln sie, diese älteren Arbeitnehmer, Arbeitnehmerinnen, neue Ideen zur Verbesserung von Produkten, Prozessen und sozialen Beziehungen." (ebenda, S. 253)

Ein weiterer Punkt in diesem Zusammenhang ist die Verantwortungsbereitschaft. Aus vielen verschiedenen arbeitswissenschaftlichen und auch biografischen Studien wissen wir, dass ältere Erwerbstätige nicht mehr – es wurde schon angedeutet – das Interesse an Karriere haben wie in früheren Jahren, nicht mehr das Interesse, gegeneinander zu konkurrieren, in Konkurrenz zu stehen mit anderen, die möglicherweise besser oder schlechter sind. Sie wollen mehr miteinander reden, sie wollen nicht nur fachsimpeln, sondern sie wollen auch eine nicht zweckgerichtete Kommunikation haben, sie wollen erzählen über ihren Alltag, über ihre Kinder oder ihre Enkelkinder. Dieses Bedürfnis ist bei Älteren ausgeprägter als bei Jüngeren, sie wollen mehr das Ganze in den Blick nehmen. Sie verändern ihren Fokus, d.h. sie merken, der Mensch ist nicht nur Arbeitsmensch, sondern der Mensch ist ein ganzheitlicher Mensch, der in vielen verschiedenen sozialen und kulturellen Dimensionen lebt. Ältere wollen – und das ist nun ein ganz entscheidender Punkt – Verantwortung übernehmen, aber nicht mehr im technischen Sinne, wie das jüngere und Mittelalter-Menschen im Erwerbsleben tun, die sagen und dies auch sagen müssen: „Ich stehe hierfür gerade, dass die Zahlen richtig zusammengezählt sind, und dass die Brücke nicht zusammenfällt." Sondern Ältere wollen auch Verantwortung für soziale und emotionale

Beziehungen und – wenn entsprechende soziale Räume dafür geschaffen werden – für den Erhalt und die Weiterentwicklung von Unternehmen, Institutionen, Arbeitsbereichen oder Arbeitszusammenhängen übernehmen. John Kotre (2001), ein Psychoanalytiker und Biografieforscher, der in den Vereinigten Staaten und in Kanada Forschungen zu Lebensverläufen durchführt, hat viele Beispiele aus allen möglichen Sozialberufen, technischen Berufen, aus der Erwerbswelt, aber auch aus der ehrenamtlichen Arbeit gesammelt. Er hat untersucht, wie Ältere mit diesen Verantwortungsbereichen umgehen. Ältere, so fasst er seine Ergebnisse zusammen, ziehen sich in der Regel aus direkten Kommandopositionen zurück und suchen sich Nischen, in denen sie wirken können. Er berichtet von einer Teiluntersuchung, in der 100 Männer und Frauen befragt worden sind, die sich mindestens sieben Jahre lang für Anliegen engagiert hatten, welche mit der globalen Verbundenheit der Menschheit zu tun hatten, und das waren vorwiegend Umweltgruppen, und Gruppen, die sich sozusagen für Belange von Projekten in der dritten Welt eingesetzt haben. Er zitiert die Schlussfolgerung: „Ob manifest in Aktionen für bessere Ausbildung, verantwortliche Geschäftspraktiken, Basisdemokratie oder Umweltverträglichkeit, im Kern hörten wir eine durchdringende Sorge um die Zukunft, in der Leben gedeihen könne." (ebenda, S. 123 f.) Kotre weist darauf hin, dass es den in diesen Studien beobachteten Älteren auch um eine grundlegende Generativität ging, d.h. um die Idee, den Jüngeren etwas mitzugeben, das ihnen verhilft, sich zu entwickeln und umfassender selbst verwirklichen zu können. Ältere Menschen wollen, so der Bericht weiter, eher im Hintergrund wirken, aber sie wollen beteiligt sein in dem Bewusstsein, dass sie einen wesentlichen Beitrag zu leisten in der Lage sind. Kotre nennt das „die Entwicklung des moralischen oder ethischen Bewusstseins", einer moralischen Beständigkeit, die wächst, die sich aufschichtet zu einer ethischen Kompetenz und zu einer Bereitschaft, Verantwortung in diesem umfassenderen und ganzheitlicheren Sinne zu übernehmen. Mühelos lassen sich hier die bereits zitierten Beispiele aus der Pflege einordnen.

# 10. Veränderungen sind möglich: Beispiele und Ideen

Hier soll zunächst von einem Interventionsprojekt berichtet werden, das bei der Lebenshilfe in Bremen stattfand (Bleyer-Rex 2005, S. 79 ff.). Diese Einrichtung, die etwa 450 Mitarbeiter/innen, zumeist mit langjähriger Betriebszugehörigkeit, beschäftigt, ist vorwiegend im Bereich der ambulanten Pflege geistig behinderter Menschen tätig. Wie in anderen Pflegebereichen auch, werden aufgrund des Kostendruckes jüngere Mitarbeiter nur noch selten und dann auch nur befristet eingestellt, sodass der Altersdurchschnitt der Belegschaft deutlich angestiegen ist und weiter steigt. Dennoch werden in den nächsten Jahren durch Berentung neue Mitarbeiter/innen dazukommen müssen. Die Problemstellung, vor der diese Einrichtung – wie andere auch – steht, ist die Gesund- und Motivationserhaltung der Älteren sowie der Erfahrungs- und Wissenstransfer zwischen Jüngeren und Älteren, und dies in beiden Richtungen. Jüngere bringen neues Wissen, neue Methoden und neue Ideen mit, Ältere haben mehr Organisations-, Überblicks- und Zusammenhangswissen. Das erklärte Projektziel war, die Ressentiments zwischen den Generationen abzubauen und geeignete Modelle des gemeinsamen Lernens zu entwickeln. Es wurden intergenerative Projektgruppen gebildet, worin Jüngere und Ältere jeweils wechselseitig ihre Kompetenzen und Potenziale einschätzen und gemeinsame Strategien entwickeln. Darüber hinaus wurden Patenschaften und Mentees-Mentoren-Tandems gebildet, um Auszubildenden, Praktikanten und Praktikantinnen, Aushilfskräften und Absolventen und Absolventinnen eines freiwilligen sozialen Jahres Hilfestellung zu geben. Bestehend aus je einem/r älteren und einem/r jüngeren Mitarbeiter/in entstanden auch „Forscherteams", deren Aufgabe darin besteht, Probleme im Arbeitsbereich genauer zu beschreiben und über Netze innerhalb und außerhalb des Hauses zu ermitteln, ob es in anderen Bereichen ähnliche Probleme gab oder gibt und wie dort damit umgegangen wird. Die Resonanz auf diese Projektinitiative war und ist ausgesprochen positiv. Geschäftsleitung und Interessenvertretung loben die gestiegene Motivation, die verbesserte Arbeitskultur und die größere gegenseitige Wertschätzung, die insbesondere auch den Älteren zugute kommt.

Eine Nachfrage bei der Lebenshilfe, drei Jahre später, erbrachte die erstaunliche Mitteilung, dass auch nach dem offiziellen Projektende alle entwickelten Module und Verfahren weiter bestehen und gleichsam in den Arbeitsalltag integriert sind (Rolfes-Timmreck 2008). Nach wie vor gibt es aktive Patenschaften zwischen Jung und Alt, Ideenbörsen, Forscherteams, Kreativcenter und eine Steuerungsgruppe, die diese Aktivitäten koordiniert. Man sei, so die Mitteilung, in der glücklichen Lage, dass hier Arbeitgeber und Arbeitnehmer an einem Strang ziehen. Die Akzeptanz zwischen Jung und Alt habe sich, so wurde uns versichert, erheblich und nachhaltig verbessert. Bestimmte Arbeitsprobleme, wie z.B. die zeitliche Organisierung des Einkaufs für Wohngruppen und Wohngemeinschaften, seien durch intergenerative Kreativität gelöst worden. Diese Problemlösungs-Kultur stehe anstelle der sonst üblichen Kultur der autoritären Festsetzung. Man hat sich in der Einrichtung vorgenommen, nun auch das Thema des demografischen Wandels, d.h. konkret das Faktum, dass für Ältere keine Ausweichmöglichkeit mehr und damit die Notwendigkeit bestehe, bis zum 65., 66. oder 67. Lebensjahr zu arbeiten, in betrieblichen Projektgruppen zu bearbeiten. Fragen wie z.B. Wechsel der Arbeitsbereiche und Fortbildungen sind damit angesprochen.

Es bleibt dennoch immer die Frage, wie ältere Beschäftigte mit ihren gesundheitlichen Einschränkungen und ggf. mit ihrer geminderten Leistungsfähigkeit umgehen, d.h. es bleibt natürlich umgekehrt die Frage, wie Unternehmen und personalpolitische Entscheidungsträger mit Einschränkungen und Leistungswandel umgehen. Schwarzkopf (2003) hat dazu – und hier kommt eine langjährige betriebsärztliche Erfahrung im Krankenhaus zum Tragen – einige erhellende Ausführungen gemacht. Angesichts des „von außen" kommenden und unter wirtschaftlichen Aspekten initiierten Veränderungsdrucks sollten die Organisationen den Druck nicht einfach nach unten weiterreichen. Statt dessen sollten sie diesen Druck zum Anlass für eine Organisations- und Personalentwicklung nehmen, die sich in allen Bereichen „eine gesunde, vertretbare Mischung aus jung und alt, gesund und leistungsfähig, und Anteilen leistungseingeschränkter Beschäftigter" zum Ziel setzt (ebenda, S. 189). Zugleich könnten Hierarchien abgeflacht und bisheriges „Spezialistentum" überwunden werden, ein kontinuierlicher Verbesserungsprozess eingeführt und schließlich durch Entbürokratisierung Handlungs- und Entscheidungsspielräume der Beschäftigten erweitert werden. Gruppenarbeit in der Pflege sollte nicht zu Re-Taylorisierung, sondern im Gegenteil zur Autonomisierung genutzt werden. Dies böte die Chance, die Arbeit durch zusätzliche Arbeitsinhalte aufzuwerten. „Neben operativen Aufgaben übernimmt die Gruppe zunehmend selbständig vorbereitende, planerische Aufgaben sowie überwachende und verwaltende Tätigkeiten. Die Gruppe definiert die Leistungsaufgaben weitestgehend selbst und trägt Sorge dafür, dass der Anfall der Arbeiten gleichmäßig und berechenbar gestaltet wird." (ebenda) Dafür ist selbstredend eine Qualifizierungsoffensive notwendig. Leider sei, so Schwarzkopf, Qualifizierung bislang nur eine reaktive, d.h. sie erfolge immer nur dann, wenn eine neue Technik eingeführt wird. Das ist kontraproduktiv, weil die Beschäftigten immer das Gefühl haben, den Dingen hinterherzulaufen. Statt dessen sollte an den Potenzialen und Stärken der Beschäftigten angeknüpft, d.h. eine eng im Arbeitskontext verortete erfahrungsorientierte kontinuierliche Lernform entwickelt werden, wie sie seit langem in der beruflichen Weiterbildung etabliert ist (Voigt 1986; Iller 2006, zit. in: Borkel et al. 2008), doch leider viel zu wenig beachtet wird, obwohl gerade Benner et al. (2000) genau diesen Lerntypus im Pflegealltag postulieren.

Auch die Frage der Arbeitszeitgestaltung, insbesondere der altersgerechten Arbeitszeitgestaltung, hat eine große Bedeutung für die Frage, ob eine Arbeit aushaltbar ist, besser: ob eine Arbeit im Gefüge einer Work-Life-Balance unter Berücksichtigung der körperlichen und psychomentalen Möglichkeiten gerade im Zuge des Älterwerdens als positiv gesehen wird. „Um einerseits der Flexibilisierung und den sich ständig ändernden Anforderungen an Arbeit gerecht zu werden und andererseits den individuellen biografischen Bedürfnissen Rechnung tragen zu können, stellen verschiedene Arbeitszeitmodelle Möglichkeiten des Ausgleichs dar. Die Arbeitszeitmodelle sollten für die Vereinbarkeit von Erwerbs- und Familienarbeit Raum schaffen. Flexible Lebensarbeitszeiten entsprechen dem persönlichen Lebensentwurf und schaffen Spielräume für individuelle Wahlmöglichkeiten. Den Beschäftigten mehr Souveränität bei der Gestaltung ihrer täglichen, wöchentlichen, monatlichen und jährlichen Arbeitszeit einzuräumen (z.B. durch Arbeitszeitkonten), schafft sicher eine größere Zufriedenheit. Die Möglichkeit der Sabbatzeiten und der zeitweiligen Teilzeitarbeit sind in vielen Betrieben noch nicht ausreichend ausgeschöpft. In manchen Bereichen und Berufen rufen Anträge auf Sabbatzeiten Stirnrunzeln und Fragezeichen auf den Gesichtern von Kollegen und Vorgesetzten hervor. Unterschiedliche Formen der Altersteilzeit bzw. des Vorruhestands sollten offensiv angeboten werden. Speziell für junge Familien ist es wichtig, dass auch die den Betrieb umgebenden Einrichtungen familien- und arbeitsgerechte Zeitgestaltungsmöglichkeiten anbieten." (ebenda, S. 181)

„Weiterhin besteht eine enorme Chance darin, traditionelle Berufsbilder im Gesundheitswesen durch qualifizierte Zusatzangebote zu ergänzen und zu entlasten. So gibt es inzwischen in vielen Krankenhäusern die Einrichtung der Stationssekretärinnen, die Stationen berufsübergreifend zugeordnet sind und den Ablauf positiv unterstützen. Erfahrungen gibt es auch mit so genannten Zwischendiensten, die im Stationsstützpunkt zuständig sind für Organisation und Logistik, um speziell bei der Bereichspflege einzelne Kollegen vor Ort zu entlasten und die Wege zu reduzieren. Angesichts der in den vergangenen Jahren vermehrten Anforderungen an die Dokumentation hat der Beruf der Dokumentar-Assistentin Einzug in manche Einrichtungen gehalten. Die Einführung der Fallpauschalen stellt hier eine Chance dar, Tätigkeiten der Pflege und der Ärzte qualifiziert zu bündeln. In vielen Einrichtungen gibt es Gräben und Wände zwischen der Verwaltung und den Dienstleistern am Patienten. Durch das Entstehen des Berufsbildes ‚Kauffrau/-mann im Gesundheitswesen' und die Umschulungsmöglichkeit von Krankenpflegepersonal gibt es hier gute Möglichkeiten zu personen- und berufsvernetzenden Ansätzen. Die Krankenkassen sind verpflichtet, einen Teil ihrer Finanzmittel für die Prävention auszugeben. Bei immer kürzeren Liegezeiten von z.T. schwer kranken Patienten in den Krankenhäusern sollten Ansätze, die im Netz gesundheitsfördernder Krankenhäuser bereits existieren, flächendeckend umgesetzt werden. Für die sinnvolle Vermittlung von sekundärer bzw. tertiärer Prävention bei Patienten (Beratungen, Schulungen, Vermittlung zu Selbsthilfegruppen u.ä.) sollten Qualifizierungsangebote entwickelt werden, in denen Krankenpflegepersonal auf die Aufgaben als Koordinatoren oder Gesundheitslotsen weitergebildet werden. Der Einsatz so genannter Gesundheitslotsen stellt ein neues Tätigkeitsfeld dar und erscheint für Einrichtungen als ein attraktives Patientenangebot. Diese neuen Berufsfelder können Teil einer beruflichen Rehabilitation darstellen. Hier gibt es zwei verschiedene Wege. Der eine ist die betriebsinterne berufliche Anpassung an neue Aufgaben. Der zweite Ansatz ist die berufliche Weiterbildung mit spezieller Zusatzqualifikation, die i.d.R. betriebsextern gefördert wird. Beide Maßnahmen setzen einerseits voraus, dass die individuellen Gegebenheiten von den Rentenversicherungsträgern akzeptiert und geprüft werden, andererseits, dass eine perspektivische Personalentwicklung diesen Einzelfallentscheidungen innerbetrieblich Rechnung trägt. Im Zentralkrankenhaus St.-Jürgen-Straße [Bremen] ist für die Koordination der Integration von Schwerbehinderten und leistungsgeminderten bzw. leistungsgewandelten Beschäftigten ein Integrationsteam gegründet worden. Dieser Schritt wird im Sozialgesetzbuch IX ausdrücklich gefordert. Dieses Integrationsteam prüft individuelle berufliche Werdegänge im Zusammenhang mit gesundheitlichen Einschränkungen entsprechend eines vierstufigen Integrationsplanes, der von der Direktion und vom Personalrat verabschiedet worden ist. Dieses koordinierte Vorgehen zeigt bei engen Grenzen erste Erfolge." (ebenda)

Eine Nachfrage fünf Jahre nach jenem Bericht ergab, dass im Rahmen des betrieblichen Eingliederungsmanagements nach recht zähen Verhandlungen mittlerweile innerbetriebliche Umschulungen zum Codierer bzw. zur Codiererin stattfinden (Schwarzkopf 2008). Diese Arbeit sei nicht immer sehr attraktiv – man müsse oftmals den Ärzten, den Laborwerten, den Eintragungen auf Station usw. hinterher rennen – aber „die Tätigkeit ist für gesundheitlich Beeinträchtigte eine gute Chance, für ein paar Jahre bis zum Rentenalter zu kommen und ihre fachliche Kompetenz positiv einzubringen, denn sie kennen das Haus, sie kennen die Stationen, sie kennen die Diagnosen, sie kennen die Ärzte, die Kollegen" (ebenda). Der Betriebsarzt teilte uns mit, dass in seinem Haus das Eingliederungsmanagement nach SGB XI und die stufenweise Eingliederung nach SGB V miteinander kombiniert und auch von den Betroffenen angenommen werden. Es muss betont werden, dass das Gesamtkonzept eine ganze Menge Arbeit voraussetzt, die in diesem Fall vom Betriebarzt und weiteren Mitgliedern des Integrationsteams geleistet werden muss.

In den letzten Jahren wurden in steigendem Umfang derartige Eingliederungen durchgeführt. Vor drei Jahren waren es noch 20 Eingliederungsberatungen, ein Jahr später waren es schon 80, im letzten Jahr waren es 150. Also ein deutlich ansteigendes Verfahren, was von allen Beteiligten als positiv bewertet wird. „Ich muss natürlich sagen, dass das Ganze sehr, sehr zeitintensiv ist, weil, einige Eingliederungen gehen sehr schnell, und bei anderen muss ich den Hausarzt anrufen, muss Rentenkasse anrufen, Personalabteilung anrufen. Das sind nicht nur die kurzen Gespräche, wir kalkulieren inzwischen einen Schnitt von 1,5 bis 2 Stunden pro Eingliederung. Also nicht die klassische Krankenkassenwiedereingliederung, das geht häufig schneller, aber immer diese komplizierteren Fälle, wo dann noch andere Institutionen dazu kommen, Unfallkasse bei Wegeunfällen, das geht bis zu 2 Stunden, die wir pro Fall investieren. Das ist ein bisschen Problem mit der Einsatzzeit als Betriebsarzt, aber das muss man irgendwie hinkriegen." (ebenda)

Es gibt nur wenige mit wissenschaftlichem Instrumentarium durchgeführte Interventionsstudien, d.h. Studien mit einer epidemiologisch genauen Erfassung des Zustandes vor und nach der Intervention. Beispielhaft sei die Studie von Bourbonnai et al. (2006a, 2006b) angeführt. Es geht hier um eine Interventionsstudie in einem Akutkrankenhaus in Québec. Die etwa 500 befragten Krankenhausbeschäftigten waren im Schnitt etwas über 40 Jahre alt mit einer Betriebszugehörigkeit von etwa 15 Jahren. Sie fühlten sich mit 84% fast doppelt so hoch psychisch belastet – *high psychological demands* – als der Durchschnitt der kanadischen Arbeitnehmer/innen, und sie gaben mit 65% einen niedrigen Handlungsspielraum an, der damit 10% über dem Niveau der allgemeinen Erwerbsbevölkerung in Kanada liegt. Die Befragten gaben zu 31% an, dass sie unter Stress stehen – *psychological distress* –, während dies in der allgemeinen Erwerbsbevölkerung 21% angeben. 38% der Befragten sahen sich in einer Situation des Ausgebranntseins. Viele weitere Variablen wurden abgefragt. Das wissenschaftliche Team rechnete anhand dieser Daten aus, dass hohe psychische Anforderungen das relative Risiko von *distress* um den Faktor 2,3 erhöhen und geringe Anerkennung – *low reward* – dieses Risiko um das Dreifache erhöht. In dieser Klinik wurde ein Interventionsteam gebildet, das – ganz im Sinne der hierzulande bekannten

Gesundheitszirkel – die problematischen Punkte mit den Beschäftigten und ihren Vorgesetzten mit dem Ziel thematisierten, Verbesserungen zu implementieren. Nach einem Jahr wurde nachgeschaut. Zusätzlich wurde ein weiteres Krankenhaus während dieser Beobachtungszeit – ohne Intervention – als Kontrollgruppe genutzt. Was kam heraus? Insgesamt gab es eine leichte, aber signifikante Verbesserung in der Interventionsgruppe. Am deutlichsten reduzierte sich das Burnout-Risiko in der Klinik, in der das Interventionsteam aktiv war. Die Burnout-Prävalenz konnte leicht, aber signifikant gesenkt werden, während sie in der Kontroll-Klinik anstieg. Die Autoren geben gleichwohl in ihren Schlussfolgerungen zu bedenken, dass Erfolge immer vom guten Willen – *willingness* – des Managements abhängen. Hier Bewusstseinsarbeit zu leisten, sei sehr wichtig. Zusammenfassend wird festgestellt, dass Maßnahmen verbesserter Anerkennung innerhalb der Pflegehierarchie und zwischen Ärzten und Pflegekräften nicht nur das Ausmaß beruflicher Gratifikationskrisen verringerten, sondern auch mit einer Abnahme beruflicher Burnout-Symptome einhergingen.

Ein weiterer Blick in die internationale Diskussion bestätigt, dass die Probleme der Pflegearbeit – d.h. Überlastung, Personalmangel, Zeitdruck, aber auch Helfersyndrom und vielerlei Persönlichkeitsfaktoren – nicht auf Deutschland beschränkt sind. Es sind internationale Probleme, und so werden sie auch in der arbeits- und pflegewissenschaftlichen Fachliteratur diskutiert. So mahnen Kivimäki et al. (2007) aufgrund einer genauen epidemiologischen Analyse, die mehr als 6.400 finnische Schwestern und Pfleger umfasste, die Entwicklung guter Team-Klimata an, weil diese nach ihrer Datenlage den am meisten entscheidenden Einfluss auf die Neigung ausüben, den Pflegeberuf zu verlassen. Ebenso Tallman/Bruning (2005): Eine bessere Anerkennung und das faire Abrufen von Erfahrung, Wissen und Fähigkeiten älterer Pflegekräfte könne einen Beitrag dazu leisten, dass diese gesund und motiviert bleiben. Fairness und Gerechtigkeit seitens der Organisation bzw. deren Führung sei hier von besonderer Wichtigkeit. Die Schwestern würden die Entscheidung, zu bleiben oder zu gehen, emotional genau austarieren zwischen dem Benefit, den sie durch die Arbeit bekommen können, und dem Benefit, den sie durch Partner, Familie oder nahe Verwandte und Freunde bekommen können. Tourangeau/Cranley (2006), die mehr als 8.500 kanadische Schwestern befragt haben, betonen die Bedeutung der Gruppenkohärenz, des Zusammengehörigkeitsgefühls im Team und in der Belegschaft als entscheidende Größe, welche darüber bestimmt, ob Pflegende aussteigen oder nicht. In einer weiteren kanadischen Untersuchung (Blakeley/Ribeiro 2008) konnten als die drei wichtigsten Faktoren, die dazu motivieren, aus dem Beruf auszusteigen oder eine Frührente anzustreben, die folgenden identifiziert werden:

(a) Ich brauche die Zeit, um mich an anderen Dingen in meinem Leben zu erfreuen.
(b) Ich brauche die Zeit, um mich an meiner Familie zu erfreuen.
(c) Die Organisation bietet uns Schwestern keinen Anreiz, länger im Job zu bleiben.

Cohen (2006) spricht den Punkt der Arbeitsrotation an. Es sei wichtig, gerade älteren Schwestern die Möglichkeit anzubieten, an anderen Plätzen mit einer geringeren Belastung zu arbeiten. Entscheidend aber sei ein genereller kultureller Organisationswandel, der Achtung und Achtsamkeit gegenüber älteren Pflegekräften sich bewusst zur Aufgabe macht. Eine dänische Studie (Friis et al. 2007) kommt zu dem Ergebnis, dass die persönlichen Lebensumstände der Schwester, die Frage, ob sie einen Lebenspartner hat und ob sie über eine finanzielle Absicherung verfügt, ausschlaggebend seien, ob sie den Weg in eine Frührente wählt oder nicht. Nun mag die etwas anders geartete Situation der Sozialversicherung in Dänemark dieses Ergebnis beeinflussen. Doch ganz von der Hand zu weisen ist es auch für deutsche Verhältnisse nicht. Dennoch sollte bedacht werden, dass die medizinischen Kriterien für eine Anerkennung als Erwerbsgeminderte/r hierzulande außerordentlich streng sind. Eine niederländische Studie (van der Heijden et al. 2008) verändert den Fokus, indem sie die Eigenverantwortung der Schwestern für ihre Gesundheit und Arbeitsfähigkeit betont. Durch ein gut geführtes Privatleben sollten sie die Belastungen des Pflegealltags abpuffern. Dies kann, so muss an dieser Stelle eingewandt werden, vielleicht für jüngere Pflegekräfte eine Möglichkeit sein, nicht aber für ältere, die bereits an gesundheitlichen Beeinträchtigungen leiden. Wichtig wäre hier, die Fähigkeit des Nein-Sagens zu entwickeln, wie in allen Burnout-Handbüchern dringend empfohlen wird (Hölzer 2003). Sich auch kleine Pausen zu gönnen – während der Arbeitszeit und auch ohne dass man „eine rauchen muss" –, wäre ein deutlicher Fortschritt in Richtung Gesundheitsförderung. Die australischen Pflegeforscherinnen Gabrielle et al. (2008) erinnern – last not least – in ihrem Aufsatz „Older women nurses" an die Notwendigkeit, das mit dem Weiblichkeitswahn assoziierte Helfersyndrom zu überwinden. Gerade ältere Frauen müssten lernen, auch an sich zu denken. Eine präventive Strategie für die Unternehmen und Organisationen sei es, in einer Kombination von verbesserten Arbeitsbedingungen und der Beachtung der besonderen Problemlagen älterer Schwestern deren Gesundheitsstatus und damit deren Neigung zu Frühberentungen positiv zu beeinflussen. „Strategien, die helfen, Burnout und frühe Berentung zu verhüten, sollten sich auf folgende Punkte konzentrieren: ein verbessertes Verständnis, flexible Dienstpläne für ältere Schwestern und eine gezielte Unterstützung des Managements für gesundheitsförderliche Praxen älterer Schwestern. Zugeschnittene Übungsprogramme während der Arbeitszeit könnten helfen, Erträglichkeit und Fitness [auf einem] Level zu erhalten, der für die Arbeit notwendig ist." (ebenda, S. 323) Auf die hier angesprochenen Punkte wird im nächsten Kapitel näher einzugehen sein.

Doch wie immer man die individuelle Ebene betrachtet: Änderungen auf dieser Ebene können nur fruchten, wenn auch strukturelle Veränderungen stattfinden. Dies bedeutet, dass die Arbeitsstrukturen in der Pflege breiter gesehen und dass Horizonte des Verständnisses von Arbeit im Gesundheits- und Sozialwesen erweitert werden. In unseren Experteninterviews wurde eine Vielzahl von Vorschlägen und Visionen entwickelt, von denen die wichtigsten hier zitiert seien.

*„Wenn wir wieder wegkommen von diesen Einzelschicksalen, wenn ich eine Arbeitsverdichtung habe bei einem Personalabbau, dann habe ich Kernteams, die müssen voll funktionieren. Damit sie voll funktionieren, brauche ich aber Rahmenbedingungen, wo ich Tätigkeiten aus der Kernarbeit rausnehme. Also kann ich Verwaltungsarbeiten konzentrieren, also sagen wir mal, für zwei, drei*

*Stationen ein Codierer, der die ganzen Diagnosen codiert. Dann habe ich das ganze Logistikproblem, Patienten müssen zu Diagnosen gefahren werden, es müssen Termine gemacht werden, die Lager müssen aufgefüllt werden. Macht es Sinn, Stationsservicekräfte – ich nenne sie jetzt mal so – zu besorgen oder umzuschulen, und nur dann, wenn ich um dieses Kernteam herum Tätigkeiten ihnen abnehme und anders organisiere und nicht mehr im klassischen Sinne organisiere, um den Patienten oder um die Station? Die können interdisziplinär organisiert werden, die können von verschiedenen Fachgruppen besetzt werden. Man kann da eine Schwester und einen Lagerarbeiter zusammentun, kann die das zusammen machen lassen, also Bestellen durch die Schwester, Auffüllen durch einen Arbeiter. Wenn ich da Fantasie entwickele, dann können wir auch wirtschaftlich und sozial neue Arbeitsplätze oder andere Tätigkeitsfelder schaffen. Punktuell findet das statt, aber noch viel zu wenig."* *(Exp-Int 3, S. 10)*

*„Ich glaube, und da kommen wir auch auf Forderungen, was die Sozialversicherungsträger machen müssen, die müssen in das Feld rein und sagen, eine Krankenschwester, die 50 wird, die vielleicht beginnt, krank zu werden, die aber noch eine Perspektive von 15 bis 17 Jahren Arbeit hat, nach dem rechtlichen Rahmen, für die müssen wir was machen. Wir müssen den Betrieb in die Lage versetzen, diese anderen Arbeitsplätze und die Qualifikation, die individuellen Qualifikationen, die ich ja geschildert habe, die ja ganz viele mitbringen, zu heben und neu zu organisieren. Und ich finde, dass die Rententräger eine ganz große Aufgabe haben, nicht zu verwalten, sondern in die Betriebe zu gehen, zu beraten: Was bieten wir an, welche Rehabilitationsmaßnahmen, welche formalen Voraussetzungen haben wir? Die Krankenkassen, häufig melden die Krankenkassen Krankheiten inzwischen, ohne dass Ärzte beteiligt sind, an die Berufsgenossenschaften als Berufskrankheiten, weil sie dieses Risiko los werden wollen. Das Gesetz schreibt Servicestellen vor, warum kann denn die Krankenkasse in so einem Fall nicht mit der Berufsgenossenschaft reden und sagen: Wer von uns*

*geht in den Betrieb? Habt ihr eine Idee, und wenn ihr keine Idee habt, können wir euch helfen, über Gesundheitszirkel, über Organisationszirkel, dieses zu organisieren? Auch die Berufsgenossenschaften, finde ich, dürfen da nicht tolle Statistiken machen, sondern sie müssen gucken, näher an den Betrieb ranzukommen, also die Betriebe mehr da anzunehmen und im Einzelfall sehr genau mit ihnen zu besprechen und zu sagen: Hier habt ihr Leute, die nach einem Wegeunfall noch das und das können, Jetzt sagt der Betrieb ja immer: ,Jeder, der geht, ist uns lieb, jedenfalls zurzeit!' Überwiegend. Es gibt immer Einzelfälle, wo man sagt, der ist ganz wichtig, aber im Prinzip, wenn ich Personal abbauen muss, bin ich immer froh, wenn jemand aus irgendwelchen Gründen geht. Wenn man aber sich dann miteinander berät, und sagt: ,Können Sie nicht eine Servicekraft brauchen, und wir finanzieren Ihnen jetzt' – das tun sie ja, wenn wir die Idee liefern – ,vorübergehend Übergangsgelder?', dann würden viele Betriebe sagen: Doch, doch, ja, wir nehmen das Geld mit, und wenn es gut geht, ist gut, und sonst werden wir ihn hinterher los. Also wenn es dann nicht klappt, dann haben wir einen Versuch gemacht und das ist ja auch eigentlich die Thematik des Sozialgesetzbuches XI, also des Eingliederungsmanagements."* (S. 12 f.)*

*„Ich erlebe die Diskussion als relativ getrennt. Wir haben eine gesundheitspolitische Diskussion, verordnet in der Gesundheitspolitik, in Sachverständigengremien, in Krankenhausgesellschaft, in ich weiß nicht was für Gremien, und wir haben eine sozialpolitische Diskussion ,demografischer Wandel', und wir vernetzen es, glaube ich, nicht. Also ich erlebe es nicht so, jedenfalls nicht konstruktiv, immer auf so einer bescheidenen Ebene. Die Belastung ist groß, und es gibt ganz wenig Ansätze, wahre Ansätze, wo man sagt, wenn wir – das Zauberwort – die Medizin in eine integrierte Versorgung führen, dann habe ich eine Kette, eine Versorgungskette, der Hausarzt, leider nicht die Poliklinik, das Krankenhaus, und aus dem Krankenhaus heraus entlasse ich die Patienten zum Hausarzt, zur ambulanten Pflege oder ins Heim. Das ist gewünscht,*

*dass sie zusammenarbeiten, ist es aber auf der Entwicklung der Arbeitsplätze, der Arbeitsplatz, überhaupt nicht gewünscht, sich auszutauschen. Also, wenn ich hier Personal abbaue, alle befristeten Verträge laufen aus, wieso kann nicht ein Betrieb sagen und die Politik sagen: ‚Wenn ihr abbaut, dann habt ihr aber – denn der gesundheitsökonomische Markt, der boomt ja – auch eine Pflicht, oder die Gesellschaft hat eine Pflicht, einen Ausgleich zu schaffen.‘ Warum können wir nicht sagen, die Schwestern, die wir jetzt nicht haben wollen, die wir in drei Jahren dringend brauchen, und die jungen Schwestern brauchen wir ganz dringend in drei Jahren, die parken wir in der ambulanten Pflege? So, und wenn sie wiederkommen, entlassen sie die Patienten viel, viel gezielter und vorbereiteter in die ambulante Pflege, weil sie ambulante Pflege erlebt haben, und die ambulante Pflege sucht qualifiziertes Personal. Das findet nicht statt. Wir haben zwischen den Institutionen Grenzen, wo jeder ökonomisch in seinem Bereich denkt und nicht über die Grenzen hinaus. Diese Versorgungsketten, die gibt es abstrakt mit Hinweisen untereinander oder Verweisen, aber sie – die Institutionen – arbeiten nicht zusammen. Der Patient wird hin und her geschoben, aber wir schieben überhaupt keine Leistungen und Qualitäten hin und her (...). Warum kann man nicht Verträge mit Altenheimen machen, die Personal suchen? Kooperationsverträge? Also da glaube ich, dass, wenn dieser Markt, Gesundheitsmarkt, bundesweit als globaler Markt in Deutschland boomt, dann muss es doch Nischen geben, wo Leute unterkommen? Und wenn aber der Krankenhausmarkt der teuerste ist, wo am meisten die Schraube angelegt wird, dann muss man da doch einen Ausgleich schaffen und sagen, die müssen mal miteinander reden und was planen, und das erlebe ich aber in der Diskussion, wie gesagt, nicht. Ich bin krebskrank und brauche einen ambulanten Anbieter, und ich will nicht einen ambulanten Anbieter, der in 7 Minuten Betreuung macht, ich will einen Anbieter, der onkologische Fachkenntnisse hat. Wie find ich den Anbieter? Muss ich nicht sagen, wir haben ein Netz von Partnern, auf die ich zurückgreife, und der eine macht, ich sage mal als Beispiel, eher das gebrochene Bein, und der ande-*

*re macht die Onkologie, und der Dritte macht die Kinder." (Exp-Int. 3, S. 18 und 20 f.)*

*„Warum macht man nicht mal einen Seitenwechsel, dass eine ambulante Pflegekraft auch mal eine Zeitlang in irgendeinem Krankenhaus arbeitet? Also Mischung zwischen stationärer und ambulanter Altenpflege gibt es ohnehin, weil viele Träger beides haben, oder weil es auch die Möglichkeit für zusätzliche Minijobs ist – das machen ja viele, um ihren Minilohn etwas zu verbessern – und dies für die Träger eine Masse ist sozusagen zum variieren zwischen benötigter und wirklicher Personaldecke. Dann setzt man sie mal da, mal da ein. Manche Altenpflegeeinrichtungen und Krankenhäuser haben ja inzwischen auch eigene Leiharbeitsfirmen. Das wäre nötig, so etwas wie ein Entzerren von Arbeit, also ein anderer Wechsel zwischen Tätigkeiten, also nicht ein dauerndes Beanspruchen des Rückens, nicht ein dauerndes Beanspruchen im Sinne von Stress und Zeit und Hetze, sondern irgendwie müsste da ein bisschen Luft rein, wie auch immer, ob das der einzelne Arbeitstag ist, die Arbeitswoche, das Jahr oder das gesamte Arbeitsleben. Also ich denke, da muss ein anderer Wechsel sein. Ich könnte mir z.B. gut vorstellen, dass es eine Menge bringen würde, wenn der Krankenhausbereich, die ambulante und die stationäre Altenpflege besser miteinander kommunizieren würden. Es gibt zwar diesen ganzen Kram, ,Überleitungsmanagement' und was weiß ich noch was alles, aber m.E. klappt das noch nicht sehr gut. Also wenn da eine andere Verbindung wäre, wenn mehr Austausch wäre zwischen Sozialamt, Sozialarbeitern Pflegekräften, also so was im Sinne von so einer gemeindenahen Versorgung, also gerade auch Stichwort Demenz. Es sind ja auch fließende Übergänge Richtung Psychiatrie und Richtung Psychosozialversorgung. Wo ich eine große Chance sehe für Ältere, ist tatsächlich im Betreuen von Dementen oder Menschen, die abgebaut haben, aber nicht unbedingt so viele körperliche Gebrechen haben. Es gibt Altenpflegeheime, die schon so etwas haben, die sogenannte Alltagsbegleiter in den Wohngruppen reinsetzen, die z.B. mit den Leuten zusammen was kochen oder so.*

*Da könnte ich mir vorstellen, dass das eine gute Möglichkeit sein könnte. Also jetzt nicht nur nach dem Motto ‚wer älter ist und einen kaputten Rücken hat, ist jetzt Alltagsbegleiter', sondern warum kann man so etwas nicht übers Arbeitsleben hinweg auch mal flexibler gestalten? Auch z.B. im Zusammenhang mit Arbeitszeitbedürfnissen, Familienzeiten, wie auch immer, dass man mehr in dieser Richtung macht. Also mit Älteren rausgeht, Wege erledigt, vorliest, Knöpfe annäht, ins Theater geht, ins Café geht, mit ihnen zu Hause ist, irgendetwas tut, also so eine Mischung aus Zuwendung, Betreuung, das eben, was sicherlich Menschen, die abgebaut haben, dringend brauchen. Eine Altersstrukturierung, eine Begleitung – und ich denke, wenn da jemand ausgebildet ist als Pflegekraft, als Altenpflegekraft, hat auch einen gesundheitsfördernden und präventiven Blick – weiß um körperliche Einschränkungen, aber weiß eben auch mit Altersabbauprozessen und Demenz was anzufangen. Solche Leute müssten doch wahnsinnig wertvoll sein. Also, es verhindert Unfälle, es verhindert Erkrankungen, es verhindert alle möglichen Konflikte, es verhindert Stress bei allen möglichen Leuten, und seien es die, die noch im Haus wohnen, die aufpassen, dass die Oma nicht auf der Straße abhaut oder so, also es würde eine ungeheure Entlastung bringen." (Exp-Int. 2, S. 15 f.)*

Wir haben die Expertisen der Befragten so ausführlich zitiert, um zu zeigen, dass es eine Vielzahl von Möglichkeiten gibt, ältere Pflegepersonen sinnvoll und nutzbringend für alle Beteiligten einzusetzen, und dass diese Möglichkeiten durchaus schon diskutiert werden. Sind große Kliniken unter bestimmten Umständen noch in der Lage, einiges aus eigener Kraft zu entwickeln und umzusetzen, so wird dies für kleinere Kliniken und stationäre Pflegeeinrichtungen schon schwieriger. Gänzlich ausgeschlossen ist dies für kleinere ambulante Pflegefirmen. Die thematisierten Möglichkeiten sind Visionen, die erst dann zur Praxis werden können, wenn aufeinander abgestimmte betriebspolitische, verbandspolitische, kommunalpolitische und sozialpolitische Initiativen erfolgen. So können neue berufliche Zuschnitte nur dann eine Alternative zur Frühberentung oder zum selbst gewählten Ausstieg werden, wenn an der Realisierung jener Zuschnitte die Sozialversicherungsträger eng zusammenarbeiten. Es müssten überbetriebliche regionale Qualifizierungszentren für ältere, gesundheitlich beeinträchtigte Pflegekräfte geschaffen werden, die von Unfall-, Kranken-, Renten und Arbeitslosenversicherung, Kammern und Kommunen gemeinsam getragen werden. Unfall- und Krankenversicherung haben den gesetzlichen Auftrag, aktiv an der Verhütung arbeitsbedingter Erkrankungen mitzuwirken. Die Rentenversicherung hat den Auftrag, bei drohender Erwerbsminderung tertiärpräventiv tätig zu werden. Die Arbeitslosenversicherung hat den Auftrag, Älteren besondere Unterstützungsleistungen zukommen zu lassen. Auch die Städte und Gemeinden haben den Auftrag einer „aktivierenden" Sozialpolitik. Unsere Interviewpartner/innen, und hier insbesondere jene aus dem Altenpflegebereich, sehen sich mit ihren Problemen allein gelassen. Das muss nicht so bleiben und – vor dem sozialstaatlichen Auftrag aller Sozialversicherungsträger – darf auch so nicht bleiben.

# 11. Die persönliche Ebene der Burnout-Prävention

In unserem Interview-Sample befand sich kaum jemand, die oder der den Pflegeberuf aus bewusst vorentscheidenden Überlegungen heraus gewählt hat. Es war vielmehr so, dass bestimmte andere Optionen aus den verschiedensten Gründen ausschieden, sodass meistens eine vage Vorstellung blieb, „irgend etwas zu machen, das mit Menschen zu tun hat". Berufliche und berufsethische Vorstellungen bildeten sich erst während der Ausbildung und der Berufspraxis. In keinem Fall waren Einkommens- oder Karrieregedanken im Spiel. Dies entspricht auch den Befunden der berufssoziologische Forschung (Voges 2002). Vor dem Hintergrund des erzielbaren Einkommens ist sicher nicht davon auszugehen, dass für die Übernahme von Pflegearbeit besondere ökonomische Gesichtspunkte ausschlaggebend waren, denn die Entlohnung ist immer noch sehr bescheiden, auch im Vergleich mit anderen frauendominierten Branchen wie z.B. dem Einzelhandel. Für die Berufsentscheidung der Pflegekräfte lässt sich ein Bündel von Erwägungen vermuten, innerhalb dessen das „Helfermotiv" ein Beweggrund ist, der zwar nicht im Vordergrund, doch aber als wichtiges Motiv neben anderen Motiven steht. Dieses Helfermotiv ist nicht immer von vornherein gegeben; es kann sich auch während der Berufsbiografie aufbauen. „Dem Umstand, dass die Übernahme von Pflegearbeit nicht nur sozial bedeutsam ist, sondern auch die Möglichkeit eröffnet, sich als Person einzubringen, wird daher ein großer motivierender Einfluss auf den Einstieg in die Altenpflege zugeschrieben" (ebenda, S. 154). Es darf davon ausgegangen werden, dass den Betroffenen zum Zeitpunkt der Berufswahl die reale Arbeitssituation und ihre Bedingungen nicht oder nur unzureichend bekannt waren. Voges beschreibt die Entscheidung für die Übernahme von Pflegearbeit als ein Resultat des Zusammenwirkens von Bedingungen sozialen Drucks und sozialer Anziehung. So sind durch einen Strukturwandel Arbeitsplätze für Angehörige bestimmter Berufsgruppen – in Bremen beispielsweise Arbeitsplätze in der Werftindustrie – gefährdet oder werden schlichtweg vernichtet. Diese soziale Lage wirkt als Schubfaktor. Dagegen kann der Altenpflege-Arbeitsmarkt aufgrund des Angebots an freien Arbeitsplätzen und geringer Zugangsschwellen für Arbeitssuchende ohne Pflegeberuf den Charakter eines Sogfaktors haben. Als Schubfaktoren wirken jedoch nicht nur strukturelle Bedingungen, sondern auch individuelle Merkmale wie z.b. das Fehlen eines Berufsabschlusses. Sogfaktoren sind dagegen jene Bedingungen, die eine Verbesserung der sozialen Lage und Befriedigung subjektiver Bedürfnisse versprechen. Auch die Vereinbarkeit von Familie und Beruf kann insbesondere für Frauen ein Entscheidungskriterium für Pflege sein, insbesondere dann, wenn Teilzeitarbeit flexibel und familienfreundlich organisiert werden kann. Nicht zu verschweigen ist allerdings die häufig gewählte Option der Dauernachtschicht, der ein gesundheitsförderlicher Charakter kaum anzudichten ist.

## Überidentifikation vermeiden

Voges (2002, S. 159) unterscheidet zwischen der Berufsrolle, die für ein subjektives Handlungs- und Bewertungsmuster steht, unabhängig von einem konkreten Arbeitgeber, und der Arbeitsrolle, die sich konkret an die Anforderungen in bestimmten Arbeitsorganisationen und somit auch an den Anforderungen eines konkreten Arbeitgebers orientieren. Werden an den Inhaber einer beruflichen Position Arbeitsanforderungen herantragen, die vor dem Hintergrund des subjektiven Verständnisses der Berufsrolle als berufsfremd erscheinen, gerät der Arbeitende in eine Konfliktsituation. Die Chancen, Arbeitsanforderungen als berufsfremd von sich zu weisen, korrelieren mit der Position. Je höher diese im Positionengefüge gelagert ist, desto größer sind die Optionen, den Handlungsspielraum entsprechend dem beruflichen Selbstverständnis zu interpretieren. Im Bereich der primären Pflege seien – so die Einschätzung Voges' – die Möglichkeiten des Ausgleichs und der Variation vergleichsweise gering. Dass dies faktisch so ist, soll keinesfalls bestritten werden, doch lassen die im letzten Kapitel aufgezeigten pflegerischen Arbeitsalternativen vermuten, dass die Möglichkeiten hier noch lange nicht ausgeschöpft sind. Einstweilen ist die Situation – das belegt auch unsere qualitative Erhebung recht eindeutig – davon bestimmt, dass an die Person des/der Pflegenden Erwartungen herangetragen werden, die sich widersprechen und miteinander unvereinbar sind. Voges: „Die Aufhebung dieses Rollenkonflikts kann nicht von der Einrichtung geleistet werden. Eine sinnstiftende Auflösung widersprüchlicher Anforderungen bleibt stets dem Rolleninhaber überlassen." (ebenda, S. 161) Diese Schlussfolgerung ist m.E. nicht durch die Empirie belegbar, ganz im Gegenteil. Das Lebenshilfe-Beispiel zeigt, dass eine Organisation sehr wohl in der Lage ist, widersprüchliche Arbeitsanforderungen zu reduzieren und durch erhöhte Handlungsspielräume zu kompensieren. Auch die arbeitswissenschaftliche Forschung ist sich weitgehend darüber einig, dass Zieldiskrepanzen durch erweiterte Spielräume und soziale Unterstützung wenn nicht aufgehoben, so doch weitgehend aufgefangen werden können, wenn dies die Organisation will. Gleichwohl ist Voges zuzustimmen, wenn er die Hauptlast des Rollenmanagements der Person zuschreibt. Hier ist es von entscheidender Bedeutung, insbesondere für die Burnout-Prävention, dass die Arbeitsperson lernt, eine innere Distanz zur Arbeitsrolle zu wahren. Eine zu geringe Rollendistanz führt zur Überidentifikation. Überidentifikation kann selbst zu einem signifikanten krankheitsverursachenden Faktor werden.

In der soziologischen Rollen-Theorie (z.B. Plessner 1960/1985; Dreitzel 1980) wird darauf hingewiesen, dass zur menschlichen Autonomie die Fähigkeit und die Möglichkeit gehört, sein eigenes Rollenspiel zu gestalten und sich prinzipiell vom Zwang der Positionspflichten zu distanzieren. Es kommt darauf an, dass der Rollenträger nach Maßgabe seiner individuellen Fähigkeiten und den jeweiligen Situationsbedingungen seine Rolle selbst ausgestaltet. Die Bewältigung ambivalenter Situationen und ambivalenter Rollenerwartungen sei eine der wesentlichsten Funktionen der Ich-Leistungen. Ein starkes Ich im Sinne von Autonomie und Selbstbestimmung ist angesichts traditions- oder milieugebundener engmaschiger Verhaltenserwartungen geradezu eine Überlebensvoraussetzung. „Die Totalität von Organisationen und Anstalten, d.h. die Engmaschigkeit der Verhaltensregulierungen, lässt sich also ablesen an den in ihnen jeweils noch möglichen Formen der Rollen-Distanz." (Dreitzel 1980, S. 139) In den Arbeitsrollen verdichten sich gesellschaftliche Anforderungen und Herrschaftsverhältnisse, sie werden gleichsam einverleibt, genauer: in den Leib eingeschrieben, den sie damit auch verletzen. Die Rolle ist eine von der personalen Identität entfremdete Funktionsform, die sich andauernd jener zu bemächtigen sucht – ein sozialer Prozess, der recht eigentlich erst im entwickelten Kapitalismus zum Tragen kommt. Der Rollenbegriff entspricht damit – in Plessners Worten – „der systematischen Gefügtheit einer durchrationalisierten Arbeitsgesellschaft", die aus Menschen „Funktionäre" macht. Die Arbeitsrolle ist bereits Ausdruck einer Entfremdung, d.h. der verstellten Möglichkeit einer authentischen Beziehung zur geschaffenen Welt und damit zu sich selbst und anderen. Doch diese Entfremdung ist nicht total. Ginge der Mensch – darauf weist Plessners Sozialphilosophie eindrücklich hin – in seiner Arbeitsrolle vollständig auf, so hörte er auf zu existieren. Die Rollendistanz ist überlebensnotwendig. Die innere Spannung zwischen Außen und Innen muss sich der Mensch bewusst machen, um sich immer wieder von Neuem auszutarieren.

In der neueren arbeits- und gesundheitswissenschaftlichen Diskussion ist der Begriff des „Overcommitment" eingeführt worden (Hasselhorn/Tackenberg et al. 2004). Übermäßige Anpassung, übermäßiges Engagement und die Gefahr der Selbstüberforderung liegen vor bei Personen mit ausgeprägtem Anerkennungsbedürfnis und der Unfähigkeit zur Distanzierung von der Arbeitsrolle. Overcommitment erhöht, insbesondere in Kombination mit niedriger Gratifikation, das Risiko für gesundheitliche Schäden. Im Ergebnis findet sich – teilweise nach recht langen Latenzzeiten – ein erhöhtes Auftreten psychischer und psychosomatischer Erkrankungen. Überangepasste Personen neigen dazu, ihre Belastungen zu verleugnen und beginnende Krankheiten zu verschleppen. Schon in früheren Abhandlungen hatte Alexander Mitscherlich (1963) auf das Problem hingewiesen, dass der verunsicherte Mensch nach einer Lösung seines inneren Konflikts sucht, die er zumeist in der Anpassung finden kann. Dies ist zugleich immer auch eine Identifikation mit der übermächtigen Macht. Erst durch eine solche Über-Identifikation fühlt man sich stark; gleichwohl ist das Ich schwach und unsicher geblieben. Der Ethnologe Paul Parin (1992) greift diese Problematik auf und präzisiert sie als Identifikation des Ich mit der Rolle. Parin geht davon aus, dass die Rollenidentifikation keine abnorme Erscheinung, sondern eher eine der gesellschaftlichen Normalität ist. Personen wachsen – ob nun in vormodernen

167

oder modernen Gesellschaften – in bestimmte Rollen hinein. „Man hat die Rolle nicht gewählt; sie ist aufgezwungen worden. Um den Zwang nicht zu spüren, nimmt man ihn ins Ich herein; das falsche Ideal folgt nach, ergänzt durch das falsche Bewusstsein. Das Ich ist entlastet. Man ist nicht mehr allein, nicht mehr den Ängsten ausgesetzt, und die Abwehr gegen frühkindliche Wünsche nach Geborgenheit und Zugehörigkeit ist entspannt. Man ist Rollenträger, nimmt teil an einer Institution, einer Gruppe. Was an Autonomie verloren ging, wird wettgemacht durch neue Arten von Befriedigung, die die Rolle bietet." (ebenda, S. 117) Parin spricht von einer nicht bewussten, latenten Ich-Spaltung. Personales Ich und Rollen-Ich stehen in einem Konflikt. Misslingt die reflexive Anstrengung, wird die Gefahr einer Ich-Schwächung größer (vgl. dazu Funk 2005, S. 178 ff.). Als psychodynamische Prozesse sind hier zu nennen: Verdrängungen, Verleugnungen, Projektionen, Verwechselungen von Realität und Phantasie und schließlich manifeste Ich-Spaltungen. Wenn Menschen, wie es manche Unternehmensberater gerne hätten, „ganz und gar in ihrer Arbeitsaufgabe aufgehen" (Heeg et al. 2003), d.h. wenn Menschen ihre Rollendistanz verlieren, riskieren sie einen inneren und äußeren Zusammenbruch.

Überidentifikation, Krankheitsverleugnung und das Risiko eines schweren gesundheitlichen Zusammenbruchs stehen in einem Wechselverhältnis. Eine Vielzahl von Studien wie unser eigenes empirisches Material zeigen ein sprunghaftes Ansteigen schwerer Erkrankungen bei Pflegepersonen ab dem 50. Lebensjahr, wobei körperlich-psychische Syndrome dominieren. Betroffen sind beide Geschlechter; es bleibt noch erklärungsbedürftig, warum Männer ab dem 50. Lebensjahr und vor allem bei nachweisbar arbeitsbedingten psychischen Erkrankungen, deren Schwere zur Frühberentung führen, sogar stärker betroffen sind als Frauen. Was hier zu diskutieren ist, sind zum einen Phänomene, die unter dem Begriff der „zweifachen Verdrängung" (Mitscherlich 1967) bekannt geworden sind, zum anderen Phänomene, die mit der Geschlechterorientierung zusammenhängen. Zunächst zur Frage der Verdrängung – oder auch Abwehr – von Belastungen und Erkrankungen: Mitscherlich (1967) hat eine psychisch-psychosomatische Phasentheorie der Krankheitsentstehung von bleibender Aktualität entwickelt: Die Theorie der zweiphasigen Verdrängung. Danach werden psychische Konflikte nicht gelöst, sondern im Sinne einer Fehlanpassung, eines Kompromisses zwischen Eigenem und von der Umwelt Aufgezwungenem, zu einer mehr oder weniger neurotischen Charakterstruktur verfestigt. Dies ist die erste Phase der Verdrängung. Es ist wichtig, hier anzumerken, dass der Begriff des Charakters in der psychoanalytischen Konzeption nicht eine von vornherein festgelegte, womöglich genetisch determinierte Persönlichkeitseigenschaft ist, sondern lediglich Ausdruck einer psychodynamischen Situation, die sich in neurotischen Symptomen zeigt. Im weiteren Verlauf kann sich diese Situation verschärfen, sofern das Individuum keine angemessene Ausdruckweise seiner Bedürfnisse findet. Der Konflikt wird nun weiter ins Somatische verschoben, was die zweite Phase der Verdrängung markiert. Die Regression geht also einen Schritt weiter und manifestiert sich in körperlichen Symptomen. Die körperlichen Symptome sind – so jedenfalls in den 1960er und 1970er Jahren – sozial anerkannt und unterliegen weit weniger der Gefahr der Stigmatisierung als dies bei psychischen Symptomen der Fall war. Mit der Somatisierung hat der Leidende eine Form des Krankheitsgewinns erreicht, die ihn psychisch entlastet, ohne freilich seine ursprüngliche psychische Konfliktsituation gelöst zu haben. Zu bedenken ist nämlich, dass die abgespaltenen konfliktuösen Empfindungen – Frustrationen, Kränkungen, Ärger, Wut usw. – stets virulent bleiben und gemeinsam mit den Somatisierungen wieder aufbrechen können. Die Mitscherlichsche Theorie ist angesichts des Drucks, „immer wieder und immer weiter funktionieren zu müssen", erweiterungsbedürftig: Psychosoziale Konflikte werden ins Unbewusste verdrängt, neurotische Strukturen werden verfestigt und drängen ins Somatische, doch die Wahrnehmung somatischer Symptome wird wiederum unterdrückt und hinausgezögert, bis schließlich der Zeitpunkt des Zusammenbruchs – die psychische und psychosomatische Erschöpfung – eintritt. Insofern könnte man von einer dreiphasigen Verdrängung sprechen, welche die Chronifizierung von Krankheiten nur scheinbar vermindert. Im Gegenteil: Das Problem der Chronifizierung wird verschärft, weil die Krankheiten verschleppt werden und bei ihrer später eintretenden Manifestation mit einem höheren Schweregrad auftreten. Die aufgezeigten Phasen sind freilich in der Wirklichkeit kaum sauber zu trennen. Sie überlagern sich oftmals in einer komplexen und widersprüchlichen Art und Weise. Im Folgenden soll daher ganz allgemein von einer mehrphasigen Verdrängung gesprochen werden. Overbeck (1984) weist aus medizinischer Sicht auf die Problematik des „Durchhalte-Syndroms" hin. Die Meinung, „nicht krank sein zu dürfen", kritisiert er als Haltung, welche nur um den Preis der jahrelangen Verleugnung von Erschöpfung, von körperlichen Empfindungen und Übersehen erster Krankheitszeichen zu haben ist. „Die Folgen sind dann oft der plötzliche schwere Zusammenbruch" (ebenda, S. 50). Diese Prozesse sind von Individuum zu Individuum – hinsichtlich Zeiträumen und betroffenen Organen – sehr unterschiedlich und nur durch sehr genaue biografische Anamnesen zu eruieren.

Man könnte – als erste hypothetische Überlegung – versucht sein, die beschriebenen Verdrängung und die Abwehrhaltung den Männern als spezifische Eigenschaft zuzuschreiben. Frauen nehmen – so auch Befunde der Männergesundheitsforschung (z.B. Eickenburg/Hurrelmann 1998; Faltermaier 2004) – Belastungen und Belastungsfolgen realistischer wahr als Männer. Männer neigen zu einem „Durchhalte-Verhalten" und nehmen Belastungen erst dann wahr, „wenn es nicht mehr anders geht". Männer neigen zu einem schweigenden Körperpanzer, Frauen verhelfen sich viel früher mit Sprechen und gegenseitiger Unterstützung. Männer gehen das Risiko ein, Krankheiten zu verschleppen, was von der Forschung in einen Zusammenhang mit ihrer signifikant niedrigeren Lebenserwartung gebracht wird. Das maskuline Gesundheitsverhalten ist dadurch charakterisiert, sich für weniger belastet und gesünder zu halten und vor allem „nach außen" gesünder zu erscheinen, als es dem tatsächlichen Sachverhalt entspricht. Die Daten von Bödeker et al. (2006) unterstützen die Hypothese, dass die höhere Beschwerdeprävalenz der Frauen ein protektiver Faktor hinsichtlich schweren arbeitsbedingten Erkrankungen ist. Diese Sichtweise wird unterstützt durch Befunde der Frauengesundheitsforschung (z.B. Höppner 2004; Grunwald 2007), die von Ressourcen und Potenzialen einer „gesunde(n) Weiblichkeit" ausgeht. Diese Sichtweise weist das „Leitbild des autonomen Subjekts" zurück, da es männlich geprägt sei. Stattdessen wird ein „Selbst-in-Beziehung-Sein" hervorgehoben, das die Sorge um den Anderen als Bestandteil der Identität begreift. So sympathisch dieses Bild sein mag, so verfänglich und zwiespältig ist es. Höppner selbst diskutiert die „Falle", in der diese theoretische Orientierung hineingeraten kann, die darin besteht, dass Frauen genau dem Bild des professionellen Helfens entsprechen und darin aufgehen, mit all den geschilderten Konsequenzen. In diese Falle ist zumindest ein gewichtiger Teil der internationalen Pflegeforschung, der Pflege als Ausdruck einer spezifischen anderen, nämlich weiblichen Stimme begreift (beispielhaft: Benner et al. 2000), geraten.

Doch muss hier ein für den Pflegeberuf wichtiger Gesichtspunkt ins Spiel gebracht werden, der die bisherigen Überlegungen relativiert oder korrigiert: Ältere und erfahrende Schwestern zeichnen sich durch ein bemerkenswertes Maß an „Durchhaltevermögen" aus (vgl. hierzu die Ausführungen bei Flieder 2002, S. 110 ff.). Ältere Schwestern haben meist eine jahrelange Doppelbelastung durchgestanden, nicht selten sind sie – z.b. als Vollzeitkraft im Krankenhaus – Allein- oder Hauptverdienerinnen in der Familie. Zugleich kommt – und darin liegt das Problematische – das Durchhaltevermögen in vielen Aspekten dem Durchhalte-Syndrom sehr nahe. In unseren Interviews gewannen wir mehrmals den Eindruck, dass weibliche Pflegekräfte ihren männlichen Kollegen tendenziell zu wenig Arbeitsdisziplin und umgekehrt männliche Pflegekräfte ihren Kolleginnen eine manchmal – wie einer unserer männlichen Gesprächspartner sagte – „etwas verbissene" Arbeitshaltung unterstellen. Eine Expertin erläutert ihre eher „weibliche" Sicht:

*„Pfleger sind schon eine besondere Auswahl von Männern, das stimmt. Sie sind zugewandt und herzensgut. Aber was auffällt: Sie halten sehr bewusst ihre Arbeitzeiten ein und achten sehr darauf, nicht zu viel zu tun. Sie lassen dann auch gerne mal was liegen, vor allem die unangenehmen Sachen, die dann die Kolleginnen machen können, z.B. Spülmaschine ausräumen, Röhrchen einräumen und so etwas, Aufräumen überhaupt ist so eine Sache. Auch die Hygiene ist hier ein Thema. Männer sind meist auch langsamer in ihrer Arbeit und grenzen sich auch mehr ab, nach meinem Empfinden grenzen sie sich zu viel ab. Es fällt z.B. auf, dass Männer deutlich geringere Anforderungen an die Qualität der Versorgung und insbesondere die Qualität der sozio-emotionalen Versorgung der*

*Patientinnen und Patienten stellen als Frauen, obwohl dies doch ein integraler Bestandteil der Pflege sein müsste." (Exp-Int. 27, S. 1)*

Die zuletzt genannte Beobachtung der Expertin deckt sich mit den Befunden der GEK-Studie (Braun et al. 2004). In dieser repräsentativen Befragung stimmen 74% der Schwestern, aber nur 55% der Pfleger, der Auffassung voll zu, dass „eine Behandlung an den Kosten nicht scheitern darf". Pfleger sehen zu 44% „öfter auch überzogene Erwartungen" bei Patienten, während diese Sichtweise nur von 37% der Schwestern geteilt wird. Pfleger meinen auch eher als ihre Kolleginnen, dass Patienten „mehr Selbstverantwortung" übernehmen sollten (vgl. Braun et al. 2004, S. 108 ff.). Die Interpretation dieser Daten ist schwierig, und es wäre sicher falsch, daraus umstandslos auf einen Mangel an berufsethischer Haltung bei männlichen Pflegekräften zu schließen. Unübersehbar ist freilich, dass das Verhältnis zwischen Frauen und Männern in der Pflege nicht immer ein unproblematisches ist. Es ließe sich auch sagen: Angesprochen werden die Frage eines kulturellen Weiblichkeits- und Männlichkeitsmusters, die sich im Pflegeberuf in einer besonderen Weise konstellieren. Dies verdeutlicht eine weitere Expertin, die ebenfalls lange aktiv gepflegt hat, mit einer gegenüber dem bisher Zitierten betont anderen Akzentuierung:

*„Hmhm, da gibt es in den Häusern schon 'ne Menge Probleme der Beschäftigten, Gezänk, untereinander. Wenn wir ein paar mehr Männer hätten, hätten wir wahrscheinlich die Probleme nicht so. Also, wir haben festgestellt, in den Teams, wo Männer gewesen sind, die sich auch mit den Kollegen gut arrangieren können, läuft das eigentlich besser. Wo nur Frauen sind, reine Frauenteams, ist es verdammt schwierig. Das ist irgendwie eine andere Chemie, die da aufeinander trifft (...). Also meine Erfahrung ist, dass die Männer, die in die Pflege gegangen sind, also vom Typ her, andere Typen waren. Weniger diejenigen ..., also die, die das wollten, die so straight waren und gesagt haben: ‚Ich fange hier an, ich mache hier ein Jahr, dann mache ich meine Ausbildung, und dann will ich das*

*und das sein', die hatten auch ein anderes Umgehen, und diejeni-*
*gen, die in die Pflege so sanft reingegangen sind und erst mal ge-*
*guckt haben und erst mal gesagt haben: ,Nee, jetzt mache ich eine*
*Ausbildung, und jetzt mache ich dies und versuche mal, ob ich da*
*Fuß fassen kann', ich will nicht sagen, die sind weicher, aber die*
*sind sensibler. Also da merkte man, die bringen was an sozialer*
*Kompetenz mit, und diejenigen, die so mehr auf der Karriereleiter*
*sind, die haben auch meistens in dem Pflegebereich so nicht lange*
*gearbeitet, die waren also relativ schnell weg oder die haben dann*
*eben ..., haben gesagt, ich mache jetzt Studium oder sonst irgend-*
*wie was, denn waren die weg. Also, die haben sich nicht lange ge-*
*halten." (Exp-Int. 6, S. 30 und 32)*

Diese Äußerungen zeigen, dass im Pflegeberuf die bisherigen Befunde der
Männerforschung nicht einfach übertragen werden können. Im industriellen Milieu sind wir einem Männlichkeitsmuster begegnet, das an Härte,
an Grenzüberschreitungen und Totalverausgabung orientiert war (Hien
et al. 2002, 2007). In der Pflege sehen wir Männer, die eher „weicher"
wirken, die sich offenbar ganz gut abgrenzen können und denen es teilweise besser als ihren weiblichen Kolleginnen gelingt, ihre beruflichen
Ansprüche den realen Bedingungen anzupassen. Frauen in der Pflege neigen oftmals zur Überverausgabung und Entgrenzung, d.h. es fällt ihnen
schwer, Abstriche von der Vollständigkeit und Perfektion zu machen, die
sie „von zu Hause aus" gewohnt sind. Zugleich durchdringen bestimmte gesellschaftliche und kulturell überlieferte Stereotypen auch das Pflege-
Milieu. Frauen verflüssigen ihren Kummer, ihren Ärger und ihren Frust
in kommunikativen Fluchten, während Männer „ihr Innerstes" – auch
wenn sie auf den ersten Blick kommunikativ erscheinen – ungern zeigen.
Ein Altenpfleger berichtet von seinen Erfahrungen und den „Geschlech-
termustern", die ihm während der vielen Jahre immer weder aufgefallen
sind:

*„Ja, ich glaube, dass die Belastungen ..., dass das – unter Männern*
*sowieso – üblich ist, diese Belastung erst mal nicht zu verbalisie-*
*ren, sondern die Belastung wird geschluckt, man ist ja ein Kerl,*

*man kann da ja mit umgehen, und von daher kann ich eigentlich nicht sagen, dass ich mal mit Kollegen über die Situation gesprochen habe. So, also so was wie Reflexion, die findet eigentlich immer nur in sehr privatem Rahmen statt. (...) Und die Frauen – eindeutig – die sind opferbereiter, die sind nicht so kämpferisch, die bestehen nicht so auf ihren Rechten, die nehmen das hin. Wenn der Arbeitgeber sagt, das ist aber so, denn ist das so. Ich glaube, einer der Gründe, weshalb die Arbeitsbedingungen schlecht sind, ist auch der, dass vorwiegend Frauen in dem Bereich arbeiten." (Int. 18, S. 10 und 11)*

Positiv gewendet bedeutet dies: In der Pflege können Männer von Frauen lernen, miteinander zu reden, sich zu öffnen und sich einmal auch „ihr Herz auszuschütten". Frauen können von Männern lernen, sich abzugrenzen und sich z.b. gegenüber dem Arbeitgeber gemeinsam zu positionieren, wenn es nötig ist. Frauen – das ist die Hypothek der Tradition – haben es schwerer, sich bei Vorgesetzten gehör zu verschaffen, während Männer zu Alleingängen neigen. Überverausgabung, Selbstüberforderung, Problembewältigung, Abgrenzung und Solidarität ist kein Männer-Frauen-Problem, sondern eines, das alle gleichermaßen betrifft.

Eine Krankenschwester, wie alle Interviewten Mitte 50, erzählt ihr Arbeitsleben, und sie stellt dabei immer ihre Leistung in den Mittelpunkt. „Wenn viel anlag, haben wir reingehauen" (int. 16, S. 2), war das generelle Motto. Sie beschreibt sich selbst als „ein bisschen rau", was jedenfalls mit den Männern immer ganz gut funktioniert habe, mit den Frauen nicht immer, weil die „manchmal ein bisschen piepsig" seien. Das Krankenhaus war immer ein wichtiger Lebensmittelpunkt. Hier hat auch sie vermutlich die meiste Zeit ihres wachen Lebens verbracht. „Hier sieht du zu, dass du zu was kommst, und eigentlich das hat auch ganz gut geklappt." (S. 4) Das Krankenhaus wurde zu so etwas wie ihre Heimat, sie hatte immer – da kinderlos geblieben – eine Vollzeitstelle. Und dann ist sie nach vielen Jahren zum ersten Mal „völlig zusammengeklappt". Das ist dann mehrmals passiert, und sie steht auch heute vor der Frage, wie es für sie weitergehen kann. Sie hat gewiss kein Helfersyndrom, aber sie hat eine sehr spezifische Haltung zur Arbeitsleistung. Es ist so, als brauche sie die Anstrengung, das Getriebe, die Hektik. Sie hat gerne Leitungsaufgaben übernommen, insbesondere dann, wenn es sich um die Organisation neuer Abteilungen, neuer Beeiche und neuer Aufgabenfelder handelte. Die größte Belastung war für sie die mangelnde Anerkennung oder gar die Kritik „seitens der Kollegen". Wir versagen uns an dieser Stelle eine ausführliche biografische Darstellung, doch sei eine Sequenz zitiert, in der sie sich über die Begrüßung nach einer langen Abwesenheit freut:

> *„Als ich aus dieser langen, aus dieser langen Zeit, aus dieser Krankheit zurückkam, da haben die Kollegen so'n ganz tollen Tisch gemacht und so, das weiß ich noch. Das war ..., ,Also das ist ganz toll, schön, dass du wieder da bist' und Blumen gekauft, und alle standen sie da morgens, das war ein Supergefühl irgendwie, da wusste ich ..., ich weiß auch, dass ich da ..., wusste auch, dass ich dahin gehör', aber, das war schon ein heftiger Einschnitt, nicht. Ich mein dann auch ..., und hinterher hab ich auch Therapie gemacht, lange, ja, na, wenn man den Kampf mit seiner eigenen ..., meistens hab' ich immer ..., das ist das, was so mühsam ist, nicht. Man möchte' das ja immer gut machen." (Int. 16. S. 6)*

Es klingt so, als wäre die Betroffene in ihre „Heimat" zurückgekehrt, an den Ort, wo sie – auch tatsächlich – die meiste Zeit ihres wachen Lebens verbracht hat, der ihr Bestätigung, Anerkennung und Sinnerfüllung gegeben hat. Sie zögert zuzugestehen, dass sie mit ihrer eigenen strengen Arbeitsorientierung, mit dem Durchhalte-Syndrom, zu kämpfen hatte. Natürlich geht es auch hier um den Kampf um Anerkennung, der menschliches Sein überhaupt erst ermöglicht. Doch muss immer auch gefragt werden, bis zu welchem Grad welche Leistung wem erbracht werden soll, um anerkannt zu werden, d.h. es muss immer nach dem Kontext gefragt werden. Das ur-menschliche Bedürfnis nach Geborgenheit und Zugehörigkeit wird teuer erkauft, wenn es von der betrieblichen Organisation „total" in ihren Dienst gestellt wird. Der arbeitende Mensch wird von den Arbeitsanforderungen und Arbeitsstrukturen gleichsam aufgesogen. Die Distanz zur Arbeitsrolle geht verloren, Selbstüberforderung wird zur Normalität, das Subjekt gerät in äußerste Bedrängnis und der Körper

175

zieht – wie es der Psychosomatiker Heinrich Huebschmann (1974) einmal ausdrückte – die „Notbremse", um vielleicht noch Schlimmeres zu verhüten. Die hohe Frühberentungsquote der Krankenschwestern zeigt, dass manche diese Notbremse verpassen.

## Gewissenskonflikte bearbeiten

Die andere Gefahr ist, die Distanz zur Arbeitsrolle, genauer: zur Berufsrolle, zu überdehnen. Kommunikative Zuwendung gehört eindeutig zum professionellen Pflege-Setting, doch sie wird nicht mehr oder nur noch unzureichend bezahlt, und geht, wenn sich Pflegende dennoch dazu „hinreißen" lassen, auf deren Kosten. Um derartige Situationen möglichst zu vermeiden, gehen manche Pflegeleitungen sogar gezielt dazu über, nach bestimmten Zeiten die Pflegekräfte bzw. ihre Zuständigkeiten und Routen auszutauschen (Geller/Gabriel 2004, S. 130 f.). Leitungskräfte begründen dies nicht selten – absurderweise – mit dem Begriff der Professionalität, so, als definiere sich diese alleine durch Distanz, nicht aber durch Nähe. Die Distanzierung von den nicht realisierbaren Erwartungen – vielfach ist es ein inneres wie äußeres Ankämpfen dagegen – bringt Pflegekräfte gerade dann, wenn es keine fachlich vertretbaren, sondern nur ökonomische Gründe dafür gibt, in massive emotionale Schwierigkeiten. Tatsächlich stellt das ständige Erleben der Unvollständigkeit der pflegerischen Arbeit ein große Belastungsquelle dar (Büssing et al. 2000, S. 83 ff.). Arbeitswissenschaftlich sind hier Belastungen durch widersprüchliche Arbeitsanforderungen, Gewissens-Stress und hohe Selbstkontrolle der Gefühle angesprochen. Ältere Pflegekräfte, die noch ein anderes Arbeitsverständnis und die Arbeit insgesamt noch anders kennen gelernt hatten, sind von diesen Belastungen besonders betroffen.

*„Es gibt so Wahnsinnspflegerichtlinien, bei Vertragsabschluss kriegt man so ein dickes Ding, wo alles drinsteht, was man machen soll. Man kann es eigentlich nicht umsetzen, es wird einem nicht bezahlt, das geht gar nicht. Entweder macht man es als Privatvergnügen oder man lässt es halt." (zit. bei Büssing et al. 2000, S. 83).*

*Eine andere Pflegeperson: „Das ständige Erleben, dass eigentlich die Leistungen, die angeboten werden, ziemlich unvollständig sind ... das ist sehr bedrückend." (ebenda, S. 84)*

Versuchen wir, die soziologische und psychoanalytische Rollentheorie auf den Pflegeberuf und die alltägliche Praxis im Pflegeberuf anzuwenden, so gelangen wir in ein mehrdimensionales Problemfeld. Es kann hier eine Überidentifikation mit der Berufsrolle geben, d.h. mit den als notwendig erachteten kommunikativen und emotionalen Zuwendungen gegenüber den Patienten, auch mit deren Leiden und Nöten; es kann aber auch eine Überidentifikation mit der Arbeitsrolle, geben, d.h. mit den Anforderungen der real existierenden Arbeitsorganisation, vor allem mit der geforderten Erfüllung der Qualitätsrichtlinien, was bis zur Verinnerlichung rationalisierender, kostenreduzierender und schließlich auch arbeitsverdichtender Maßnahmen gehen kann. Die Pflegekraft muss nun das Kunststück vollbringen, sich von beiden Rollendiktaten soweit zu distanzieren, wie es zur gesunden Selbsterhaltung nötig ist. Dies bedarf eines hohen Selbstbewusstseins, das doch erst durch das Finden der richtigen Distanz wachsen kann. Ein schwieriger, dialektischer und recht voraussetzungsvoller Prozess. Am Beispiel der ambulanten Pflege:

*„Ja, da gibt es Kollegen, die gehen da irgendwie mehr humorvoll mit um, der andere, ja, der denkt sich da seinen Teil bis zum nächsten Klienten. Also entweder man hat dann irgendwie eine gewisse dicke Haut sich angeschafft, damit man das nicht zu sehr an sich rankommen lässt, oder man ist irgendwann so aufgebraucht, dass du das nicht mehr machen kannst, und das passiert leider Gottes sehr viel schneller, wie das vor ein paar Jahren noch der Fall war. Also, es sind viele Kollegen, die sagen: Nee, ich kann den Beruf, das weiß ich jetzt schon, ich kann den nicht bis zur Rente ausüben. Ganz viele arbeiten mit einem schlechten Gewissen, da fängt es eigentlich mit an, sie reden da auch sehr selten drüber. Das Schlimme, was ich persönlich immer wieder erlebt habe – und das geht eigentlich durch sämtliche Einrichtungen, gerade im sozialen Bereich – ist, wenn sie das Gefühl haben, ich schaff' die Arbeit nicht*

*mehr, nicht, weil sie es nicht unbedingt körperlich schaffen, son-*
*dern: ,Der geht mir auf den Senkel, ich kann das nicht mehr ertra-*
*gen.' Ich darf das Wort dazu nicht an jemanden richten, der mir*
*Hilfe gibt dazu. Also, dass ich dann, wenn ich einer Kollegin sage:*
*,Du, sag mal ...', das passiert eher im stationären Bereich, dass*
*man denn mal sagt: ,Mensch, die Schulze von Zimmer so wie noch,*
*die geht mir so auf den Senkel, ich kann da nicht reingehen.' Denn*
*kann jemand anders gehen, sagt: ,Komm, lass mal lieber, dir geht's*
*heut' nicht so gut, gehe ich dahin.' Das kann aber jemand im am-*
*bulanten Bereich nicht, der muss da hin, das ist so, und, ich glau-*
*be, dass das für die sehr, sehr viel schwieriger ist wie für Kollegen*
*im stationären Bereich. Die haben immer noch irgendwie die Mög-*
*lichkeit, zu sagen: ,Komm, lass mich da heute mal raus, ich geh' da*
*lieber hin bei der anderen Kollegin da in dem Bereich da. Kannst*
*du da nicht hier hingehen?' Das geht da eher, aber das ist so im*
*ambulanten Bereich nicht möglich. Die kriegen ihre Touren zuge-*
*wiesen, die kriegen die ganze Woche dann immer die gleichen Pati-*
*enten, da müssen sie hin, da wissen sie, was sie zu tun haben, aber*
*da sind ja immer Schicksale, da ist meistens noch irgendwie Ehe-*
*frau, Ehemann, Kinder. Dann sind ja auch manchmal die Angehö-*
*rigen schlimmer wie die zu Pflegenden, das kommt noch dazu, und*
*das sind denn so Sachen, die müssen die alle aushalten. Also die*
*kriegen also den ganzen Frust da drumherum hautnah ja mit, und*
*nicht umsonst sind die alle oder jedenfalls viele davon tatsächlich*
*hautkrank. (...) Also, ich habe da einen Kollegen im stationären*
*Bereich, der fing an mit Latexallergie, und das hat sich so ausge-*
*breitet, und der hat immer, wenn er zur Arbeit musste, hat der also*
*Ausschläge gehabt, so was hast du noch nicht gesehen. Unglaub-*
*lich. Und denn war er zu Hause, ist auch behandelt worden, dann*
*war er zur Behandlung irgendwo in Osnabrück in so einer Klinik*
*von der Berufsgenossenschaft. Ist weggeschickt worden, da ging es*
*ihm super, hatte eine wunderbare Haut. Er sollte einen Arbeitsver-*
*such machen und kriegte schon Stunden vorher, zwei Stunden vor-*
*her, Ausschläge, und da hat er gesagt, ,das ist doch nicht normal,*
*da muss ich hier raus.' Ja, und der gute Mann ist jetzt noch in der*

*Warteschleife. Er kämpft noch, also ob die Berufsgenossenschaft da eventuell eintritt, weil es offensichtlich ist, dass es über Allergie wohl passiert, aber es ist ja immer so eine Sache. Wie viel von allergischer Reaktion ist eben auch psychische Reaktion, und genau ist das Problem bei dem Kollegen." (Exp-Int. 6, S. 18 f.)*

Die Berichterstatterin macht ein Faktorenbündel von strukturellen Problemen, Selbstüberforderung und Gewissensnot für die Krankheitsentstehung verantwortlich. Zunächst einmal ist festzustellen, dass sie sich damit völlig im Einklang mit der internationalen Forschung zu „Gewissenskonflikte(n) als Ursache für Burnout in Pflegeberufen" befindet (Glasberg et al. 2006; Juthberg et al. 2008). Die Frage der Berufsethik und des Gewissens berührt einen äußerst schwierigen Komplex. Denn das Gewissen ist zunächst einmal eine positive Instanz, die uns zur Mitmenschlichkeit, und zudem, was der Andere von mir braucht, hinführt. Das Gewissen kann aber auch zu einem peinigenden Über-Ich werden, das Unterordnung und maßlose Leistungen von uns verlangt. Eigene moralische Haltungen mit einer gesunden Selbstsorge zu verbinden, d.h. mit den rationalen und emotionalen Erfordernissen meiner persönlichen Identität zu versöhnen oder in Einklang zu bringen, ist wahrscheinlich nicht restlos möglich. Doch zeigen Widerwille und Zynismus Prozesse der Desintegration an. Sichtbar wird hier eine Zerreißprobe, ein drohendes Auseinanderbrechen des Ichs. Ethische Ansprüche an die eigene Arbeit müssen – hier kann man sehr gut der Unternehmensethik von Ulrich (2002) folgen – in genau der Organisation thematisiert werden, die der Verwirklichung der Ansprüche entgegensteht. In diesem Diskurs, der sich je nach Situation ganz verschiedene Wege suchen kann, können sowohl übersteigerte Ansprüche korrigiert wie unethische Rollenanforderungen kritisiert und auf die eine oder andere Art verändert werden. Immer geht es darum, verfestigte und nicht selten verbissene und verbitterte psychosoziale Strukturen bei Einzelnen wie in Gruppen aufzubrechen und kommunikativ zu verflüssigen.

In den letzten Jahren ist der öffentliche Vorwurf zu hören, Pflegende verlören die für diesen Beruf notwendige ethische Haltung. Zwar betrifft dies vor allem den Altenpflegebereich, doch wird zunehmend auch die

Krankenhauspflege in diese Debatte einbezogen. Dazu seien zunächst noch einmal die empirischen Daten der GEK-Befragung zu Rate gezogen. Sie zeigen ein widersprüchliches Bild: Obwohl weit über 90% der Pflegenden berufsethisch hohe Maßstäbe anlegen und 80% äußern, ihnen fehle dazu – d.h. zur Realisierung ihrer eigenen Ansprüche – die Zeit, meint zugleich ein ähnlich hoher Prozentsatz – volle und teilweise Zustimmung – der Befragten, die Patienten hätten überzogenen Erwartungen und 50% sind der Auffassung, dass die derzeitige soziale und emotionale Zuwendung in ihrer Krankenhausrealität durchaus ausreiche. Was sicherlich einer säkularen Änderung unterworfen war, ist die Erosion der klassischen Opferbereitschaft, die als spezifisch weibliche Qualifikation im Zuge der sich verändernden Muster der Geschlechterverhältnisse obsolet geworden ist. Doch lassen die GEK-Daten eine innere Zerrissenheit der Pflegenden vermuten, d.h. eine kognitive und emotionale Distanz, die auf irgendeine Weise zu einer Lösung zwingt. Entweder halten die Pflegenden ihr Ethos aufrecht und gehen seelisch an der Nichtrealisierbarkeit zugrunde, oder sie machen massive Abstriche an ihren berufsethischen Maßstäben mit den entsprechenden Konsequenzen für die Versorgungsqualität. „Wenn verantwortliches Handeln strukturell unmöglich ist oder gemacht wird, wird eine Identifikation mit dem Beruf zerstört. Dann hilft auch keine Verantwortungsethik, die Verantwortung nur fordert, aber nicht die Bedingungen ihrer Realisierung gewährleistet." (Dallmann 2003, S. 43) Damit eng verknüpft ist die von machen Autoren beobachtete Zunahme hoch belastender intergenerativer Konflikte. Ältere Pflegekräfte leben und arbeiten oftmals noch in einer traditionell geprägten Berufungs- und Diensthaltung, die zwar für manche Patienten von Vorteil sein mag. Margret Flieder (2002) sieht in den „älteren Schwestern" sogar so etwas wir „ein Rückgrad des Krankenhauses". Dieses Argument hat zweifelsohne viel – auch, wie Flieder zeigt, Empirisches – für sich. Doch darf nicht übersehen werden, dass eine derartige Arbeitshaltung stark mit kontrollierenden und autoritätsgebundenen Persönlichkeits- und Interaktionsmustern verbunden ist, d.h. mit Unterwürfigkeit – auch und gerade gegenüber dem ärztlichen Personal – und einer bevormundenden, letztlich entmündigenden „Behandlung" der Patientinnen und Patienten. Jüngere Pflegekräfte sind generell – angefangen von den physiologischen und medizinischen bis hin zu den psychologischen und soziologischen Kenntnissen – besser ausgebildet, als es früher der Fall war. Sie haben gelernt, Patienten im Sinne eines Empowerments schon frühzeitig zu mehr selbstständigem Handeln zu bewegen. Sie haben auch mehr von professioneller Distanz gelernt und machen sich diese auch systematischer zu eigen als ältere Mitarbeiter/innen. Zugleich begreifen viele jüngere Pflegekräfte, wie Flieder bedauernd anmerkt, ihre Arbeit nicht mehr als Berufung, sondern lediglich als Beruf, manche vielleicht nur noch als „ganz normalen Job", den man, wenn sich Gelegenheiten bieten, wechseln kann. Unser Interviewmaterial kann diese Befürchtung nicht bestätigen. Alle Älteren, die wir danach gefragt haben, konzedierten den Jungen gutes bis ausgeprägtes Fachwissen und eine Arbeitshaltung, die durchaus am Wohl der Patienten orientiert ist. Es gibt hier Abstufungen, und die ökonomischen Restriktionen machen vieles schwieriger, aber von einem Verfall der beruflichen Moral kann nicht gesprochen werden, wohl aber von deren Bedrohung.

Die Ökonomisierung des Gesundheits- und Sozialwesens führt nach Kühn (2003) zu einem Rationalisierungstypus, der recht genau dem von Max Weber beschriebenen Charakteristikum der „sachliche(n) Unpersönlichkeit" entspricht. Das ist das exakte Gegenteils von Subjekt- und Patientenbezogenheit und bedeutet in der Tendenz den institutionalisierten Ausschluss der Person des Patienten aus den Ablauf- und Entscheidungsprozessen. Im gleichen Maße, in dem das so ist, mutieren, so Kühn, Ärzte und Pflegende zu „Charaktermasken eines Organisationssystems". Dem Handeln der Pflegenden wird eine neue Logik aufgezwungen, die dem alltäglichen berufsethischen Selbstverständnis zuwiderläuft. Das führt zur „moralischen Dissonanz" mit quälendem psychischen Unbehagen, das tief ans eigene Selbstbewusstsein rührt. „Diese Gewissensnot kann so peinigend sein, dass Individuen – meist unbewusst, aber mit umso größerer Energie – alles daransetzen, um das moralische Dissonanzerlebnis möglichst umgehend wieder zu harmonisieren" (ebenda, S. 18). Eine der Befreiungsvarianten ist die Flucht aus dem Beruf, eine andere ist – so bedrückend das sein mag – der Weg in die Krankheit, in Erschöpfung und Aggressionen gegen sich selbst und andere. Eine dritte Variante ist die psychische Rationalisierung, mit Hilfe derer es Individuen – meist unbewusst – gelingt, ihr Gewissen zu überlisten. Das offizielle Sprachspiel, das z.b. den Patienten zum Kunden macht, dessen nicht monetär gedeckten Ansprüche abgewehrt werden müssen, unterstützt diese psychologische Anpassung. Der ökonomischen Rationalisierungslogik zu widerstehen, ist sicherlich die schwierigste Variante, deren Wahl – das zeigt die Geschichte – immer nur wenigen Menschen möglich ist. „Aus dieser unbestreitbaren Tatsache wäre ein Gebot der politischen Ethik abzuleiten. Es besagt, Institutionen und Steuerungsinstrumente so zu gestalten, dass die in ihnen handelnden Individuen keine Helden werden müssen, um ihrer ethischen Verantwortung zu entsprechen." (ebenda, S. 19) Moral- oder Ethik-Konflikte müssen, so Kühn, darauf zurückgeführt werden, was sie wirklich sind: auf Interessenkonflikte nämlich. Um diese als solche auch thematisieren zu können, bedarf es sozialer Räume wie z.b. neue Formen der Teamarbeit, Partizipation von Patienten und Angehörigen und ein Zurückdrängen der materiellen und moralischen Ab- und Entwertung von Solidarität und Öffentlichkeit. Kühn ist überzeugt, dass damit auch die Berufszufriedenheit der Ärzte und Pflegekräfte steigen und wahrscheinlich auch das Verhältnis von gesundheitlichem Nutzen und Kosten sich verbessert. „Denn die ökonomisierte Medizin ist keineswegs wirtschaftlich." (ebenda, S. 22)

Berufsethische Ansprüche an die eigene Arbeit stoßen also im Kontext der Ökonomisierung an Grenzen, die sich als Gewissenskonflikte im Bewusstsein der Pflegenden zu Wort melden und damit zunächst einmal als massive Arbeitsbelastung zu charakterisieren sind. Juthberg et al. (2008) haben in einer Studie mit 242 schwedischen Altenpflegerinnen diese Belastung untersucht. Sie kommen zu dem Ergebnis, dass eine Pflegeperson, die ihr Gewissen andauernd oder immer wieder unterdrücken muss, um unter den Bedingungen von hoher Arbeitslast, permanentem Zeitdruck, mangelnden Ressourcen und hohen Pflegeidealen zurecht zu kommen, einen spezifischen Gewissens-Stress entwickelt, wenn sie wegen fehlender Zeit den Anforderungen nicht gerecht werden kann. Dieser Gewissens-Stress ist vor allen anderen Faktoren, die in dieser Studie ebenfalls abgefragt wurden, der wesentliche Risikofaktor für emotionale Erschöpfung und Burnout. Die Korrelation zwischen Gewissens-Stress und Burnout war mit 65% außerordentlich hoch. Dies bedeutet, dass zwei von drei

Burnout-Fällen durch Gewissensstress erklärbar sind, was einem relativen Risiko von drei entspricht. Doch ist es berechtigt, an dieser Stelle zu fragen, ob nicht – ausgerechnet durch die Pflegewissenschaft selbst – die Ansprüche an die eigene Arbeit über alle Maßen empor geschraubt werden. Wer die beeindruckende Studie von Benner et al. (2000) liest, kann sich des Eindrucks nicht erwehren, dass sich in der „Pflegekompetenz" die edelsten und besten menschlichen Fähigkeiten sammeln: höchstes klinisches Fachwissen, ausgeprägte sinnliche Wahrnehmungsfähigkeit, sensibles intuitives Einfühlungsvermögen und reifste ethische Kompetenz, die ausdrücklich als Sorge und Verantwortung für den Anderen verstanden wird. All dies verschmilzt bei Benner et al. zu einer Gesamtkompetenz, hinter der die Alltagspraxis immer weit zurückbleiben muss. „Man muss schon ein bisschen besessen sein, um unsere Arbeit machen zu können, ... man muss jemand sein, der bei seiner Arbeit alles geben möchte" (zit. in: Benner et al. 2000, S. 209) – so wird eine Säuglingsschwester von den Forscherinnen im Einklang mit ihrer eigenen Professionsauffassung zitiert. Hier tut sich die brennende Frage auf, ob dieses Postulat – so moralisch ehrwürdig es sein mag – nicht so etwas wie eine Anweisung zum Sich-Selbst-Verlieren und zum systematischen Ausbrennen ist.

Vor diesem Hintergrund fordert ein Gesprächpartner aus der ambulanten Pflege, auf die Frage, was getan werden könne:

*„Soziale Unterstützung. Man könnte da einiges machen, z.B. dass man Massage anbietet, also Entspannungstechniken, vor allem aber Gesprächskreise. Es gibt so viel Gesprächsbedarf, also immer, wenn zwei Krankenschwestern oder Pfleger zusammen sitzen, dann werden das Gespräche, die sind endlos, die sich mit der Arbeit, den Arbeitsbedingungen beschäftigen, die sich mit den Pflegekunden beschäftigen. Das kommt einfach zu kurz, also so was wie eine Reflektion wäre dringend nötig, auch Projektgruppen oder Gesundheitsgruppen oder Gesundheitszirkel im Pflegebereich."*
*(Int. 18, S. 19)*

Es sei wichtig, gerade diese Rollenprobleme, Rollenkonflikte, dieses Gemisch von berufsethischen Ansprüchen, Arbeitsvorgaben und Patientenwünschen miteinander „auf die Reihe" zu bekommen, Auch wenn die Freiheitsgrade bei der Ausgestaltung der ambulanten Pflege zu begrüßen seien, so bleibe doch das große Bedürfnis und die in jeder Hinsicht – fachlich wie menschlich – notwendige soziale Unterstützung, um nicht alles und jedes „nur mit sich selbst" ausmachen zu müssen. Das Problem ist nur, dass zumindest bei den privaten Pflegefirmen seitens der Arbeitgeber überhaupt kein Interesse besteht, so jedenfalls die Erfahrung unseres Gesprächspartners. Auch bei anderen im ambulanten Bereich tätigen Pflegekräften, die wir sprechen konnten, bestätigte sich dieses Bild. Eine ambulante Pflegerin erzählte uns von ihrem Alltag, was sie gut und was sie weniger gut an ihrer Arbeit findet, den Problemen, mit denen sie sich herumschlägt, und ihrem Ärger:

> *„Also es ist manchmal aber auch wieder ganz, ganz traurig, so viele, viele Leute so in dieser Zeit, weil, die wird immer, immer kürzer, die Arbeitszeit, also die, die Versorgungszeit, und man geht ..., also ich geh' manchmal wirklich dann mit'm schlechten Gewissen raus, nicht, denn unterhalten kann man sich wirklich nur, während ich den Mensch wasche und irgendwie ..., ich mein', dem geht's ja nun wirklich absolut nicht immer gut, nicht, und man kann ja nicht sagen, so, ich hab hier jetzt ..., für 'ne große Toilette hab ich 20 oder 25 Minuten höchstens, wenn überhaupt, und denn muss das ‚zack zack' gehen, möglichst sollen die denn schon parat stehen, und denn frag' ich mich immer, hat das, irgendwo das verfehlt irgendwie die Pflege, nicht, und denn denk' ich immer ..., manchmal hab ich das Gefühl, die Leute werden wirklich nur noch verwahrt. Ich sag mal, die haben ihr ganzes Leben lang gearbeitet, die alten Leute – gut, nicht alle sind alt, sicher behindert, aber die können dafür ja nichts – also die haben gearbeitet, und grad diese Generation hat's ja nicht leicht gehabt. So, und dann haben sie ewig aufstehen müssen, jetzt sind se alt und vielleicht auch krank, vielleicht auch manche nicht so sehr, manche können ja noch ein bisschen, aber denn werden se morgens von der Pflegerin um sechs rausgeschmissen, ob se wollen teilweise oder nicht. Ich sach' dann auch, die sollen anrufen im Büro, sollen sich wehren, ja, und was*

*passiert? In der nächsten Dienstbesprechung heißt es dann: ‚Dann müssen Sie das eben schönreden' oder so, nicht (...). Ja, es ist wirklich erschreckend, also wie man da mit den alten Leutchen umgeht. Und das darf man nicht vergessen, man hat 'ne Riesenverantwortung in der Pflege, weil, man ist ja auf sich gestellt, und man muss zuverlässig sein. Man kann nicht sagen, okay, mein Chef ist weit weg oder so, nicht, das geht auf keinen Fall, denn dürfte man den Beruf nicht machen, und man hat irgendwann auch zu den Leuten irgendwie..., obwohl die das ja nicht gerne wollen, aber das bleibt nicht aus. Wissen Sie, wenn man einen Menschen jahrelang hat so, nicht, ich hab da so 'ne, ich sag mal so 'ne Beziehung. Omi, nicht, die lieb' ich, und die knuddel' ich, und die drück' ich und so, nicht das ist ... Also, wenn die mich denn anguckt und freut sich, das ist für mich dann also so schön auch, nicht. Das ist das, was ich zurück kriege. Wo ich meine Kraft wieder ein bisschen rausziehe, nicht, und denk' ich immer: ‚Siehste, mein Gott noch mal, die freuen sich schon, wenn sie mal ein nettes Wort kriegen oder einfach mal in' Arm genommen werden, nicht, und das ist das eben halt alles, und ich möchte da nicht hinkommen, dieses ...“ (Int. 8, S. 6-9)*

Aus dieser Schilderung spricht ein hohes Niveau an professionellem pflegerischem Verständnis, das Hand in Hand geht mit einem hohen Niveau an Beziehungsfähigkeit und Menschlichkeit. An keiner einzigen Stelle lässt sich da etwas Pathologisches hineininterpretieren, auch wenn das manche Managementberater gerne so sehen möchten. Im Gesamtkontext des langen Interviews, aus dem diese Passage entnommen wurde, gibt es keinen einzigen Anhaltspunkt, dieser erfahrenen Pflegekraft – sie arbeitet seit 33 Jahren in ihrem Beruf – ein berufliches Fehlverständnis zu unterstellen. Ganz im Gegenteil: Sie unterscheidet zwischen Berufsrolle und Arbeitsrolle, sie reflektiert die sozioökonomischen Rahmenbedingungen genauso wie ihr eigenes Verhalten, sie möchte „da nicht hinkommen", dass sie die zu Pflegenden nur noch abfertigt. In ihrer Schilderung schimmert die – bewusst gewollte oder auch in Kauf genommene – Instrumentalisierung der sozialen und emotionalen Beziehungsfähigkeit der Pflegenden für gesundheitsökonomische und privatwirtschaftliche Interessen durch. Das geht im ambulanten Bereich besonders gut, da jede/r auf sich allein gestellt ist und immer das Gefühl der eigenen Entscheidung hat, Dinge zu tun oder zu lassen. Pflegepersonen, die über eine hohe emotionale Intelligenz verfügen, ein Helfersyndrom zu unterstellen, kommt der Pathologisierung eines die Pflege konstituierenden menschlichen Handelns gleich. Umgekehrt muss vermutet werden, dass das System zusammenbricht, wenn der ökonomische Druck und hierdurch auch die Distanz zur Berufsrolle steigt, die Pflege zu einer mechanischen Pflegetechnik verkommt. Personenbezogenen Dienstleistungen ist Beziehung und Beziehungsfähigkeit inhärent. Ohne sie gäbe es nichts mehr, aus dem die Pflegenden ihre „Kraft ziehen" könnten; es versiegten die Quellen der Sinnerfüllung: Was sollte dann noch Pflegende im Beruf halten?

**Gesunde Balance finden**

Es ist schwierig, theoretisch wie praktisch, eine „gesunde" Balance zwischen Ansprüchen an eine gute Pflegearbeit bzw. eine gute Arbeit im Gesundheits- und Sozialwesen und den Anforderungen der Arbeitsrolle einerseits und der notwendigen Rollendistanz und dem Selbstschutz vor überbordenden Belastungen andererseits zu finden. Diese Balance lässt sich nicht schematisch anhand von Checklisten, sondern nur diskursiv im praktischen Feld herstellen. Die Entfernung zwischen Helfermotiv und „Helfersyndrom" ist möglicherweise nicht groß. In der Literatur wird immer wieder die Frage des Helfersydroms aufgeworfen, die Schmidtbauer (1977) zum ersten Mal thematisiert hat. Er hat erkannt, dass Helfende oftmals unerfüllte kindliche Sehnsüchte nach Zuwendung und Bestätigung haben. Der Helfer oder die Helferin bewältigt in der Haltung des Gebens und damit der Überlegenheit seine oder ihre Kindheit. Helfer streben – so gesehen – nicht nach Karriere, sondern danach, Beziehungen herzustellen, mit denen sie sich sonst schwer tun. Sie verhalten sich unbewusst anderen Menschen gegenüber so, wie sie selbst gerne behandelt worden wären. Der Helfer fühlt sich besser, wenn er seine Stärke an einen Schwächeren abgeben kann. Er braucht sie wie ein Suchtmittel, d.h. er verstrickt sich immer mehr in diese Stärke-Schwäche-Interaktion. Die Helfer/innen können, wenn sie in diesen Zirkel geraten sind, nicht aufhören, weil sie selbst nie gelernt haben, angemessene Wünsche an ihre Umgebung zu richten. Wie bei anderen Süchten auch, ist der Prozess des Ausbrennens unvermeidlich. Aus Überengagement wird Geschäftigkeit und schließlich Distanz und Verachtung. Unsere Experten und Expertinnen betreuen in ihrer betrieblichen Praxis auffallend viele erkrankte Pflegende, die ein schweres Kindheitstraumata mit sich herumtragen. Doch wahrscheinlich ist dieses Erklärungsmuster zu grob, weil auch Personen, die jahrzehntelang psychisch völlig stabil waren, in eine Burnout-Falle geraten können. Nach sorgfältiger Prüfung des gesamten empirischen Materials, das dieser Studie zugrunde liegt, kann nicht davon ausgegangen werden, dass das Helfersydrom eine prädominante Ursache des gesundheitlichen Verschleißes und des Burnout darstellt. Wohl aber spielt das Helfermotiv, in manchen Fällen auch ein übersteigertes Helfer- oder – wie wir gesehen haben – ein übersteigertes Anerkennungsmotiv dazu, Belastungen, Beanspruchungen und krankmachende Prozesse zu verstärken. Daher wird in der Literatur immer wieder auf die Notwendigkeit verwiesen, in der Pflegearbeit auch der Selbstpflege und der Selbstsorge einen relevanten Platz zuzuweisen. „Die Schwestern selbst", heißt es bei van der Heijden et al. (2008), müssen in ihre eigene Gesundheit investieren und darüber hinaus ihre Fähigkeit weiterentwickeln, mit Zeit umzugehen, damit sie fähig werden, negative Effekte der wachsenden und auszuhaltenden Job-Anforderungen abzupuffern, und was sie brauchen, ist ein hoher Level der Work-Home-Interferenz" (ebenda, S. 581). Selbstredend wurden Fragen zur Wechselwirkung von Arbeit und privatem Leben gestellt, und selbstredend kann man immer herausbekommen, dass privat gute Lebensverhältnisse sich ausgleichend auf arbeitsbezogene Belastungen auswirken. Mit Fug und Recht – auch methodologisch – kann man aber umgekehrt sagen, dass erschwerte und verschärfte Arbeitsbedingungen die privaten Möglichkeiten einschränken. Die Arbeitsbedingungen selbst als unveränderbar, gleichsam naturgegeben hinzustellen – was vielleicht gar nicht in der Absicht der niederländischen Autorinnen dieser Studie gelegen haben mag –, stellt das Problem auf den Kopf und schiebt den

Pflegenden die Verantwortung dafür zu, die Belastungen „richtig" zu managen.

Immer wieder wurden wir in den Gesprächen auf die Schwierigkeiten aufmerksam gemacht, berufliches und privates Leben miteinander in Einklang zu bekommen. Sei es im Krankenhaus, bedingt durch Schichtarbeit, Überstunden und Bereitschaft, sei es in der Altenpflege durch Überstunden – bezahlte wie unbezahlte – und dem häufigen „Einspringen" wegen Personalunterhangs, immer wieder gestaltet sich das Leben als „unplanbar". Partnerschaften und Freundschaften litten darunter enorm, das wurde uns ausnahmslos von allen erzählt. Auch wurde vermutet, dass die Scheidungs- und Trennungsrate und das „Singledasein" gerade unter älteren Pflegekräften sehr viel höher sei als im Durchschnitt der Erwerbsbevölkerung. Das kann allerdings durch das Zahlenmaterial nicht bestätigt werden. Die „Singlequote" beträgt hier wie dort ca. 15%. Was freilich hier zum Ausdruck kommt, ist eine große Unzufriedenheit mit den Arbeitszeiten, die das Pflegen von privaten Beziehungen erschwert und auch zu vielen Konflikten führen kann.

*„Mein Partner sagte dann zu mir, wann ich denn mein Feldbett in der Klinik aufschlagen möchte." (Int. 12, S. 7). Oder: „Viele Kollegen, die ich getroffen habe, die haben wenig persönliche Interessen neben der Arbeit. Die haben wenig Privatleben." (Int. 18, S. 14)*

Es wurde bereits an anderer Stelle, im Zusammenhang mit dem Krankheitsgeschehen bei Pflegekräften, darauf hingewiesen, dass sich biografische Krankheitsdispositionen und aktuelle, nicht zu bewältigende Arbeitsbeanspruchungen miteinander verschränken und zum Ausbruch einer Krankheit führen können. In den Kliniken gehört es zu den alltäglichen Aufgaben der Betriebsärzte und Sozialberater, aber auch überbetrieblich engagierter Gesundheitsförderer, sich mit diesen „Fällen" auseinanderzusetzen und in präventiv angelegten Maßnahmen – Gesundheitszirkel, Gesprächkreise, Kurse, Seminare usw. – vorbeugend, abfedernd, unterstützend und ermutigend sich um eine produktive Krisenbewältigung zu bemühen. Ältere Schwestern und Pfleger nehmen jedoch an derartigen präventiven Angeboten kaum teil. Im Altenpflegebereich fehlen bereits auf der Ebene des Angebots derartige Möglichkeiten der Belastungskompensation weitgehend. Allein bei manchen freigemeinnützigen Einrichtungen stehen gelegentlich bestimmte Maßnahmen wie z.b. Entspannungskurse auf dem Programm, werden aber – das wird dann regelmäßig von den Leitungen sehr bedauert – kaum oder gar nicht angenommen. Ein in einem Krankenhaus tätiger Sozialberater formulierte das Problem wie folgt:

*„Wenn ich eine Gesellschaft, die gleichzeitig natürlich fundamental gegenwärtig Zukunftsangst produziert, und zwar systematisch aufgrund ihrer Strukturprinzipien, das sehen wir hier in der Klinik ja tagtäglich, dass ich da letztlich nur rumtröpfle auf einem glühend heißen Stein, das ist mir völlig klar. Dennoch, was soll ich machen? ... Mein Rollenhandeln ist natürlich im beruflichen Alltag als Gesundheitsförderer und Sozialberater darauf gerichtet, dass die Leute die zehn Jahre noch überstehen." (Exp-Int. 7, S. 7)*

Die Frage, die sich hier auftut, ist diejenige nach einer systematischen betrieblichen Gesundheitsförderung im Gesundheits- und Sozialwesen. Anja Grunwald (2007) hat die verfügbaren Informationen dazu zusammengetragen und kommt zu einem ernüchternden Ergebnis: „Obwohl der Nutzen der betrieblichen Gesundheitsförderung (BGF) sowohl für die Arbeitnehmerinnen und Arbeitnehmer als auch für die Arbeitgeberinnen und Arbeitgeber in Studien belegt ist, wird eine frauensensible und altersgerechte BGF, die auf der Ebene der Organisationsentwicklung angesiedelt ist, nur in wenigen Krankenhäusern umgesetzt. Dies kann darin begründet sein, dass es für die BGF, im Gegensatz zum Arbeitsschutz, keine gesetzliche Verpflichtung der Unternehmer gibt. Ein weiterer Grund ist möglicherweise, dass sich Kennzahlen zur Überprüfung der Effektivität der Investitionen in betriebliche gesundheitsfördernde Maßnahmen noch in der Entwicklung befinden. Zudem zeigt sich der Nutzen der BGF nicht unmittelbar." (ebenda, S. 99) Dies führe in Zeiten der Dominanz einer ökonomischen Denkweise nicht selten zu betriebswirtschaftlichen Schnellschüssen und Irrationalitäten. Was fehlt, so könnte man hinzufügen, ist eine übergreifende gesundheitspolitische Klammer, welche die

BGF in allen Einrichtungen des Gesundheits- und Sozialwesens zu einem integralen, verpflichtenden Bestandteil der Alltagspraxis machen würde. Eine wichtige Frage ist die nach professionellen Hilfen im Prozess der professionellen Pflegearbeit selbst wie z.b. Supervision, die zum normalen Arbeits-Setting dazugehören sollten. Eine im Altenpflegebereich tätige Expertin sagte uns dazu:

*„Es gab mal eine [Supervision], die ist dann aber abgelehnt worden von den Kollegen selber. Das hat aber was damit zu tun, dass die sich vielleicht auch nicht den richtigen Supervisor gesucht haben, also manchmal stimmt die Chemie ja auch nicht. Der Arbeitgeber hat eigentlich nichts dagegen. Im Gegenteil, er sagt immer: ‚Nein, mir ist lieber, ihr macht Supervision und seid euren Frust dann los oder könnt darüber reden', als jemand, der dann irgendwie vor lauter Verzweiflung irgendwie gewalttätig womöglich auch wird. Das kann ja auch die Folge sein, wenn er dann am Ende ist, und so wäre dann die Möglichkeit gegeben. Aber ich weiß, dass in vielen, gerade im ambulanten Bereich, in vielen Bereichen überhaupt keine Supervision mehr stattfindet. Ob das nun wirklich von denen so nicht gewollt wird, das wage ich zu bezweifeln. Also, ich denke mal, wenn man sagen würde: ‚Mensch geht doch mal los, ein, zwei Leute, guckt doch euch mal um und macht mal Gespräche, und denn ladet ihr mal ein paar hierher ein, und ihr guckt dann mal alle, ob ihr das machen könntet, oder ob ihr euch das vorstellen könnt'. Ich glaube, dass da trotzdem ein Weg zu finden wäre, aber das wird auch nicht wirklich verfolgt."* (Exp-Int. 6, S. 20)

Eine Expertin, die betriebliche Gesundheitsberatung in Krankenhäusern durchführt, betont den Selbstsorgeaspekt:

*„Wir wissen aus Studien, dass diejenigen Pflegekräfte, auch wenn sie älter werden, gesund bleiben, die ihre Ansprüche reduzieren, wohl aber ihre fachliche Kompetenz hochhalten und sich auch ihrer bewusst sind, ja, und die es schaffen, ihren privaten Bereich gut zu organisieren, Familie, Freunde, private Netzwerke pflegen, sich*

*sportlich betätigen, tatsächlich entspannen können, auch Spiritualität und Kontemplation sind hier zu nennen. Es sind Menschen, die einen Zugang zu sich selbst, zu ihren verschiedenen Anteilen, finden und nichts abspalten müssen." (Exp-Int. 27, S. 3)*

Eine Expertin, die Antistress-Kurse für Pflegekräfte durchführt, argumentiert ganz ähnlich:

*„Ich erlebe Pflegende so: Sie sind oft unzufrieden und genervt, aber ich meine, sie machen sich viel Stress auch selber, sie haben einen inneren Widerstand gegen die Arbeit, genauer: gegen die Arbeitsbedingungen, wie sie halt nun mal sind. Immer höre ich, dass es früher besser war. Aber diese Haltung versperrt alle Möglichkeiten, im Hier und Jetzt zu leben. Pflegende nehmen gerne eine klagende Haltung ein, sie sind oft verkrampft – das drückt sich auch körperlich aus – und sie meinen, dass man sowieso nichts ändern könne. Aber das stimmt nicht: Sie können heute schon etwas ändern, nämlich ihre innere Haltung. Sie können sich selbst ändern. Es nutzt nichts, sich an die Vergangenheit zu klammern. Damit verweigere ich mich nämlich der Gegenwart. Sie müssen einfach von ihrem Stress mal wieder runterkommen. Wenn sie ihren inneren Widerstand aufgeben, sich öffnen, lernen, die Realität erst mal anzunehmen, entkrampft sich ihre innere und äußere Haltung. Sie lernen dann, in der Wirklichkeit neue Facetten und neue Möglichkeiten zu sehen, die sie bisher nicht gesehen haben. Dieses Entkrampfen geht auch über Körperarbeit, über Feldenkrais beispielsweise: Bewusstheit durch Bewegung. Ich will das mal am Beispiel der Pausen erklären: ‚Wir können gar keine Pausen mehr machen', heißt es oft. Aber das stimmt nicht: Sie könnten! Sie sehen nur nicht die Möglichkeiten, die sie hätten, Pausen zu machen. Und das hat etwas mit ihrem Rollenverständnis zu tun. Das ist so eine merkwürdige Verschränkung von Helferrolle und Opferrolle. Sie denken, sie müssen immer für andere da sein. Sie denken nicht an sich. Wir versuchen in unseren Kursen, sie genau da aufzuknacken, zu öffnen und einmal den Blick zu verändern: ‚Auch ich bin wichtig!' Sie*

191

*müssen Distanz zu dieser Rolle kriegen. Die Selbstsorge ist genau-
so wichtig wie sie Sorge für andere. Es ist wichtig, sich die Pausen zu nehmen, die ich brauche. Es ist wichtig, dann eine entspannende Übung zu machen, wenn ich sie brauche. Es ist wichtig, dass
ich mich wieder spüren lerne. Die Schwestern und Pfleger schieben
gerne die Verantwortung für sich auf alles Andere, auf die Verhältnisse, den Zeitdruck usw.. Wir sagen ihnen: ‚Du kannst die Verhältnisse nicht ändern, du kannst nur dich ändern! Übernimm Verantwortung für dich selbst!' Die Spielräume sind immer größer als
man denkt. Man kann sich durchaus mal zwischendurch 'ne Pause gönnen, und sei es auf dem Klo, und dort eine entspannende
Übung machen. Diese Verhärtungen müssen einfach aufgebrochen
werden, deshalb auch die Anteile von Körperarbeit – Bewusstheit
durch Bewegung – in unseren Kursen. Ja, und was kann getan werden, dass Pflegende bis 67 arbeiten können? Da kann ich nur sagen: Psychohygiene, Selbstsorge, Selbstpflege, die Aufmerksamkeit
auf sich, seinen Körper, seine Seele zu lenken. Das ist das Wichtigste. Schade ist nur, dass gerade die älteren Pflegekräfte, so ab 45,
nicht zu den Kursen kommen." (Exp-Int. 28)*

Auch eine Pflegedienstleitung betonte, danach gefragt, was zu tun sei,
dass Pflegende bis zum normale Rentenalter arbeiten können, kurz und
bündig:

*„Persönlich muss man mitbringen auf jeden Fall einen gesunden fa-
miliären Hintergrund, eine gute Sozialstruktur, und vor allen Dingen auch diese Selbstpflege betreiben, was ja in den Pflegeberufen
nicht selbstverständlich ist, sondern ja eher vernachlässigt wird,
sondern eine gesunde Selbstpflege zu betreiben, und die Wörter, die
Frauen nicht können: Ich und Nein zu formulieren. Das müssten
sie lernen." (Exp-Int. 10, S. 1)*

Hier werden eine Menge Probleme berührt, deren Begreifen für die Frage, wie ältere Pflegekräfte gesund im Beruf gehalten werden können, von
ausschlaggebender Bedeutung sind. Wenn wir – d.h. die für Prävention

und Gesundheitsförderung zuständigen Experten und Expertinnen – begriffs- oder gar verständnislos vor dem Phänomen stehen, dass ältere Beschäftigte, die einer Förderung dringend brauchen, diese Förderung ablehnen oder ignorieren, dann – so wäre einmal hypothetisch festzuhalten – ist das ein Problem der Expertise und nicht eines der Betroffenen. Wie soll eine Anfang 50-jährige Krankenschwester, die monatelang „auf 150" fahren muss, danach, wenn sich die Situation ein wenige normalisiert hat, von diesem Stresspegel „runterkommen"? Wie soll ein Altenpfleger, der täglich im Stau steht und diese Zeit nicht vergütet bekommt, von seiner Verärgerung „runterkommen"? Alleine schon, wenn sie hören, dass ihr Stress „selbstgemacht" sei, ist damit für diejenigen, die an der Nichtrealisierbarkeit einer guten Pflege und an entwürdigenden Bedingungen leiden, die Chance eines produktiven Prozesses vertan. Selbstsorge ist zweifelsohne ein zentraler Punkt, doch muss er immer auch im Kontext der realen Belastungen gesehen werden. Richtig ist, dass es gut ist, seine eigenen Interessen wahrzunehmen – z.B. auch „Ich" und „Nein" sagen zu können –, richtig ist, Verhärtungen aufzubrechen, richtig ist, sich gegenüber der Wirklichkeit und deren Möglichkeiten zu öffnen, begrüßenswert und hilfreich ist es, Angebote der Entspannung zu schaffen, sinnvoll und notwendig ist es auch, der falschen Erinnerung, dass früher alles besser gewesen sei, entgegenzutreten. Aber den Widerstand gegen schlechte Arbeitsbedingungen zu brechen – unser empirisches Material zeigt überzeugend, dass es gegen die Arbeit an sich keinen inneren Widerstand gibt –, ist angesichts der Bedingungen, die wir in der vorliegenden Arbeit referiert haben und die auch Gesundheitsförderern bekannt sein dürften, gelinde gesagt zynisch und auch vom Konzept der Gesundheitsförderung aus gesehen kontraproduktiv. Gesundheitsförderung heißt, die Menschen zu befähigen, sich aktiv mit den sie umgebenden Arbeits- und Lebensbedingungen auseinanderzusetzen, sie mitzugestalten und – wenn möglich – selbst zu gestalten. Diese Selbstverantwortung für das eigenen Leben ist jedoch immer eingebunden im Kontext der gesamten Lebensbedingungen, die uns umgeben und uns umklammern. Selbstverantwortung benötigt Ressourcen, ohne die sie nicht wahrgenommen werden kann. Was wir brauchen, im völligen Einklang mit dem Auftrag der Gesundheitsförderung, ist Empowerment, d.h. Bemutigung und Befähigung der Betroffenen, ihre Gesundheitsinteressen zu spüren, wahrzunehmen, zu artikulieren und offensiv zu vertreten. Wenn Kurse, Seminare und Entspannungstrainings zur Realisierung dieses Ziels beitragen können, muss das als positiver Beitrag zu einer gesundheits- und altersgerechten Pflegearbeit begrüßt werden. Wenn sie aber die Verhältnisse unangetastet lassen und nur die Menschen konditionieren, mit den sich verschlechternden Verhältnissen zurechtzukommen, fällt Gesundheitsförderung in die schwarze Pädagogik der Ertüchtigung zurück. Doch das den in der Gesundheitsförderung arbeitenden Experten und Expertinnen zu unterstellen, wäre unfair. Es sollte nur auf die inhärenten Gefahren des Argumentationsmusters aufmerksam gemacht werden, das sich augenscheinlich vielerorts einzubürgern beginnt. Unserer Auffassung nach gehört die Änderung der Verhältnisse konstitutiv zu Prävention und Gesundheitsförderung. Die vorliegende Arbeit sollte gezeigt haben, dass es eine Vielzahl von Veränderungsmöglichkeiten gibt. Diese Möglichkeiten aus dem Blickfeld auszublenden, wird weder den Betroffenen noch dem Anspruch der Konzepte gerecht, welche von den professionellen Akteuren der Gesundheitsförderung vertreten werden.

Die Frage, warum so wenige ältere Pflegekräfte gesundheitsfördernde Angebote wahrnehmen und nach Auffassung von manchen Gesundheitsförderern „so wenig für ihre Gesundheit tun", muss differenziert diskutiert werden. Auch wir erlebten in unseren Interviews überwiegend eine Ablehnung, zumindest ein indifferentes Verhalten, gegenüber der Frage, wie denn mit Angeboten der Gesundheitsförderung umgegangen wird bzw. umgegangen würde, wenn es sie gäbe. Es wurde sofort klar, dass die Befragten das Wahrnehmen dieser Angebote ganz real – was auch richtig ist – als Arbeitszeit bewerten würden und damit die Befürchtung genährt sehen würden, dass sie „noch mehr arbeiten" müssen. „Dann habe ich ja gar keine freie Zeit mehr", entgegnete uns eine Interviewpartnerin. Zunächst ist festzustellen: Viele ältere Pflegende betreiben heute schon eine bewusste Selbstpflege, indem sie auf weniger Stunden gehen oder gar auf eine halbe Stelle.

*„Es gibt einzelne, die ganz andere Sachen machen, die reduzieren ihre Stunden dramatisch. Also ich habe eine Krankenschwester, die*

*ist Künstlerin, die hat ihre Arbeitszeit so auf das Minimum redu-*
*ziert, dass sie dann den Alltag ein bisschen finanzieren kann und*
*realisiert sich in ihrer Kunst." (Exp-Int. 3, S. 9)*

Das geht sicher nur im Ausnahmenfall, das geht auch nur, wenn Ansprüche an den Lebensstandard herunter gefahren werden. Das ist ganz sicher mit vielen äußeren und inneren Kämpfen verbunden. Es bedürfte
ganz außerordentlich sensibler Angebote, wenn man „von außen" derartige persönliche Entscheidungsprozesse positiv unterstützen wollte. Das
dürfte umso schwerer fallen, als die allgemeine kulturelle Tendenz, dass
gesellschaftliche Anerkennung sich im monetären Reichtum ausdrücke,
auch die bei Arbeitnehmern herrschende geworden ist. Viele ältere Pflegende betreiben heute schon aber auch dadurch eine bewusste Selbstpflege, dass sie – trotz Schichtdienst oder ungünstigen Arbeitszeiten – ihre
Partnerschaften pflegen, einen Schrebergarten haben und bearbeiten, gemeinsam mit anderen segeln gehen oder auch „nur" einer Doppelkopf-
runde angehören, mit der sie viel Freude und Spaß erleben. Und nun
kommen der Betrieb oder die Krankenkassen oder die Berufsgenossenschaft und bieten – außerhalb der regulären Arbeitszeit – d.h. im Rahmen
der knappen Freizeit Kurse und Seminare an. Das muss scheitern, denn es
berücksichtigt nicht die Erkenntnisse der Weiterbildungsforschung.

Das Lernen von Menschen ab 50 ist nicht deshalb anders als das von
Kindern, weil die Biologie so völlig anders wäre, sondern weil die Le-
bens- und Umfeldbedingungen völlig andere sind (Iller 2006, zit. in: Borkel et al. 2008, S. 13). Von der biografischen Perspektive aus gesehen
verändern Menschen ab 50 ihren Umgang mit dem Thema Lebenszeit.
Sie verändern ihre Prioritäten, d.h. „die Vorstellung von der kostbaren
und knapper werdenden Ressource Lebenszeit macht eine ständige Auswahl zwischen wichtigen und weniger wichtigen Tätigkeiten und Projekten erforderlich" (ebenda). Hier gibt es Unterschiede, denn manche
Personen öffnen sich neugierig Neuem, manche aber verschließen sich.
Das aber ist wieder sehr kontextabhängig, u.a. davon, in welchen Ar-
beitsprozessen und unter welchen Arbeitsbedingungen welche Belastungen bewältigt werden müssen. Die Weiterbildungsforscherin Carola Iller
betont, dass das kein Problem der Individuen sei, sondern ein Problem

derjenigen Institutionen, die Weiterbildung anbieten. Diese müssten lernen, sich den veränderten Interessen sowie den Arbeits- und Lebensbedingungen der älteren Erwerbspersonen zu öffnen und Angebote sehr viel passgenauer zu entwickeln. Dies bedeutet im Zusammenhang unserer Forschungsfrage, was zu tun ist, dass Pflegende ihre Arbeit auch bis zur normalen Altersgrenzen gesund ausüben können, dass Angebote entwickelt und implementiert werden müssen, die der besonderen Situation der Pflegenden – und hier insbesondere: der älteren Pflegenden – gerecht werden. Dazu können hier nur einige Anstöße gegeben werden. Zum einen müssten Angebote bestehen, die in den Wochen- oder Monatsablauf der normalen Arbeitszeit integriert sind: feste Termine der Gruppenbesprechung, der Supervision, der Konfliktbewältigung, der Mediation, des Gesundheitszirkels, des Entspannungskurses. Das ist zugleich eine Forderung an den Gesetzgeber, in der Kranken- und Altenpflege entsprechende – bezahlte – Zeiten fest zu verankern. Zum anderen ist es angezeigt, dass Unfallversicherungsträger in Kooperation mit den Krankenkassen beispielsweise Wochen- oder Wochenendseminare anbieten, die hinsichtlich Attraktivität, Erlebnisreichtum und Akzeptanzniveau deutlich über den Angeboten stehen, die es bislang gibt. Wenn einzelne Berufsgenossenschaften im Rahmen des Unternehmermodells es schaffen, komplett bezahlte erweiterte Wochenenden für einige hunderttausend Handwerker inklusive Ehefrauen mit einer Vielzahl von „Events" anzubieten, die dann auch die Akzeptanz herstellen, so sollte das auch für einige hunderttausend ältere Pflegekräfte möglich sein.

# 12. Zur Rolle der betrieblichen Arbeitsmedizin

Im Kapitel „Wie Pflegekräfte im Beruf halten?" wurden bereits zahlreiche Möglichkeiten, die sich im Rahmen des betrieblichen Eingliederungsmanagements bieten, erörtert. Hierbei spielt, wenn wir den Vorgaben des SGB XI, § 84,2 folgen, die betriebliche Arbeitsmedizin – konkret: der Betriebsarzt oder die Betriebsärztin – eine herausgehobene Rolle. Die Arbeitsmedizin versteht sich als medizinisches Fachgebiet, das sich nicht in erster Linie um Therapie, sondern um Vorsorge (Prävention) – hier: Vorsorge in der Arbeitswelt – kümmert. Arbeitsmedizin ist also ein präventives Fach, das in engster Zusammenarbeit mit Fachleuten aus der Sicherheitstechnik, Chemie, Toxikologie, Ergonomie, Psychologie und Sozialwissenschaft dafür sorgen soll, dass Menschen in der Arbeitswelt (a) nicht zu Schaden kommen, (b), ihre Gesundheit erhalten und (c) in der Auseinandersetzung im und mit dem beruflichen Alltag Kompetenzen erwerben können, die für ihre Gesundheit förderlich sind. Arbeitsmedizin ist Teil des Arbeitsschutzes und wird daher auch als „medizinischer Arbeitsschutz" bezeichnet. „Vorsorge" (Prävention) besteht nicht nur darin, Vorsorgeuntersuchungen durchzuführen, sondern geht weit darüber hinaus. Arbeitsmedizin muss sich aktiv beteiligen an (a) der Erkennung und Beseitigung von Gesundheitsgefahren („Primärprävention"), (b) dem Erkennen gesundheitlicher Beeinträchtigungen durch Vorsorgeuntersuchungen („Sekundärprävention") und (c) der betrieblichen Wiedereingliederung („Tertiärprävention"). Tertiär- und Sekundärprävention wirken immer – wenn Arbeitsmedizin korrekt verstanden wird – auf die Verbesserung der Arbeitsbedingungen zurück: nur ganz selten gibt es Anlass für eine Untersagung oder Einschränkung der Beschäftigung. Das heißt: Immer muss die arbeitsmedizinische Betreuung auf das Ziel gerichtet sein, gemeinsam und in engster Kooperation mit den anderen Arbeitschutzexperten und -expertinnen die Primärprävention zu verbessern.

In den Krankenhäusern hat sich weitgehend zumindest das Wissen darüber durchgesetzt, dass es ein Arbeitsschutzgesetz gibt und dass auf dessen Grundlage die Belastungen des Personals ermittelt und beurteilt sowie Maßnahmen zum Belastungsabbau ergriffen werden sollten. Der

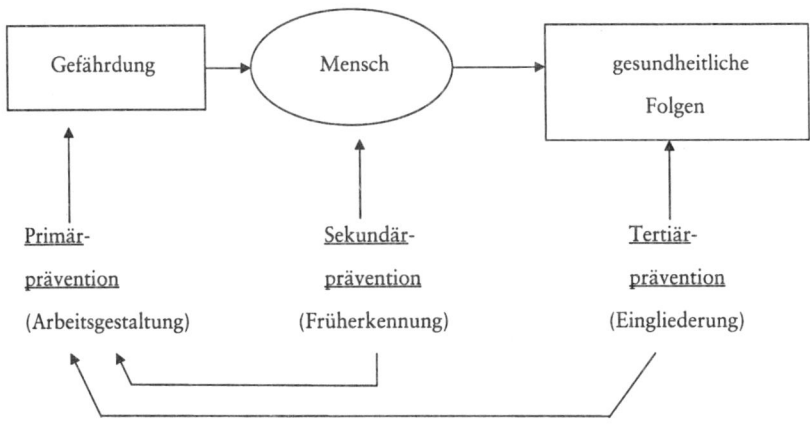

Umsetzungsgrad freilich ist unterschiedlich und selbst in großen Häusern manchmal noch sehr bescheiden. Noch sehr viel problematischer sieht es im Bereich der Alten- und ambulanten Pflege aus. Die bayerische Gewerbeaufsicht hat landesweit eine umfangreiche Recherche zur Frage durchgeführt, wie im Altenpflegebereich mit psychischen Fehlbelastungen umgegangen wird und inwieweit die gesetzlich vorgeschrieben Gefährdungsbeurteilungen durchgeführt werden (Stadler et al. 2007). Das Ergebnis ist ernüchternd: In 75% der Unternehmen fehlten die Gefährdungsbeurteilungen auf dem Gebiet der psychischen Belastungen und Fehlbelastungen. Insgesamt waren Maßnahmen der Reduzierung dieser Belastungen in allen begangenen Unternehmen zu 90% suboptimal. Angemahnt werden – und das ist die Voraussetzung zum Handeln – geeignete betriebliche Strukturen: „Neben der zumeist erfolgten Bestellung von Betriebsarzt und Sicherheitsfachkraft und der Einrichtung eines regelmäßig tagenden Arbeitsschutzausschusses halten wir die Gründung eines eigenen Gremiums, das sich mit der Belastungssituation der Altenpflegekräfte befasst, für sinnvoll. Dies kann ein Arbeitskreis Gesundheit, Gesundheitszirkel oder Ähnliches sein." (ebenda, S. 290) Die Autoren kommen dann auf die Frage zu sprechen, wer denn befähigt und befugt ist, Erhebungen zu psychosozialen Gefährdungen zu machen: „Wichtig ist die Vernetzung der betrieblichen Akteure im Gesundheitsschutz und die Stärkung der Rolle des Betriebsarztes. Viele Betriebsärzte haben noch deutliche Berührungsängste bei diesem Thema. Gleichwohl sind sie es, die gemäß dem Arbeitssicherheitsgesetz, § 3, den Arbeitgeber in arbeitspsychologischen Fragen zu beraten haben. Diese Aufgabe sollten sie in weit stärkerem Maße als bislang wahrnehmen, wobei allerdings die in der Regel vereinbarten gesetzlichen Mindesteinsatzzeiten deutliche Grenzen setzen." (ebenda) So richtig und wichtig die Feststellung ist, dass hier die praktische Arbeitsmedizin in weit höherem Maß gefordert ist, so missverständlich ist hier die Formulierung: „gesetzliche Mindesteinsatzzeiten". Diese gibt es so nicht. Es gibt berufsgenossenschaftlich vereinbarte – d.h. von den Sozialpartnern im Prinzip getragene – Empfehlungen für Mindesteinsatzzeiten, die aber bei erhöhten Gefährdungslagen entsprechend aufgestockt werden müssen. Hier könnten und sollten die zuständigen Berufsgenossenschaften aktiv werden und ihre Empfehlungen dem Bedarf anpassen, der nach Stadler et al. unbestreitbar ist.

Arbeitsmedizin hat sowohl eine kollektive Vorsorgeaufgabe – also: Beteiligung an der Beurteilung der Arbeitsbedingungen (ArbSchG § 5) – als auch eine individuelle Vorsorgeaufgabe. Individuell auch deshalb, weil jeder Mensch anders ist und jeder Mensch auch individuell beraten werden will. Sehr grob könnte auch von Verhältnis- und Verhaltensprävention gesprochen werden. Es ist wichtig festzustellen, dass allgemeinmedizinische Vorsorgeuntersuchungen ohne Arbeitsplatzbezug (Untersuchungen zu Herz, Nieren, Leber usw.) erst einmal nicht zur Arbeitsmedizin gehören. Sie können allenfalls als freiwilliges Angebot im Rahmen der Personalpflege gesehen werden. Dennoch ist die Grenzziehung zur Arbeitsmedizin schwierig. Denn langjähriger Arbeitsstress treibt Blutdruck und Blutfettwerte nach oben und erhöht nachweislich das Risiko für arbeitsbedingte Herz-Kreislauf-Erkrankungen und Diabetes 2. Dies bedeutet: Werden derartige Risikofaktoren oder erhöhter Blutzucker festgestellt, dann kann dies auch ein Hinweis auf arbeitsbedingten Dauerstress sein! Die Arbeitsmedizin stellt – zumindest sollte sie das tun – die Humanität, d.h. das Kriterium der Menschlichkeit und der menschengerechten Bedingungen im Arbeitsleben, in den Mittelpunkt ihrer Arbeit. Das sehen mittlerweile und glücklicherweise auch viele Betriebsärzte und -ärztinnen so. In einem neuen arbeitsmedizinischen Lehrbuch heißt es dazu: „Die Aus-

199

richtung von Gesundheit in der Arbeitswelt von morgen darf sich nicht nur auf Wettbewerbsaspekte focussieren. Humanitäre, ethische und soziale Bezüge stellen insbesondere auch für die Arbeitsmedizin eine wichtige Herausforderung dar." (Weber/Hörmann 2007, S. 567) Dies wird umso wichtiger, als wir gehalten sind, Arbeit alterns-, alters- und auch – bei gesundheitlichen Einschränkungen – leidensgerecht zu gestalten.

Vor die Feststellung eines Arbeitsmediziners, dass bei einer Beschäftigten „gesundheitliche Bedenken gegen eine Weiterbeschäftigung" bestehen, hat der Gesetzgeber glücklicherweise viele Hürden gesetzt: Zuerst einmal muss eine systematische Analyse und Beurteilung der Gefährdungen bei der Arbeit erfolgen und systematisch die Frage geprüft werden, wie durch eine Veränderung des Arbeitsplatzes oder des Arbeitsbereichs Abhilfe geschaffen und gesundheitlich Beeinträchtigten eine Wiedereingliederung ermöglicht werden kann (SGB IX § 84, Abs. 2). Übrigens: Das alles geht nicht, ohne die Arbeitsstätten zu begehen und sich bei den Gefährdungsbeurteilungen aktiv zu beteiligen. Im Rahmen des betrieblichen Eingliederungsmanagements hat der Gesetzgeber dem/der Arbeitsmediziner/in einen ganz besonderen Stellenwert zugewiesen. Gerade hier – bei der Schaffung leidensgerechter Arbeitsplätze – zeigt sich in besonderer Schärfe, dass arbeitsmedizinische Betreuung nur möglich ist, wenn ein Vertrauensverhältnis zwischen Arbeitnehmer/in und Betriebsarzt/-ärztin besteht.

Es gibt kollektive und individuelle Anteile in der Beurteilung der psychosozialen Arbeitsbedingungen. Die besondere Kompetenz des/der Arbeitsmediziner/in liegt darin, zusammen mit dem/der Mitarbeiter/in unter Beachtung seiner/ihrer Individualität das für ihn/sie „richtige Maß" zu finden! Dabei gibt es immer unterschiedliche soziale und organisatorische Ressourcen im Betrieb. Auch die Arbeitskultur, d.h. die Umgangsweise mit Arbeitsaufgaben, mit Arbeitsbelastungen und mit arbeitsbedingten Erkrankungen ist sehr unterschiedlich. All das hat die arbeitsmedizinische Betreuung zu berücksichtigen. Hierbei ist es äußerst sinnvoll und wünschenswert, wenn sich die Arbeitsmedizin an Maßnahmen der betrieblichen Gesundheitsförderung (wie z.B. Gesundheitszirkel) beteiligt.

Beim betrieblichen Eingliederungsmanagement (BEM) wird die Problematik des Persönlichkeitsschutzes offenkundig (SGB IX § 84, Abs. 2).

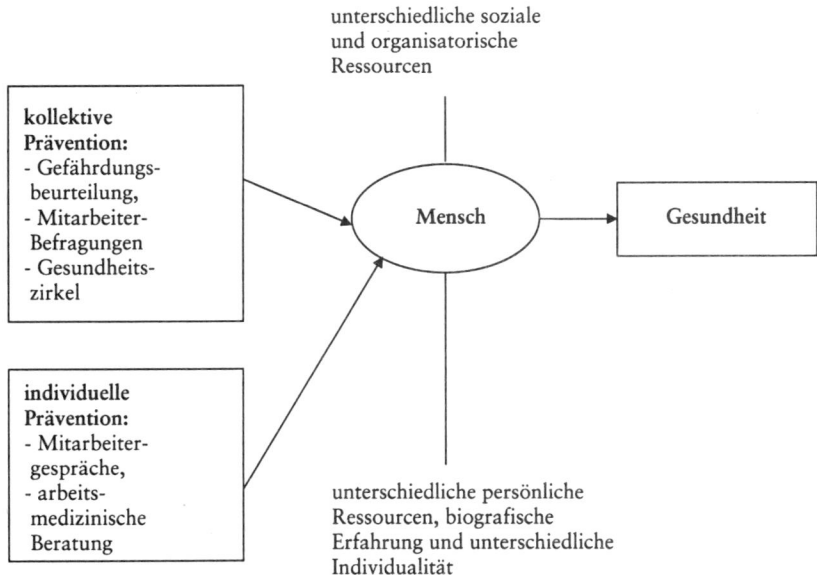

Hier geht es um Beschäftigte, die im Rahmen der letzten zwölf Monate insgesamt länger als sechs Wochen krank geschrieben waren. Eingliederungsmanagement hat also zwei Seiten: Einerseits wird der Arbeitgeber, bevor er an eine krankheitsbedingte Kündigung denkt, verpflichtet, die Arbeitsbedingungen hinsichtlich präventiver Verbesserungsmöglichkeiten systematisch zu überprüfen und zu verändern. Andererseits ist die/der Beschäftigte im Sinne einer Mitwirkungspflicht gehalten, dem Arbeitgeber Informationen zur „Prognose" zu gewähren, d.h. dazu, ob und in welchem Maße eine erneute Arbeitsunfähigkeit eintreten kann bzw. ob und in welchem Maße diesem Eintreten durch verhältnis- und verhaltenspräventive Maßnahmen vorgebeugt werden kann. Der Gesetzgeber nennt nun ausdrücklich den/die Betriebsarzt/-ärztin als Schnittstelle: Ihm oder ihr soll die/der Beschäftigte Symptome, Diagnose und auch die eigene Einschätzung, wie es weitergehen kann, mitteilen. Gegebenenfalls sollen auch behandelnde Ärzte von ihrer Schweigepflicht entbunden werden, um dem Betriebsarzt detaillierte Informationen zu übermitteln. Dessen

Schweigepflicht freilich ist bis zu diesem Punkt immer noch gegeben. Bis dahin erfährt der Arbeitgeber nur, ob gesundheitliche Bedenken bestehen oder nicht („Ergebnisinformation").

Bei langwierigen Erkrankungen (z.B. Bandscheibe, Infarkt, Krebs oder Depression), bei denen Einschränkungen bei der Arbeit oder gar ein Rückfall möglich sind, kann es indes unumgänglich werden, dass der Betriebsarzt in bestimmten Punkten von seiner Schweigepflicht gegenüber dem Arbeitgeber entbunden wird, damit dieser auch die zur entsprechenden Gestaltung des Arbeitsplatzes notwendigen Informationen erhält. Diese „Freigabe" kann und darf alleine die/der Beschäftigte erteilen. Er/sie muss immer „Herr des Verfahrens" sein. Sehr heikel ist die Situation bei psychischen Erkrankungen. Hier sollten die Betroffenen eine weitere „Mittlerperson" ihres Vertrauens einschalten. Zusammen mit der Betriebsärztin könnte diese Vertrauensperson Vorgespräche im vorgesehenen Arbeitsbereich mit Vorgesetzten und Mitarbeitern/Mitarbeiterinnen führen. Da Wiedereingliederungen bei psychischen Erkrankungen künftig häufiger vorkommen werden, nicht zuletzt wegen der erschwerten Bedingungen für Frühberentungen, ist auch hier die betriebliche Arbeitsmedizin und die betriebliche Gesundheitsarbeit in ganz besonderer Weise herausgefordert. Es ist wichtig festzuhalten: Längere und schwere Krankheit ist kein Grund, Arbeitnehmer/innen „gläsern" zu machen! Auch hier gilt: Der Arbeitgeber hat nur das Recht auf die tatsächlich auf die Arbeitsbedingungen bezogenen Informationen. Dem/der Arbeitmediziner/in kommt hier eine besondere Schutz- und Wächterfunktion zu.

Es versteht sich von selbst, dass zu alledem ein Vertrauensverhältnis zwischen Arbeitnehmer/in und Arbeitsmediziner/in unabdingbar ist. Das Ansinnen vieler Arbeitgeber, sozusagen „alles" über die Krankheit der/des Betroffenen zu erfahren, muss zurückgewiesen werden! Darauf zu achten, ist unbedingte Aufgabe des Betriebsrates. Bleibt zu erwähnen, dass dieser ohnehin an alle Schritten des BEM im Rahmen seiner Mitbestimmungsrechte und seiner Schutzfunktion für Kranke und Genesende beteiligt sein muss. Zugleich kann die Wiedereingliederung zur präventiven Arbeitsgestaltung für alle Arbeitnehmer/innen im Arbeitsbereich genutzt werden. Auch hier kommt dem/der Arbeitmediziner/in eine entscheidende Mittlerrolle zu. Dies gilt nicht nur für das eventuelle

Aufdecken physikalischer, chemischer oder biologischer Gefährdungen, sondern insbesondere für das Aufdecken psychosozialer Gefährdungen. Wenn in einer Abteilung oder auf einer Station innerhalb kurzer Zeit zwei oder mehrere Burnouts mit schweren affektiven Störungen (Depression, Angst usw.) auftreten, dann ist dies für die Arbeitsmedizinerin – möglichst in enger Zusammenarbeit mit dem Betriebsrat und anderen Präventivfachkräften – Anlass genug, die „sozialen Beziehungen" im Arbeitsbereich betriebsepidemiologisch unter die Lupe zu nehmen.

Es ist unerträglich, wenn Arbeitgeber – wie uns Befragte privater Altenpflegefirmen berichten – die Arbeitsmedizin als drohende und disziplinierende Keule benutzen wollen, nach dem Motto: „Du gehst zum Betriebsarzt, der wird dich auf Herz und Nieren prüfen, und dann wollen wir mal schauen, ob du überhaupt noch für deinen Job geeignet bist!" Meist wird es etwas verklausulierter gesagt, aber mit dem intendierten Sinn, Mitarbeiter/innen unter Druck zu setzen. Das ist nichts anderes als ein vom Arbeitgeber bzw. vom Vorgesetzten betriebenes Mobbing. Solche Arbeitgeber stehen mit einem Bein in einer vordemokratischen Ordnung. Und das sollte man ihnen auch deutlich machen, wenn es sein muss, auch mit juristischen Mitteln. Noch einmal sei darauf hingewiesen: Der Betriebsarzt hat kein Recht, Beschäftigte auf ihre Arbeitsfähigkeit bzw. Arbeitsunfähigkeit hin zu untersuchen (ASiG § 3, Abs. 3). Das obliegt allein den behandelnden Ärzten und – bei längeren Erkrankungen – dem Medizinischen Dienst der Krankenkassen (zu dem man unbedingt eine Vertrauensperson mitnehmen sollte). Die Persönlichkeitsrechte des arbeitenden Menschen sind durch das Grundgesetz geschützt. Betriebsärzte und -ärztinnen tun gut daran, durch die Art und Weise ihrer Tätigkeit und durch ihre Wortwahl personalpolitischen Begehrlichkeiten nach dem „gläsernen Mitarbeiter" erst gar nicht aufkommen zu lassen.

## 13. Einige Schlussfolgerungen

Der Argumentationsgang der vorliegenden Studie führte über die Betrachtung der Arbeitsbelastungen in der Krankenpflege sowie in der Alten- und ambulanten Pflege, immer unter besonderer Berücksichtigung der Situation der älteren Pflegekräfte, über die Inaugenscheinnahme des Krankheits- und Frühberentungsgeschehens bei Pflegekräften zum Stand der arbeits-, gesundheits- und pflegewissenschaftlichen Erkenntnisse. So frühzeitig wie möglich sollte der Handlungsspielraum erweitert und das Tätigkeitsfeld auf planende, organisierende und bewertende Aufgaben ausgeweitet werden. Qualifizierung und Erweiterung des Handlungsspielraums gehen Hand in Hand, weil es für Ältere und Lernungewohnte außerordentlich schwierig ist, sich auf Neues einzustellen. Deshalb sollten die Arbeitsaufgaben fortwährend lernförderlich sein; Funktionspflege und Re-Taylorisierung sind deshalb aus arbeits- und gesundheitswissenschaftlicher Sicht kontraproduktiv für eine lern- und veränderungsoffene Arbeitshaltung und Arbeitsatmosphäre. Aus arbeits-, gesundheits- und pflegewissenschaftlicher Sicht ist eine *Job Rotation* angezeigt, die zeitlich begrenzte Tätigkeitswechsel innerhalb des Teams oder der Arbeitsgruppe ermöglicht. Teamentwicklungsprozesse und die kluge altersgemischte Zusammenstellung des Teams und nicht zuletzt eine umsichtige Leitung und Führung, die den Personaleinsatz nicht nur nach den gerade anfallenden Aufgaben, sondern auch nach den Möglichkeiten und Fähigkeiten der Mitarbeiter/innen gestaltet, ist eine conditio sine qua non für eine gesundheits- und altersgerechte Arbeit. Zu einem guten Führungsverhalten gehört essenziell, dass die Mitarbeiter/innen vor äußeren und inneren Überforderungen und Angriffen geschützt werden, ein qualifiziertes und aufbauendes Feedback erhalten und auch individuell gefördert werden. Diese Art der Gratifikation ist ebenso wichtig wie die monetäre. Eine Vielzahl von Studien – auch und gerade im Bereich der stationären und ambulanten Pflege – belegt, dass einem hinsichtlich Wertschätzung der Mitarbeiter/innen angemessenem Führungsverhalten für die Gesunderhaltung und Gesundheitsförderung eben dieser Mitarbeiter/innen eine kaum zu überschätzender Bedeutung zukommt.

Angemessenes Führungsverhalten ist daher ein wichtiges Postulat gesundheitsförderlicher Personalentwicklung in Betrieben und Organisationen und sollte systematisch geschult werden. Vom Aufbau einer innerbetrieblichen Anerkennungskultur können ebenso wie von Arbeitszeitvergünstigungen positive Wirkungen ausgehen. So zeigen Interventionsstudien signifikant positive Wirkungen auf die Gesundheit der Pflegekräfte. Noch stärker beleuchten die Ergebnisse einer über elf Jahre fortgesetzten Beobachtungsstudie zu Bedingungen der Arbeitsfähigkeit in Finnland diesen Effekt. Dort zeigte sich nämlich, dass eine Verschlechterung der Anerkennungskultur im Betrieb das Risiko bei den über 50-jährigen Beschäftigten verdoppelte, am Ende des Beobachtungszeitraums keine ausreichende Arbeitsfähigkeit mehr aufzuweisen. Andererseits war die Wahrscheinlichkeit einer verbesserten Arbeitsfähigkeit bei denjenigen Beschäftigten mehr als dreimal so hoch wie bei den übrigen, welche von einer Verbesserung des Führungsverhaltens und einer angemessenen Würdigung ihrer Leistung profitiert hatten. Daraus ergibt sich die Schlussfolgerung: Der Erhalt von Gesundheit und Arbeitsfähigkeit älterer Beschäftigter bedarf weitreichender Investitionen in gesundheitsfördernde Arbeitsbedingungen. Diese Investitionen müssen ein breites Spektrum von Maßnahmen der Organisations- und Personalentwicklung und überbetrieblichen Förderungen abdecken. Es gibt – und das zeigt unsere empirisches Material – eine Vielzahl von Möglichkeiten und machbaren Visionen, Potenziale älterer Schwestern und Pfleger zu fördern und diesen auch eine berufspraktische Realisierungschance zu geben.

Die Studie kommt zu dem Ergebnis, dass ältere Pflegekräfte einem körperlichen und seelischen Verschleiß unterliegen, der in komplexen Syndromen kulminiert, die begrifflich als Burnout gefasst werden können. Hier muss zuallererst Verhältnisprävention ansetzen; zusätzlich und darauf aufbauend sind aber auch individuelle Präventionsmaßnahmen unerlässlich. Auf der Ebene der persönlichen Problembewältigung wurden drei große Themenkomplexe ausführlich dargestellt und diskutiert: (a) Überforderung und Überidentifikation vermeiden, (b) Gewissensnot und moralische Konflikte bearbeiten und (c) eine gesunde Balance zwischen Berufsethik, Arbeitsrolle und privaten Lebensinteressen finden. Nicht zuletzt ist hier auch eine problemadäquate praktische Arbeitsmedizin gefordert, die regulierend und unterstützend auf die besonderen Belange älterer Mitarbeiter/innen eingeht. Der Argumentationsgang ist der, dass sich sowohl strukturelle – politisch gesetzte und betriebliche – Arbeitsbedingungen wie auch persönliche Haltungen, Orientierungen und Umgangsweisen ändern müssen, um dem Ziel, in zumutbarer und sinnerfüllender Weise berufliche Pflegearbeit bis zur normalen Altersrente leisten zu können, ein Stück näher zu kommen. Auf eine Änderung der individuellen Haltung und Umgangsweise mit Belastungen und Beeinträchtigungen alleine zu setzen, geht fehl. Notwendig sind vielmehr miteinander verzahnte betriebsübergreifende, betriebliche und individuelle Maßnahmen der Prävention. Notwendig ist eine insgesamt mehr wertschätzende Führungskultur in den Unternehmen. Es wird darauf ankommen, die besonderen Problemlagen, Möglichkeiten und Potenziale älterer Pflegekräfte in deutlich höherem Maße bei der Arbeitsgestaltung zu würdigen. Für ältere Pflegekräfte bedarf es einer Aufwertung ihres Erfahrungswissens, einer Erweiterung ihres Handlungsspielraums und besonderer Angebote der Weiterbildung und Umqualifizierung. Ältere Pflegekräfte brauchen darüber hinaus besondere Möglichkeiten des Erfahrungsaustauschs, der Konfliktbewältigung und des persönlichen Stressmanagements, die betrieblich oder überbetrieblich, z.B. von den zuständigen Unfallversicherungsträgern in Kooperation mit Kranken- und Rentenversicherung, organisiert werden können.

Grundlegend – auch für eine alternsgerechte Arbeitsgestaltung – ist die Untersuchung der Arbeitsbedingungen, ihre Beurteilung hinsichtlich gesundheitlicher Gefährdungen und die sich daraus ergebenden Schutz- und Gestaltungsmaßnahmen, kurz: die Gefährdungsbeurteilung. Sie ist das Herzstück der im Arbeitsschutzgesetz verankerten Pflichten des Arbeitgebers, die Arbeitsbedingungen gesundheits- und menschengerecht zu gestalten. Das Arbeitsschutzgesetz sieht eine aktive Mitwirkung der Beschäftigten bei der Gefährdungsbeurteilung vor. Die Berufsgenossenschaft für Gesundheitsdienst und Wohlfahrtspflege (BGW) gibt dazu eine Vielzahl von Hilfestellungen. Dabei geht es nicht nur um physische Belastungen wie z.B. Heben und Tragen, sondern auch um psychische Belastungen. Die BGW betrachtet für personenbezogene Dienstleitungen wie die Pflege die Erhebung und Beurteilung von psychischen Gefährdungen und psychischen Belastungen als Kernbestandteil der Gefährdungsbeurteilung. Die Berufsgenossenschaft schlägt ihren Mitgliedbetrieben vor, als Einstieg in die Gefährdungsbeurteilung das Instrument der Mitarbeiterbefragung einzusetzen. Im Abschlussbericht eines Projektes mit dem Titel „Arbeitsschutz in der ambulanten Pflege", das die BGW in Kooperation mit dem Amt für Arbeitsschutz in Hamburg und der Beratungsfirma relations GmbH durchgeführt hat, heißt es: „Für die Umsetzung der Gefährdungsbeurteilung psychischer Belastungen gibt es keine Standardmethode. Die Gestaltung der Arbeitsorganisation und des Miteinanders ist gerade in kleinen und mittleren Betrieben ganz spezifisch für den einzelnen Betrieb. Da die Mitarbeiter, als beste Kenner ihrer Arbeitsplätze, meist am besten wissen, was sie belastet, können psychische und auch physische (Fehl-)Belastungen mit einer strukturierten und konsequenten Mitarbeiterbeteiligung am schnellsten und effektivsten erhoben und bearbeitet werden. Der Vorteil einer konsequenten Mitarbeiterbeteiligung ist auch darin zu sehen, dass psychische Belastungen am Arbeitsplatz nicht in einer isolierten Aktion gesondert bearbeitet werden, sondern normaler Bestandteil der Gefährdungsbeurteilung werden. Eine gute Möglichkeit, die Wirksamkeit von Maßnahmen zur Verbesserung psychischer Fehlbelastungen zu überprüfen, sind Mitarbeiterbefragungen, die Indikatoren der Beanspruchung (wie z.B. Zufriedenheit, Arbeitsmotivation usw.) ermitteln. Das regelmäßige Monitoring solcher Indikatoren zeigt eindeutiger, d.h. früher und sensibler einen Handlungsbedarf an, als z.B. Krankenstands- oder Fluktuationsdaten." (Bauer-Sternberg et al. 2008, S. 21) Das Instrument, das die BGW ihren Mitgliedbetrieben anbietet, ist das „BGW-Betriebsbarometer" (BGW 2008).

Für die weitere Vorgehensweise hat die BGW die Methode der „moderierte(n) Gefährdungsbeurteilung" entwickelt (Bieler et al. 2008), bei der Mitarbeiter/innen und Führungskräfte gemeinsam „als Lernende die Gefährdungen in ihrem Betrieb erkunden und Gegenmaßnahmen entwickeln und umsetzen" (ebenda, S. 284). Der Arbeitgeber kann natürlich auch andere Instrumente zur Gefährdungsbeurteilung einsetzen, doch völlig frei ist er in seiner Wahl nicht. Betriebs- und Personalräte haben ein volles Mitbestimmungsrecht bei der Auswahl der geeigneten Methode. Dies gilt auch für die Mitarbeitervertretungen in kirchlichen und kirchen-

nahen Einrichtungen (ZMV – Zeitschrift „Die Mitarbeitervertretung"
1/2008, S. 26). Die BGW weist ausdrücklich darauf hin, dass der Arbeitgeber den Arbeitsschutz nicht einfach „wegdelegieren" kann, sondern in
die Aufbau- und Ablauforganisation integrieren muss. Dem Arbeitgeber
stehen Fachkräfte für Arbeitssicherheit und Betriebsärzte als fachliche
Präventionsberater/innen zur Seite, die sich – auch darauf weist die BGW
hin – auf dem Gebiet der psychischen Belastungen und der alternsgerechten Gestaltung grundlegend und kontinuierlich weiterbilden müssen.
So sollten diese Berater/innen bei der Gefährdungsbeurteilung die Moderation übernehmen. Die BGW bietet auch hierfür gezielte Qualifizierungs-
maßnamen an. Für die Gesundheitsschutz-Betreuung der Betriebe hat der
Gesetzgeber leider dem freien Markt das Feld überlassen, sodass sich viele
unseriöse Anbieter breit gemacht haben; und leider hat der Gesetzgeber
im Falle überbetrieblicher Dienste den Interessenvertretungen keine Mit-
bestimmungs-, sondern nur Mitspracherechte eingeräumt. Dennoch sollten Interessenvertretungen sehr genau hinschauen, was die Sicherheits-
fachkräfte und Betriebsärzte tun und bei ernsthaften Bedenken darauf
drängen, fachlich und sozial kompetente Präventionsberater/innen einzusetzen. Für Betriebe bis 50 Beschäftigte bietet die BGW dem Arbeitgeber
an, sich selbst einer Grundschulung zu unterziehen, die ihn in die Lage
versetzt, selbst eine Gefährdungsanalyse durchzuführen und nur bei Bedarf externe Präventionsfachkräfte hinzuzuziehen. Doch sind hier einige
Anmerkungen zu machen: Zum einen besteht nach europäischem Recht
für den Arbeitgeber die Pflicht, den/die Arbeitnehmer/in bei allen ihre Gesundheit bei der Arbeit betreffenden Fragen zu informieren und „zu hören". Zum anderen hat jede/r Mitarbeiter/in, auch im kleinsten Betrieb,
immer das Recht, sich an die externen Präventionsfachkräfte zu wenden.
Hierfür müssen diese bekannt sein, z.B. in Form eines Aushangs.

Im Rahmen der „Initiative für eine neue Qualität der Arbeit" (INQA),
die von allen staatlichen und berufsgenossenschaftlichen Institutionen
sowie von den Sozialpartnern getragen wird, hat sich ein Initiativkreis
„Gesund Pflegen" gebildet, der sich insbesondere dem Thema „Ältere
Beschäftigte im Pflegeberuf" zugewandt hat. Unter dem Titel „Fels in
der Brandung" haben Richter et al. (2007) die gesicherten arbeitswissenschaftlichen Erkenntnisse zu dieser Thematik gesammelt und wichtige

Eckpunkte dazu festgehalten. Hinsichtlich der Prävention von Rückener-
krankungen wird hier die konsequente Bereitstellung von Hebehilfen – hö-
henverstellbare Pflegebetten, mobile Lifter und Liftersysteme, Hebegürtel
und –matten, Aufrichthilfen, Bettleitern, Gleitmatten, Rutschbretter usw.
– angemahnt. Doch mit der Bereitstellung ist es nicht getan. Das Personal muss in der Nutzung und richtigen Handhabung eingewiesen und geschult werden, d.h. dafür müssen Ressourcen vorgehalten werden. Ferner
wird auf Ausstattungsaspekte und notwendige bauliche Veränderungen
hingewiesen. Als zentral für die Prävention physischer, psychischer und
psychosomatischer Erkrankungen wird ein regelmäßiger Tätigkeitswechsel angesehen, d.h. die Pflegenden sollen nicht nur „am Bett" arbeiten,
sondern auch in der Pflegeplanung, der Pflegeorganisation, der Qualitäts-
sicherung und vor allem auch in der Beratung, Anleitung und Unterstützung von Patienten und ihren Bezugspersonen in der individuellen Auseinandersetzung mit Krankheit und Gesundheit. Die INQA-Broschüre
empfiehlt den Arbeitgebern sehr dringend, Möglichkeiten der Hospitati-
on in „fremden" Funktionsbereichen zu schaffen wie z.B. Hauswirtschaft
und Verwaltung. Dies biete für Beschäftigte nicht nur die Chance eines
Belastungswechsels, sondern auch die Chance, den Erfahrungshorizont
zum Nutzen aller zu erweitern. Im Grunde werden hier alle diejenigen
Vorschläge angesprochen, die wir bereits in unseren Experteninterviews
gehört haben (siehe Kapitel 10 der vorliegenden Studie). Die INQA-Broschüre reißt schließlich auch die Probleme der Arbeitszeit und Schichtarbeit an. Die Schichtpläne sollten so gestaltet sein, dass nicht mehr als
drei Nachtschichten aufeinander folgen. Nach einer Nachschichtphase
sollten 24 Stunden Freizeit erfolgen, damit sich der Organismus wieder
einigermaßen erholen kann. „Problematisch in diesem Zusammenhang
ist auch, dass in keinem anderen europäischen Land die Pflegenden so
häufig kurzfristig einspringen und fremde Schichten übernehmen müssen wie in Deutschland. Für 16% (der Befragten, W.H.) ist das dreimal
oder sogar häufiger im Monat der Fall, was die Freizeit, das Familienle-
ben und das soziale Leben generell schlecht planbar macht." (Richter et
al. 2007, S. 32) Diese Unvorhersehbarkeit stellt eine hohe psychische Belastung dar; für viele Betroffene ist dies der Grund, sich immer wieder
und immer häufiger zu überlegen, den Beruf zu wechseln oder – ab dem

50. Lebensjahr – eine vorzeitige Berentung anzustreben. Die INQA-Broschüre empfiehlt den Arbeitgebern dringend, die Personaldecke wenigstens soweit aufzustocken, dass dieses andauernde „Einspringen" auf ein Minimum reduziert werden kann. Auch die derzeitige Diskussion im politischen Raum hat diese Problematik aufgegriffen, und es sieht so aus, dass die Pflegesätze seitens der Kassen allein schon aus diesem Grund heraufgesetzt werden müssen.

Pflegearbeit lebt von den zwischenmenschlichen Beziehungen, die sich im Interaktionsprozess zwischen den Pflegekräften und den zu Pflegenden aufbauen. Dieser von Büssing et al. (2003) als Gefühlsarbeit bezeichnete Prozess ist eine sozio-emotionale und damit zugleich eine salutogene Grundressource für beide Partner/innen in der Pflege. Wenn wir die Ergebnisse des qualitativen Teils unserer Untersuchung zusammenführen und verdichten, so ergibt sich zwangsläufig folgende These: Die viel zu schmale Personaldecke und die infolgedessen fehlenden Zeitressourcen bedrohen die fundamentalen, in den zwischenmenschlichen Beziehungen liegenden Grundlagen der Pflegearbeit. Wenn die Interaktionspartner/innen der Pflege ihre Bindungen nicht mehr leben können, fällt eine Grundvoraussetzung des Pflegeprozesses der Erosion anheim. Nehmen wir als Beispiel das Waschen: Viele ältere Patienten und Patientinnen empfinden hier große Scham. Um diese Hürde überwinden zu können, brauchen beide Partner/innen Geduld und die Zeit, sich kennen und vertrauen zu lernen. Gerade beim Waschen zeigt sich sehr deutlich, dass Pflege immer auch Kooperation bedeutet. Erst die gute Beziehung beider Partner/innen zueinander schafft die gegenseitige Offenheit und das gegenseitige Interesse, das für eine gelingende Körperwäsche notwendig ist. Wird diese Zeit „weggespart", so wird damit auch der Gefühlsarbeit der Boden entzogen. Die zu Pflegenden können ihre Scham nicht überwinden, der Pflegeprozess und die Pflegenden bleiben ihnen fremd, sie werden „störrisch" und „verstockt". Wenn in dieser Situation die Pflegekräfte ihre Arbeit „rein mechanisch durchziehen", baut sich unweigerlich Konfliktpotenzial auf. Die Arbeit wird um ein Vielfaches anstrengender; wenn dieser Erosion der sozio-emotionalen Basis kein Einhalt geboten wird, fühlen sich Patienten und Patientinnen entfremdet, entpersonalisiert und entwürdigt. Die Pflegekräfte bekommen nichts Positives mehr „zurück";

210

und im Gefolge dessen schleichen sich auch bei ihnen Frustration, Entfremdung und – in der Konsequenz – Depersonalisierung ein, d.h. eine Gefühllosigkeit sich selbst und anderen gegenüber.

Für eine alternde Gesellschaft, die sich aufgrund ihrer Organisation von Arbeit und Wirtschaft auf ein wachsendes Ausmaß an professioneller Pflege wird einstellen müssen, wäre eine „Mechanisierung" der Pflege nicht nur ein politisches, kulturelles und menschliches Armutszeugnis. Dies würde zugleich bedeuten, dass unsere Gesellschaft die Vervielfachung von Belastungen. Leid und Krankheit bei älter werdenden Pflegekräften in Kauf nehmen und damit die sozialpolitischen und gesundheitsökonomischen Probleme weiter verschärfen würde, statt sie einer Lösung zuzuführen. Daher muss eine gesellschaftliche Verständigung darüber hergestellt werden, die Pflegearbeit deutlich höher als bisher zu bewerten und ihr einen für die Gesellschaftserhaltung basalen Rang zuzugestehen. In Abwandlung eines Schopenhauerschen Wortes könnten man sagen: Pflegearbeit ist nicht alles, aber ohne Pflegearbeit ist alles nichts. Dieses Postulat muss, wenn es ernst genommen werden will, recht bald in konkrete sozial- und gesundheitspolitische Schritte umgesetzt werden, sowohl auf gesetzgeberischer wie auf verbandlicher und unternehmerischer Ebene. Dazu gehören Arbeitsschutz und menschengerechte Arbeitsgestaltung genauso wie die grundsätzliche Aufstockung des Personalschlüssels, ohne die eine menschengerechte Gestaltung gar nicht möglich ist.

# 14. Literaturliste

Ahrens, W./Bolm-Audorff, U./Hofmann, F. (Hg.) (2008): Arbeit und Gesundheit. Schwerpunktheft des Bundesgesundheitsblattes. Band 51, Heft 3.

Antonovsky, A. (1997): Salutogenese. Zur Entmystifizierung von Gesundheit. Tübingen: Verlag der Deutschen Gesellschaft für Verhaltenstherapie.

Bakker, A.B./Killmer, C.H./Siegrist, J./Schaufeli, W.B. (2000): Effort-reward imbalance and burnout among nurse. In: Journal of Advanced Nursing, Band 31, S. 884-891.

Baltes, P.B. (2003): Wiedergeburt am Arbeitsplatz (Interview). In: DIE ZEIT Nr. 27, 26. Juni 2003, S. 31.

Bauer, J. et al. (2003): Burn-out und Wiedergewinnung seelischer Gesundheit am Arbeitsplatz. In: Psychotherapie, Psychosomatik, Medizinische Psychologie, Band 53, S. 213-222.

Bauer-Sternberg, D./Brennert, C./Deters, J./Müller-Bagehl, S. (2008): Arbeitsschutz in der ambulanten Pflege. Anschlussbericht für die Initiative für eine neue Qualität der Arbeit. Dortmund: Bundesanstalt für Arbeitsschutz und Arbeitsmedizin.

Beck, U. (1986): Risikogesellschaft. Auf dem Weg in eine andere Moderne. Frankfurt a.M.: Suhrkamp.

Bellwinkel, M. et al. (1998): Erkennen und Verhüten arbeitsbedingter Gesundheitsgefahren. Essen/St. Augustin: Bundesverband der Betriebskrankenkassen/Hauptverband der gewerblichen Berufsgenossenschaften. Essen: Eigendruck.

Benner, P. (Hg.) (1994): Interpretative phenomenology: embodiment, caring, and ethics in health and illness. Thousand Oaks: Sage Publications.

Benner, P./Tanner, C.A./Chesia, C.A. (2000): Pflegeexperten. Pflegekompetenz, klinisches Wissen und alltägliche Ethik. Bern: Huber.

Berufsgenossenschaft für Gesundheitsdienst und Wohlfahrtspflege (BGW) (2008): BGW-Betriebsbarometer – Betriebsklima und Gesundheit systematisch messen. Hamburg: BGW.

Bieler, S./Brennert, C./Müller-Bagehl, S./Bauer-Sternberg, D. (2008): Arbeitsschutz in Klein- und Mittelbetrieben. In: Die BG, Heft 8, S. 284-286.

BKK-Team-Gesundheit (2004): Auswertung der Krankheitsartenstatistik nach Altergruppen in bestimmten Berufen (durchgeführt von M. Friedrichs). Expertise für den DGB-Bundesvorstand.

Blakeley, J.A./Ribeiro, V.E.S. (2008): Early retirement among nurses: contributing factors. In: Journal of Nursing Management, Band 16, S. 29-37.

Blankenburg, W. (Hg.) (1989): Biografie und Krankheit. Sammlung psychiatrischer und neurologischer Einzeldarstellungen. Stuttgart: Thieme.

Bleyer-Rex, I. (2005): Betriebe im demografischen Wandel. Bremen: Arbeitnehmerkammer.

BMFSFJ (Bundesministerium für Familie, Senioren, Frauen und Jugend) (2005): Fünfter Bericht zur Lage der älteren Generation in der Bundesrepublik Deutschland. Bonn: Eigendruck.

Bödeker, W./Friedel, H./Röttger, C./Schröer, A. (2002): Kosten arbeitsbedingter Erkrankungen. Forschungsbericht 946 der BAuA. Bremerhaven: NW-Verlag.

Bödeker, W. et al. (2006): Kosten der Frühberentung. Abschätzung des Anteils der Arbeitswelt an der Erwerbs- und Berufsunfähigkeit und die Folgekosten. Ergebnisse eines von der Bundesanstalt für Arbeitsschutz und Arbeitsmedizin geförderten Forschungsprojektes. Bremerhaven: NW-Verlag.

Borkel, A./Rimbach, A./Wolters, J. (2008): Gesund älter werden und arbeitsfähig bleiben? Empfehlungen aus der Erwachsenenbildung für die betriebliche Gesundheitsförderung durch Bewegungs- und Stressbewältigungsmaßnahmen. IGA-Report 15. Essen: Initiative Arbeit und Gesundheit.

Boss, M. (1975): Grundriss der Medizin und der Psychologie. 2. Auflage. Bern: Huber.

Bourbonnais, R. et al. (1998): Job strain, psychological distress, and burnout in nurses. In: American Journal of Industrial Medicine, Band 34, S. 20-28.

Bourbonnais, R. (2006a): Development and implementation of a participative intervention to improve the psychosocial work environment and mental health in an acute care hospital. In: Occupational and Environmental Medicine, Band 63, S. 326-334.

Bourbonnais, R. (2006b): Effectiveness of a participative intervention on psychosocial work factors to prevent mental health problems in a hospital setting. In: Occupational and Environmental Medicine, Band 63, S. 335-342.

Braun, B./Müller, R./Timm, A. (2004): Gesundheitliche Belastungen, Arbeitsbedingungen und Erwerbsbiografien von Pflegekräften im Krankenhaus. Eine Untersuchung vor dem Hintergrund der DRG-Einführung. St. Augustin: Asgard.

Braun, B./Buhr, P./Müller, R. (2007): Pflegearbeit im Krankenhaus. Ergebnisse einer wiederholten Pflegekräftebefragung und einer Längsschnittanalyse von GEK-Routinedaten. St. Augustin: Asgard.

Brunen, H.M./Herold, E.E. (2001): Ambulante Pflege. Band 1. Hannover: Schlütersche.

Buhr, P./Klinke, S. (2006): Versorgungsqualität im DRG-Zeitalter. Erste Ergebnisse einer qualitativen Studie in vier Krankenhäusern. Arbeitspapier des Zentrums für Sozialpolitik der Universität Bremen.

Büssing, A. et al. (2000): Ambulante Pflege: Arbeitsorganisation, Anforderungen und Belastungen. Bremerhaven: NW-Verlag.

Büssing, A./Glaser, J. (Hg.) (2003): Dienstleistungsqualität und Qualität des Arbeitslebens im Krankenhaus. Göttingen: Hogrefe.

Büssing, A./Giesenbauer, B./Glaser, J. (2003): Gefühlsarbeit. Beeinflussung der Gefühle von Bewohnern und Patienten in der stationären und ambulanten Altenpflege. In: Pflege, Band 16, S. 357-365.

Cohen, J.D. (2006): The aging nursing workforce: how to retain experienced nurses? In: Journal of Healthcare Management, Band 51, S. 233-245.

Dallmann, H.-U. (2003): Wer ist hier verantwortlich? Ethik im Gesundheitswesen zwischen Verantwortung und Schuld. In: Mabuse Nr. 141, S. 41-44.

DRV (Deutsche Rentenversicherung) (2008): Statistik-CD. Rehabilitation, Rentenzugang, Rentenanwartschaften, Versicherte. Würzburg

(Referat Statistisches Berichtswesen).

Devereux, J. et al. (1999): Interactions between Physical and Psychosocial Risk Factors at Work Increase the Risk of Back Disorders: An Epidemiological Approach. In: Occupational and Environmental Medicine. Volume 56, S. 343-353.

Dörner, K. (2007): Leben und streben, wo ich hingehöre. Dritter Sozialraum und neues Hilfesystem. Neumünster: Paranus.

Dreitzel, H.P. (1968): Die gesellschaftlichen Leiden und das Leiden an der Gesellschaft. Stuttgart: Enke.

Dührssen, A. (1997): Die biografische Anamnese unter tiefenpsychologischem Aspekt. 4. Auflage. Göttingen: Vandenhoeck und Rupprecht.

Ehrenberg, A. (2004): Das erschöpfte Selbst. Depression und Gesellschaft in der Gegenwart. Frankfurt a.M.: Campus.

Eikelmann, B./Zacharias-Eikelmann, B./Richter, D./Recker, T. (2005): Integration psychisch Kranker: Ziel ist Teilnahme am wirklichen Leben. In: Deutsches Ärzteblatt, Band 102, Ausgabe 16.

Eikenberg, H.-U./Hurrelmann, K. (1998): Warum fällt die Lebenserwartung von Männern immer stärker hinter die der Frauen zurück? In: Gesundheitsakademie (Hg.): Die Gesundheit der Männer ist das Glück der Frauen? Frankfurt a.M.: Mabuse-Verlag, S. 77-98.

Engelhardt, K./Wirth, A./Kindermann, L. (1973): Kranke im Krankenhaus. Stuttgart: Ferdinand Enke.

Faltermaier, T. (2004): Männliche Identität und Gesundheit. In: Altgeld, T. (Hg.): Männergesundheit. Neue Herausforderungen für Gesundheitsförderung und Prävention. Weinheim: Juventa, S. 11-34.

Ferber, C. v. (1991): Subjektive und objektive Arbeitssituation – wo stehen wir in der phänomenologischen Analyse heute? In: Peter, G. (Hg.): Arbeitsforschung? Methodologische und theoretische Reflexion und Konstruktion. Dortmund: Montania, S. 9-29.

Ferber, C.v. (1992): Arbeitswissenschaft – psychosozialer Stress – gesundheitsgerechte Arbeitsgestaltung. In: Arbeit, Band 1, S. 123-143.

Fitzgerald, D.C. (2007): Aging, experienced nurses: their value and needs. In: Conteporary Nurse, Band 24, S. 237-242.

215

Flick, U. (1995): Qualitative Forschung. Theorie, Methoden, Anwendung in Psychologie und Sozialwissenschaften. Reinbek bei Hamburg: Rowohlt.

Flieder, M. (2002): Was hält Krankenschwestern im Beruf? Eine empirische Untersuchung zur Situation langjährig berufstätiger Frauen in der Krankenpflege. Frankfurt a.M.: Mabuse.

Franke, D.H. (2007): Krankenhaus-Management im Umbruch. Stuttgart: Kohlhammer.

Friedan, B. (1997): Mythos Alter („The Fountain of Age"). Reinbeck bei Hamburg: Rowohlt.

Friedel, H./Bödeker, W. (2006): Psychische Belastungen in der Arbeitswelt: Interventionsansatz zur Optimierung des Handlungsspielraums. Essen (unveröffentlichtes Manuskript).

Friis, K. et al. (2007): Influence of health, lifestyle, working conditions, and sociodemografy on early retirement among nurses: the Danish Nurse Cohort Study. In:

Fuchs, T. (2008): Leib und Lebenswelt. Neue philosophisch-psychiatrische Essays. Kusterdingen: Die graue Edition.

Funk, R. (2005): Ich und Wir. Psychoanalyse des postmodernen Menschen. München: dtv.

Gabrielle, S./Jackson, D./Mannix, J. (2008): Older women nurses: health, aging concerns and self-care strategies. In: Journal of Advanced Nursing, Band 61, S. 316-325.

Geißler-Gruber, B. et al. (2005): Gesunde Beschäftigte und gute Servicequalität in der ambulanten Pflege. Mainz: Ministerium für Arbeit, Soziales, Familie und Gesundheit: Eigendruck.

Geller, H./Gabriel, K. (2004): Ambulante Pflege zwischen Familie, Staat und Markt. Freiburg im Breisgau: Lambertus.

Gerhardt, U. (1999): Herz und Handlungsrationalität. Biografische Verläufe nach koronarer Bypass-Operation zwischen Beruf und Berentung. Frankfurt a.M.: Suhrkamp.

Glaser, J./Höge, T. (2005): Spezifische Anforderungen und Belastungen personenbezogener Krankenhausarbeit. In: Badura, B. Schellschmidt, H./Vetter, C. (Hg.): Fehlzeiten-Report 2004. Berlin: Springer, S. 51-64.

Gorz, A. (2000): Arbeit zwischen Misere und Utopie. Frankfurt a.M.: Suhrkamp.

Grabbe, Y./Nolting, H.-D./Loos, S. (2005): DAK-BGW-Gesundheitsreport 2005. Stationäre Krankenpflege. Hamburg: Eigendruck.

Grabbe, Y./Nolting, H.-D./Loos, S./Krämer, K. (2005): DAK-BGW- Gesundheitsreport 2006. Ambulante Pflege. Hamburg: Eigendruck.

Grasberg, A.L./Eriksson, S./Norberg, A. (2007): Burnout and ‚stress of conscience' among healthcare personnel. In: Journal of Advanced Nursing, Band 57, S. 392-403.

Gregersen, S. (2005): Gesundheitsrisiken in ambulanten Pflegediensten. In: Badura, B. Schellschmidt, H./Vetter, C. (Hg.): Fehlzeiten-Report 2004. Berlin: Springer, S. 183-2001.

Grobe, T./Dörning, H. (2008): Gesundheitsreport 2008. Auswertung Arbeitunfähigkeiten und Arzneiverordnungen. Schwerpunkt: Psychische Störungen. Hamburg: Techniker Krankenkasse.

Grunwald, A. (2007): Frauensensible betriebliche Gesundheitsförderung. Darstellung von Einflussfaktoren am Beispiel von Gesundheits- und Krankenpflegerinnen mittleren Alters im Krankenhaus. Diplomarbeit Hochschule Bremen.

Güntert, B. (1998): Pflegewissenschaft als multidisziplinärer Wissenschaftsansatz im Kontext der Gesundheitswissenschaften. In: Institut für Pflegewissenschaft an der Universität Bielefeld. Arbeitspapier P 98 – 102.

Gutenbrunner, C. et al. (2005): Die Bedeutung des chronischen Erschöpfungssyndroms in der Rehabilitationsmedizin. In: Rehabilitation, Band 44, S. 176-185.

Hasselhorn, H.-M./Nübling, M. (2004): Arbeitsbedingte psychische Erschöpfung bei Erwerbstätigen in Deutschland. In: Arbeitsmedizin – Sozialmedizin – Umweltmedizin, Band 39, S. 568-576.

Hasselhorn, H.-M./Tackenberg, P. et al. (2004): Effort-Reward Imbalance bei Pflegepersonal in Deutschland im internationalen Vergleich – Ergebnisse von der europäischen NEXT-Studie. In: Zentralblatt für Arbeitsmedizin, Band 54, S. 460-470.

Heeg, F.J. et al. (2003): Lust auf Arbeit. Bundesanstalt für Arbeitsschutz und Arbeitsmedizin. Dortmund (Eigendruck).

Hien, W./König, C./Milles, D./Spalek, R. (2002): Am Ende ein neuer Anfang? Arbeit, Gesundheit und Leben der Werftarbeiter des Bremer Vulkan. Hamburg: VSA-Verlag.

Hien, W. (2006): Arbeitsbedingte Risiken der Frühberentung. Eine arbeitswissenschaftlich-medizinsoziologische Interpretation des Forschungsstandes. Bremerhaven: NW-Verlag.

Hien, W. et al. (2007): Ein neuer Anfang wars am Ende nicht. Hamburg: VSA.

Hien, W./Bödeker, W. (Hg.) (2008): Frühberentung als Folge gesundheitsgefährdender Arbeitsbedingungen? Beiträge zum Stand der wissenschaftlichen Diskussion.. Bremerhaven: NW-Verlag.

Höge, T./Büssing, A. (2004): The impact of sense of coherence and negative affectivity on the work stressor-strain relationship. In: Journal of Occupational Health Psychology, Band 9, S. 195-205.

Hollmann, S. (2005): Interaktive Beanspruchungswirkungen von erlebter Zieldiskrepanz und Selbstkontrolle bei der Arbeit. Forschungsergebnisse aus dem Institut für Arbeitsphysiologie an der Universität Dortmund. Vortrag beim Jahreskongress der Gesellschaft für Arbeitswissenschaft in Heidelberg im März 2005.

Hölzer, R. (2003): Burnout in der Altenpflege. Vorbeugen – erkennen – überwinden. München: Urban und Fischer.

Höppner, H. (2004): Gesundheitsförderung von Krankenschwestern. Ansätze für eine frauengerechte betriebliche Praxis im Krankenhaus. Frankfurt a.M.: Mabuse.

Huebschmann, H. (1974): Krankheit – ein Körperstreik. Lebenskonflikte und ihre Bewältigung. Freiburg: Herder.

Husserl, E. (1936/1977): Die Krisis der europäischen Wissenschaften und die transzendentale Phänomenologie. Hamburg: Meiner.

IAB (Institut für Arbeitsmarkt und Berufsforschung) (2008): Statistische Daten zur Beschäftigung nach Berufsgruppen (Internet: iab.de).

Ilmarinen, J./Tempel, J./Giesert, M. (2002): Arbeitsfähigkeit 2010. Was können wir tun, damit Sie gesund bleiben? Hamburh: VSA.

Isfort, M. (2008): Wenn die Arbeit zur Last wird. In: Die Schwester – der Pfleger, Band 47, S. 498-500.

Jasper, G. (2004): Unterschiedliche Potenziale jüngerer und älterer Mitarbeiter erschließen und nutzen. In: Busch, R. (Hg.): Altersmanagement im Betrieb. München: Rainer Hampp, S. 219-238.

Jervis, G. (1978): Kritisches Handbuch der Psychiatrie. Frankfurt a.m.: Athenäum.

Juthberg C./Eriksson S./Norberg A./Sundin K. (2008): Stress of conscience and perceptions of conscience in relation to burnout among care-providers in older people. In: Journal of Clinical Nursing, Band 17, S. 1897-1906.

Karasek, R./Theorell, T. (1990): Healthy work. Stress, productivity, and the reconstruction of working life. New York: Basic Books.

Kentner, M. et al. (1985): Arbeitswelt und Frühinvalidität. Empirische Studien über Zusammenhänge zwischen Arbeitsbelastungen, Arbeitsmarktverhältnissen und Frühinvalidisierung. Nürnberg: Institut für empirische Soziologie.

Kivimäki, M. et al. (2007): Team climate, intention to leave and turnover among hospital employees: prospective cohort study. In: BMC Health Services Research, Band 7: 170, S. 1-8.

Kliegel, M/Jäger, T. (2007): Wie entwickeln sich kognitive Ressourcen im mittleren und höheren Erwachsenenalter? In: Gesellschaft für Arbeitswissenschaft. Tagungsband zur Herbstkonferenz in Kassel. Dortmund: Eigendruck, S. 45-56.

Knuth, M. (2008): Zu jung und gesund für die Rente, zu alt und zu krank für den Arbeitsmarkt? In: Hien, W./Bödeker, W. (Hg.): Frühberentung als Folge gesundheitsgefährdender Arbeitsbedingungen? Beiträge zum Stand der wissenschaftlichen Diskussion. Bremerhaven: NW-Verlag, S. 43-60.

Kotre, J. (2001): Lebenslauf und Lebenskunst. Über den Umgang mit der eigenen Biografie. München: Carl Hanser.

Krantz, G./Östergren, P.-O. (2004): Does it make sense in a coherent way? Determinants of sense of coherence in swedish women 40 to 50 years of age. In: International Journal of Behavioral Medicine, Band 11, S. 18-26.

Kreutzer, S. (2006): Hierarchien in der Pflege. In: Braunschweig, S. (Hg.): Pflege – Räume, Macht und Alltag. Zürich: Chronos, S. 203-211.

Krohwinkel, M. (1993): Der Pflegeprozess am Beispiel von Apoplexie-

kranken. Eine Studie zur Erfassung und Entwicklung ganzheitlich-re-
habilitierender Prozesspflege. Bern: Huber.

Kromark, K./Dulon, M./Nienhaus, A. (2008): Gesundheitsindikatoren
und Präventionsverhalten bei älteren Beschäftigten in der Altenpflege.
In: Gesundheitswesen, Band 70, S. 137-144.

Kühn, H. (2003): Ethische Probleme der Ökonomisierung von Krankenhausarbeit. In: Büssing, A./Glaser, J. (Hg.): Dienstleistungsqualität
und Qualität des Arbeitslebens im Krankenhaus. Göttingen: Hogrefe,
S. 77-98.

Kuhn, J./Wildner, M. (2006): Gesundheitsdaten verstehen. Bern: Huber-
Verlag

Lindell, M./Olsson, H. (1999): Grundlegende Modelle in der Pflege. Theoretische Aspekte und praktische Beispiele. Heidelberg: Hüthing.

Linden, M./Weidner, C. (2005): Arbeitsunfähigkeit bei psychischen Störungen. In: Der Nervenarzt, Band 76, S. 1421-1431.

Merleau-Ponty, M. (1945/1966): Phänomenologie der Wahrnehmung.
Berlin: Walter de Gruyter.

Mitscherlich, A. (1963): Auf dem Weg zur vaterlosen Gesellschaft. München: Piper.

Mitscherlich, A. (1967): Krankheit als Konflikt. Studien zur psychosomatischen Medizin, Band 2. Frankfurt a.M.: Suhrkamp.

Mohr, G. (2005): Forschungsstand und Forschungsperspektiven aus ar-
beitspsychologischer Sicht zum Zusammenhang zwischen Erwerbsar-
beit und Depressivität. In: In: Bundesanstalt für Arbeitsschutz und
Arbeitsmedizin (Hg.): Arbeitsbedingtheit psychischer Störungen. Ta-
gungsbericht 138. Bremerhaven: NW-Verlag, S. 58-65.

Moldaschl, M. (2001): Herrschaft durch Autonomie – Dezentralisierung
und widersprüchliche Arbeitsanforderungen. In: Lutz, B. (Hg.): Ent-
wicklungsperspektiven von Arbeit. Ergebnisse aus dem von der Deutschen Forschungsgemeinschaft geförderten Sonderforschungsbereich
333 der Universität München. Berlin: Akademie-Verlag, S. 132- 164.

Müller, B./Münch, E./Badura, B. (1997): Gesundheitsförderliche
Organisationsgestaltung im Krankenhaus. Weinheim: Juventa.

Müller, B. (2000): Arbeitsbedingungen und Belastungen im Krankenhaus. In: Teske, U./Witte, B. (Hg.): Prävention arbeitsbedingter Er-

krankungen, Band 1. Hamburg: VSA-Verlag, S. 109-162.

Müller, R. (2005): Die Biografie als gesundheitliche Kategorie. In: Kuhn, J. et al. (Hg.): Leben, um zu arbeiten. Betriebliche Gesundheitsförderung unter biografischem Blickwinkel. Frankfurt a.M.: Mabuse, S. 43-55.

Nerdinger, F.W. (2003): Emotionsarbeit und Burnout in der gesundheitsbezogenen Dienstleistung. In: Büssing, A./Glaser, J. (Hg.): Dienstleistungsqualität und Qualität des Arbeitslebens im Krankenhaus. Göttingen: Hogrefe, S. 181- 197.

Neubach, B. (2004): Psychische Kosten von Formen der Selbstkontrolle bei der Arbeit. Dissertation an der Fakultät 14 der Universität Dortmund. Internetdruck.

Neubach, B./Schmidt, K.-H. (2006): Beanspruchungswirkungen von Selbstkontrollanforderungen und Kontrollmöglichkeiten bei der Arbeit. In: Zeitschrift für Psychologie, Band 214, S. 150-160.

Neuhaus, K./Metz, A.-M. (2005): Reduzierung psychischer Fehlbelastungen bei Krankenpflegekräften durch Gesundheitsförderung. In: Badura, B. Schellschmidt, H./Vetter, C. (Hg.): Fehlzeiten-Report 2004. Berlin: Springer, S. 141-155.

Neumann, E. (1984): Zur Methode und Durchführung hermeneutischer Interpretationen und Interviews. In: Zoll, R. (Hg.): „Hauptsache, ich habe meine Arbeit". Frankfurt a.M.: Suhrkamp, S. 118-134.

Nowak, A./Haufe, E./Ritter-Lempp, K. (2007): Belastung und Beanspruchung in der Altenpflege und Konsequenzen für die Aus- und Fortbildung. In: Arbeitsmedizin – Sozialmedizin – Umweltmedizin, Band 42, S. 386-394.

Overbeck, G. (1984): Krankheit als Anpassung. Der sozio-psychosomatische Zirkel. Frankfurt a.M.: Suhrkamp.

Parin, P. (1992): Der Widerspruch im Subjekt. Hamburg: Europäische Verlagsanstalt.

Peter, G. (Hg.) (1991): Arbeitsforschung? Methodologische und theoretische Reflexion und Konstruktion. Dortmund: Montania.

Pfeiffer, U./Simons, H. (2004): Frühruhestand vor dem Ende. Köln: Deutsches Institut für Altersvorsorge.

Pinding, M. 1972): Aufgabenbereiche der ambulanten Krankenpflege. In:

Pinding, M. (Hg.): Krankenpflege in unserer Gesellschaft.

Plessner, H. (1960/1985): Soziale Rolle und menschliche Natur. In: Schriften zur Soziologien und Sozialphilosophie. Frankfurt a.m.: Suhrkamp, S. 227-240.

Poersch, M. (2007): Wiedereingliederungstherapie in das Erwerbsleben für depressiv/psychosomatisch kranke Erwerbstätige mit initial stabiler Erwerbsbiografie. In: Arbeitsmedizin – Sozialmedizin – Umweltmedizin, Band 42, S. 228-235.

Priester, K. (2007): Hohes Invalidisierungsrisiko in den Pflegeberufen. In: Infodienst Krankenhäuser Nr. 37. Berlin: Vereinigte Dienstleistungsgewerkschaft.

Radkau, J. (1998): Das Zeitalter der Nervosität. München: Carl Hanser.

Rattner, J./Danzer, G. (1997): Medizinische Anthropologie. Ansätze einer personalen Heilkunde. Frankfurt a.M.: Fischer Taschenbuch Verlag.

Richter, G. et al. (2007): Fels in der Brandung. Ältere Beschäftigte im Pflegeberuf. Bundesanstalt für Arbeitsschutz und Arbeitsmedizin Dortmund: Eigendruck.

Richter, G./Schatte, S,/Berkels, H./Schwarzwälder, S. (2007): Fels in der Brandung – Ältere Beschäftigte im Pflegeberuf. Broschüre der Initiative für eine neue Qualität der Arbeit. Dortmund: Bundesanstalt für Arbeitsschutz und Arbeitsmedizin.

Richter, P. und Mitarbeiter/innen (2007): Screening Gesundes Arbeiten (SCA). Methoden-paper des Instituts für Arbeits-, Organisations- und Sozialpsychologie der Universität Dresden: Eigendruck.

Rohde, J.J. (1962): Soziologie des Krankenhauses. Zur Einführung in die Soziologie der Medizin. Stuttgart: Ferdinand Enke.

Rolfes-Timmreck, L. (2008): Persönliche Mitteilung über den Stand der Prjektes „Ältere und jüngere Mitarbeiter/innen" bei der Lebenshilfe in Bremen.

Runeson, R./Norbäck, D./Stattin, H. (2003): Symptoms and sense of coherence – a follow-up study of personal from workplace buildings with indoor air problems. In: International Archives of Occupational and Environmental Health, Band 76, S. 29-38.

Schlettig, H.-J./Heide, U.v.d. (1995): Bezugspflege. 2. korr. Auflage. Berlin: Springer.

Schmidtbauer, W. (1977): Der hilflose Helfer. Reinbeck bei Hamburg: Rowohlt.

Schütz, A. (1932/2004): Der sinnhafte Aufbau der sozialen Welt. Konstanz: UVK-Verlagsgesellschaft.

Schwarzkopf, H.v. (2003): Altersgerechte Arbeitsplätze, eine dringende Notwendigkeit – der Einsatz verschiedener Instrumente zum Nutzen junger und alter Beschäftigter. In: Hofmann, F. et al. (Hg.): Arbeitsmedizin im Gesundheitswesen. Band 16. Freiburg im Breisgau: Edition FFAS, S. 171- 184.

Schwarzkopf, H.v. (2008): Mündliche Mitteilung über den Stand des betrieblichen Eingliederungsmanagements im Klinikum Mitte, Bremen.

Schwerdt, R. (2002): Interpersonalität in der Pflege. Konzeptionelle, empirische und philosophische Grundlagen. In: Schnell, M. (Hg.): Pflege und Philosophie. Interdisziplinäre Studien über den bedürftigen Menschen. Bern: Huber.

Seidler, E. (1972): Zur historischen Entwicklung der modernen Krankenpflege. In: Pinding, M. (Hg.): Krankenpflege in unserer Gesellschaft. Stuttgart: Ferdinand Enke, S. 7-16.

Seger, W./Grotkamp, S. (2008): Möglichkeiten und Grenzen der Fallsteuerung und Identifikation drohender oder bereits eingetretener Erwerbsminderungen bei Arbeitsunfähigen. In: Hien, W./Bödeker, W. (Hg): Frühberentung als Folge gesundheitsgefährdender Arbeitsbedingungen? Bremerhaven: NW-Verlag, S. 183-202.

Seidler, E. (1972): Zur historischen Entwicklung der modernen Krankenpflege. In: Pinding, M. (Hg.): Krankenpflege in unserer Gesellschaft. Stuttgart: Ferdinand Enke, S. 7-16.

Seligman, M.E.P. (1979): Erlernte Hilflosigkeit. München: Urban und Schwarzenberg.

Sennett, R. (1998): Der flexible Mensch. Die Kultur des neuen Kapitalismus. Berlin: Siedler.

Siegrist, J. (1995): Medizinische Soziologie. 5. Auflage. München: Urban und Schwarzenberg.

Siegrist, J./Dragano, N. (2007): Rente mit 67? – Probleme und Herausforderungen aus gesundheitswissenschaftlicher Sicht. Arbeitspapier der Hans-Böckler-Stiftung Nr. 147. Düsseldorf: Eigendruck.

Sjogaard, G./Lundberg, U./Kadefors, R. (2000): The role of muscle activity and mental load in the development of pain and degenerative processes at the muscle cell level during computer work. European Journal of Applied Physiology, Band 83, S. 99-105.

Skirbekk, G./Gilje, N. (1993): Geschichte der Philosophie, Band 2. Frankfurt a.M.: Suhrkamp.

Smuga, M./Löschmann, C./Dietsche, S. (2008): Wenn pflegerisches Engagement krank macht – psychische Belastungen bei Kranken- und Altenpflegekräften. In: Rosendahl, J./Strauß, B. (Hg.): Psychosoziale Aspekte körperlicher Krankheiten. Abstracts zum gemeinsamen Kongress der Deutschen Gesellschaft für Medizinische Psychologie und der Deutschen Gesellschaft für Medizinische Soziologie. Lengerich: Papst Science Publishers, S. 16.

Stadler, P./Endrich, A./Suchta, C. (2007): Psychische Fehlbelastungen in der stationären Altenpflege und Möglichkeiten der Prävention. In: Arbeitsmedizin – Sozialmedizin – Umweltmedizin, Band 42, S. 282-290.

Statistisches Bundesamt (2007): Pflegestatistik 2005. Wiesbaden (abrufbar über die Homepage des Statischen Bundesamtes).

Stegmaier, R. et al. (2006): Die Bedeutung von Arbeitsgestaltung für die innovative und adaptive Leistung älterer Berufstätiger. In: Zeitschrift für Arbeitswissenschaft, Band 60, S. 246-255.

Stolle, F. et al. (2001): Burnout in der Krankenpflege. Syndrom, Entstehungsbedingungen und Hilfen. Online-Text (über Thieme-Connect abrufbar).

Stratmeyer, P. (2002): das patientenorientierte Krankenhaus. Eine Einführung in das System Krankenhaus und die Perspektiven für die Kooperation zwischen Pflege und Medizin. Weinheim: Juventa.

Strauss, A. et al. (1985): Social Organisation of the Medical Work. Chicago: University of Chicago Press.

Tallman, R./Bruning, N.S. (2005): Hospital nurses' intention to remain: exploring a northern context. In: Health Care Managing, Band 24, S. 32-43.

Thomssen, W. (1980): Deutungsmuster. In: Weymann, A, (Hg.): Handbuch für die Soziologie der Weiterbildung. Darmstadt: Luchterhand,

S. 358-373.

Tourangeau, A.E./Cranley, L.A. (2006): Nurse intention to remain employed: understanding and strengthening determinants. In: Journal of Advanced Nursing, Band 55, S. 497-509.

Ulich, E./Wülser, M. (2004): Gesundheitsmanagement im Unternehmen. Wiesbaden: Gabler.

Ulrich, P. (2002): Der entzauberte Markt. Eine wirtschaftsethische Orientierung. Freiburg im Breisgau: Herder.

van den Tooren, M./de Jonge, J. (2008): Managing job stress in nursing: what kind of ressources do we need? In: Journal of Advanced Nursing, Band 63, S. 75-84.

van der Heijden, B.I,J,M. et al. (2008): Work-home interference among nurses: reciprocal relationships with job demands and health. In: Journal of Advanced Nursing, Band 62, S. 572-584.

van Vegchel, N. et al. (2001): Different effort constructs and effort-reward imbalance: effects on employee well-being in ancillary health care workers. In: Journal of Advanced Nursing, Band 34, S. 128-136.

Vetter, C. (2005): Krankheitsbedingte Fehlzeiten in deutschen Krankenhäusern. In: Badura, B. Schellschmidt, H./Vetter, C. (Hg.): Fehlzeiten-Report 2004. Berlin: Springer, S. 65-80.

Voigt, W. (1986): Berufliche Weiterbildung. Eine Einführung. München: Max Hueber.

Voges, W. (2002): Pflege alter Menschen als Beruf. Soziologie eines Tätigkeitsfeldes. Wiesbaden: Westdeutscher Verlag.

Waller, H. (2006). Gesundheitswissenschaft. Eine Einführung in Grundlagen und Praxis. 4. Auflage. Stuttgart: Kohlhammer.

Wambach, M. (1987): Psychiatrie. In: Grubitzsch, S./Rexelius, G. (Hg.): Psychologische Grundbegriffe. Reinbeck bei Hamburg: Rowohlt, S. 787-796.

Weber, A./Hörmann, G. (2007): Psychosoziale Gesundheit in der Arbeitswelt von heute – alternative Konzepte oder realitätsferne Utopie? In: Weber, A./Hörmann, G. (Hg.): Psychosoziale Gesundheit im Beruf. Stuttgart: Gentner, S. 559-568.

Weidner, F./Isfort, M. (2007): Pflege-Thermometer 2007. Eine bundesweite repräsentative Befragung zur Situation und zum Leistungs-spektrum des Pflegepersonals sowie zur Patientensicherheit im Kran-kenhaus. Köln: Deutsches Institut für angewandte Pflegeforschung (über Internet abrufbar).

Weinkopf, C. (2007): Professionelle bezahlbare Dienstleistungen als Mittel gegen illegale Beschäftigung in der Pflege? In: Bündnis 90/Die Grünen – Bundestagsfraktion (Hg.): Pflege und Erwerbstätigkeit. Do-kumentation des öffentlichen Fachgesprächs im Juni 2006, S. 23-28.

Weyers, S. et al. (2006): Psychosocial work stress is associated with poor self-rated health in Danish nurses: a test of the effort-reward imbal-ance model. In: Scandinavian Journal of Caring Sciences, Band 20, S. 26-34.

Windel, A./Wolf, D.C./Teichert, C./Zimolong, B. (2002): Gruppenarbeit im Gesundheitswesen. Abschlussbericht eines von der Berufsgenos-senschaft für Gesundheitsdienst und Wohlfahrtspflege (BGW) geför-derten Projekts an der Ruhr-Universität Bochum. Hamburg: Eigen-druck.

Zielke, M./Limbacher, K. (2004): Fehlversorgung psychische Erkran-kungen. Arbeitspapier für die DAK. Hamburg: Presse-Server der DAK.

# Pflege im Mabuse-Verlag

*Kooperationsverbund niedersächsischer Krankenpflegeschulen (Hrsg.)*
**Das schulische und praktische Curriculum für die Berufsausbildung in der Gesundheits- und Krankenpflege**
**Denken lernen in Lernsituationen, handeln lernen an Lerngegenständen**
2006, 242 Seiten,
12,90 Euro, ISBN 978-3-940529-32-9

*Christine Dörge*
**Professionelles Pflegehandeln im Alltag**
**Vision oder Wirklichkeit?**
2009, 153 Seiten,
16 Euro, ISBN 978-3-940529-35-0

*Doris Arnold*
**„Aber ich muss ja meine Arbeit schaffen!"**
**Ein ethnografischer Blick auf den Alltag im Frauenberuf Pflege**
2008, 618 Seiten,
49 Euro, ISBN 978-3-940529-34-3

*Gerd Dielmann*
**Krankenpflegegesetz**
**Kommentar für die Praxis und Ausbildungs- und Prüfungsverordnung für die Berufe in der Krankenpflege**
2., überarbeitete und erweiterte Auflage 2006, 256 Seiten,
28,90 Euro, ISBN 978-3-935964-36-4

*Christa Hüper, Barbara Hellige*
**Professionelle Pflegeberatung und Gesundheitsförderung für chronisch Kranke**
**Rahmenbedingungen - Grundlagen - Konzepte - Methoden**
2008, 183 Seiten,
15,90 Euro, ISBN 978-3-938304-71-6

**Mabuse-Verlag**
Postfach 90 06 47, 60446 Frankfurt am Main
Tel.: 0 69-70 79 96-14, Fax: 70 41 52, verlag@mabuse-verlag.de

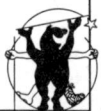

# Pflege im Mabuse-Verlag

*Hilde Steppe (Hrsg.)*
## Krankenpflege im Nationalsozialismus
Dieses Buch gilt mittlerweile – auch in allen Krankenpflegeschulen – als Standardwerk!
9. Auflage 2001, 261 Seiten, zahlreiche Grafiken und Fotos,
21,90 Euro, ISBN 978-3-925499-35-7

*Eva-Maria Krampe*
## Emanzipation durch Professionalisierung?
### Akademisierung des Frauenberufs Pflege in den 1990er Jahren
2009, 302 Seiten,
32 Euro, ISBN 978-3-940529-18-3

*Christina Kuhn, Martin Schäfer u. a.*
## Pflegevisite für Menschen mit Demenz
### Praxisbeispiel und Arbeitshilfe
2008, 84 Seiten,
12,90 Euro, ISBN 978-3-940529-12-1

*Holger Jenrich (Hrsg.)*
## Altenpflege international
### Entwicklungen in der außereuropäischen Altenhilfe
2008, 180 Seiten,
19,80 Euro, ISBN 978-3-940529-04-6

*Anne-Kathrin Cassier-Woidasky*
## Pflegequalität durch Professionsentwicklung
### Eine qualitative Studie zum Zusammenhang von professioneller Identität, Pflegequalität und Patientenorientierung
2007, 440 Seiten,
42 Euro, ISBN 978-3-938304-72-3

## Gesamtverzeichnis anfordern!

## Mabuse-Verlag
Postfach 90 06 47, 60446 Frankfurt am Main
Tel.: 0 69-70 79 96-14, Fax: 70 41 52, verlag@mabuse-verlag.de

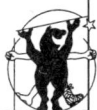

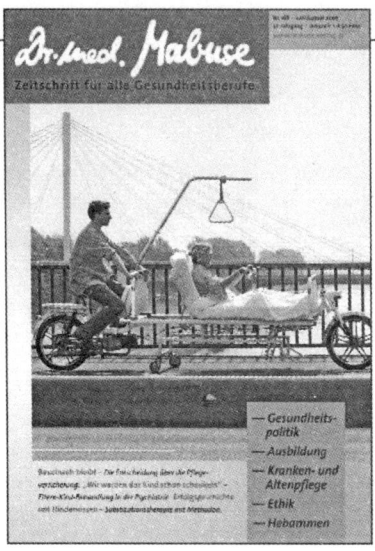
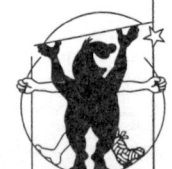